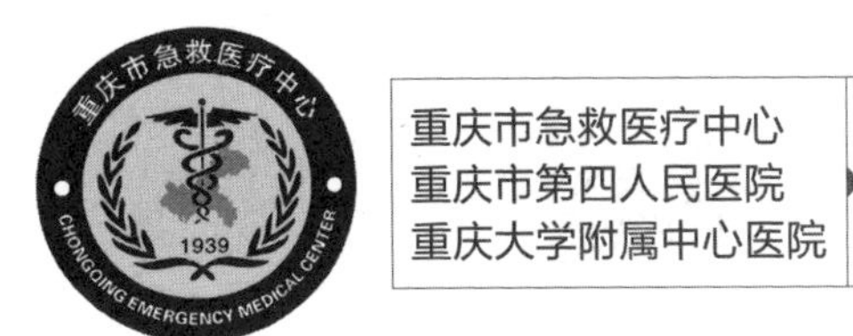

重庆市急救医疗中心
重庆市第四人民医院
重庆大学附属中心医院

“急性胸痛”系列丛书

急性胸痛
典型与疑难病例解析

丛书主编 ◎ 马　渝　肖　骏　　　主编 ◎ 孔令文　李　俊

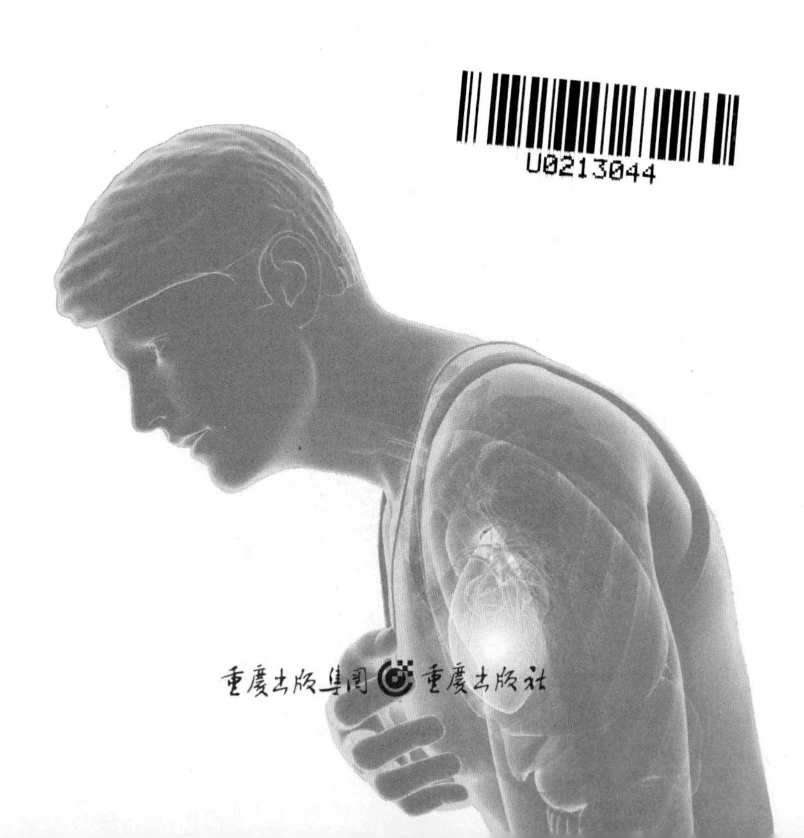

重庆出版集团　重庆出版社

图书在版编目(CIP)数据

急性胸痛典型与疑难病例解析 / 孔令文,李俊主编. —重庆:重庆出版社,2022.5

("急性胸痛"系列丛书 / 马渝,肖骏主编)

ISBN 978-7-229-16858-2

Ⅰ.①急… Ⅱ.①孔… ②李… Ⅲ.①急性病—胸痛—病案—分析 Ⅳ.①R441.1

中国版本图书馆CIP数据核字(2022)第085509号

急性胸痛典型与疑难病例解析

JIXING XIONGTONG DIANXING YU YINAN BINGLI JIEXI

孔令文 李 俊 主编

责任编辑:陈 冲

责任校对:李小君

装帧设计:鹤鸟设计

重庆出版集团
重庆出版社 **出版**

重庆市南岸区南滨路162号1幢 邮政编码:400061 http://www.cqph.com

重庆升光电力印务有限公司印刷

重庆出版集团图书发行有限公司发行

全国新华书店经销

开本:720mm×1000mm 1/16 印张:14.25 字数:250千

2022年5月第1版 2022年5月第1次印刷

ISBN 978-7-229-16858-2

定价:58.00元

如有印装质量问题,请向本集团图书发行有限公司调换:023-61520678

《急性胸痛典型与疑难病例解析》编委会

丛书主编

马　渝　肖　骏

本书主编

孔令文　李　俊

编著者（按姓氏笔画排序）

马　渝（重庆市急救医疗中心）
孔令文（重庆市急救医疗中心）
王均生（重庆市急救医疗中心）
考国营（重庆市急救医疗中心）
肖　骏（重庆市急救医疗中心）
张　颖（重庆市急救医疗中心）
李　均（重庆市急救医疗中心）
汪　浩（重庆市急救医疗中心）
岳瑞华（重庆市急救医疗中心）
杨春丽（重庆市急救医疗中心）
周　柯（重庆市急救医疗中心）
胡　惠（重庆市急救医疗中心）
徐　刚（重庆市急救医疗中心）
晏　萌（重庆市高新区人民医院）
隆雪原（重庆市急救医疗中心）
景　熙（重庆市急救医疗中心）
万晓强（重庆市急救医疗中心）
邓　磊（重庆市急救医疗中心）
冉　阳（重庆市急救医疗中心）
向姝婷（重庆市急救医疗中心）
张　红（重庆市急救医疗中心）
余　红（重庆市急救医疗中心）
李　俊（重庆市渝北区中医院）
陈　川（重庆市急救医疗中心）
杨　俊（重庆市急救医疗中心）
杨彦鹏（重庆市急救医疗中心）
罗现敏（重庆市急救医疗中心）
徐　艺（重庆市急救医疗中心）
唐　军（重庆市急救医疗中心）
黄杰涛（重庆市急救医疗中心）
谢　明（重庆市急救医疗中心）

序

急性胸痛是以胸痛为主要表现的一组多因性症候群。不同病因导致的胸痛既可相似，又可有不同特征，如表现为不同部位、不同性质和不同程度的疼痛，其伴随的症状亦各不相同，这些都导致胸痛的临床诊断和鉴别诊断存在困难，因此容易发生误诊、漏诊。为此，如何快速明确胸痛的病因成为急诊处理的重点和难点。

目前国内已出版的以急性胸痛为主要症状的临床案例集并不多。但对广大基层医生而言，从急诊急救及紧急处理的角度出发，由典型病例入手，识别、分析、诊断、处理急性胸痛，于须臾之间挽救生命，是心血管急危重症救命的第一策略。

鉴于此，重庆市急救医疗中心（重庆大学附属中心医院）的马渝教授、肖骏教授和孔令文教授等组织临床一线从事急性胸痛救治工作的高年资医师共同编著了《急性胸痛典型与疑难病例解析》一书。书中共列举了33 个以急性胸痛为主要症状的典型病例及疑难病例，详细阐述了病例的临床特征及诊疗过程。该书在内容上注重科学性、实用性、系统性，是一本颇具实用价值的案头参考书，适用于基层医疗机构住院医师、规培医师、实习医师借鉴和学习。望本书能为重庆市急性胸痛多学科联合救治的普及和推广作出贡献！

予故乐而为之序。

史若飛

于 2021 年 12 月

前　言

急性胸痛是一种常见且威胁人类生命的症状，为急诊科常见的就诊症状之一。胸痛涉及全身多个器官系统，临床表现复杂多样，致病原因错综复杂，其危险性和转归也存在着较大的差异，是当前我国居民致死致残的重要原因。胸痛中心和区域联合救治网络的建立有助于缩短急性胸痛的救治时间，最大限度地挽救患者生命和节约国家卫生服务资源。全国各级医疗机构和医护人员能够快速、正确地诊断急性胸痛，早期识别和救治胸痛患者，掌握胸痛相关的临床评估、鉴别诊断、诊断以及紧急干预策略，这些对于降低胸痛死亡率、改善患者预后具有重要的意义。

对于临床一线医师，特别是对于基层医疗机构的住院医师、规培医师、实习医师来说，一本关于急性胸痛的简明、实用、方便查阅的诊疗手册必将会给临床诊疗工作带来极大的便利。重庆市急救医疗中心作为一家以急诊急救为特色的综合性三甲医院，在急性胸痛多学科联合救治方面积累了较丰富的经验，已获批为“中国胸痛中心”和“重庆市胸痛中心”，并牵头组建了重庆市医师协会胸痛专业委员会。为此，我们特别组织长期在临床一线从事急性胸痛救治工作的高年资医护人员编写了这套《“急性胸痛”系列丛书》，以飨读者。

其中《急性胸痛典型与疑难病例解析》分册列举了33个以急性胸痛为主要症状的病例，内容既涵盖了急性冠状动脉综合征、急性主动脉综合征、急性肺动脉栓塞等典型病例，也囊括了创伤性膈肌破裂、自发性血气胸、自发性脾出血、食道溃疡、食道裂孔疝等疑难病例。本书从病例的临床诊疗过程着手，详细评析了病例的特征与难点，引导读者建立起科学缜密的临床思维，因此具有很好的临床指导意义。

在编写过程中，本书秉承“科学、系统、实用、易读”的特点，努力以临床病例为核心，突出论述胸痛典型和疑难病例诊断和治疗方面的临床思路，凸显了急性胸痛诊疗的最新进展和指南要点。书中各病例的写作手法主要依据编者的临床思维模式，文中的论点尽量尊重编者的意见，一般不予更改，但在编写体例方面尽量做到统一。本书可供基层医疗机构的住院医师、规培医师、实习医师借鉴学习。

书成之余，承蒙我国著名的急危重症医学专家史若飞教授为本书作序及悉心指导本书的出版。对此，谨向史若飞教授表示诚挚谢忱。

正是在各位编者的大力支持和积极努力下，本书才顺利付梓，在此我们谨向每一位编者表示衷心感谢。由于编者的理论和写作能力有限，错误和不足之处在所难免，敬请读者不吝指正。

于2022年4月

目 录

病例1　年轻心肌梗死1例　/1
病例2　急性胸痛并发心脏骤停1例　/9
病例3　以腹痛为临床表现的心肌梗死后心力衰竭1例　/16
病例4　急性心肌梗死并发多器官功能衰竭1例　/23
病例5　急性广泛前壁心肌梗死致猝死1例　/29
病例6　急性重症心肌炎致胸闷、胸痛1例　/36
病例7　冠状动脉痉挛致急性胸痛1例　/44
病例8　先天性冠状动脉-心房瘘致胸痛1例　/51
病例9　卵圆孔未闭致胸闷1例　/57
病例10　急性Stanford B型主动脉夹层1例　/67
病例11　创伤性Stanford B型主动脉夹层1例　/73
病例12　以腹痛为主要症状的急性Standford A型主动脉夹层1例　/79
病例13　创伤性血气胸致急性胸痛1例　/86
病例14　自发性血气胸致急性胸痛1例　/92
病例15　自发性气胸致胸痛1例　/98
病例16　自发性纵隔气肿致胸痛1例　/104
病例17　纵隔畸胎瘤致胸痛伴发热1例　/110
病例18　急性肺栓塞致胸痛1例　/116

病例 19　急性胸膜炎致胸痛 1 例　/ 124
病例 20　阻塞性睡眠呼吸暂停低通气综合征致反复胸闷、心悸 1 例　/ 130
病例 21　左上肺癌致胸痛 1 例　/ 138
病例 22　支气管异物致胸痛 1 例　/ 145
病例 23　胃食管反流致胸腹痛 1 例　/ 151
病例 24　食管溃疡致胸痛 1 例　/ 156
病例 25　贲门失弛缓症致胸痛 1 例　/ 161
病例 26　早期食管癌致胸痛 1 例　/ 167
病例 27　胃癌伴上消化道出血致晕厥 1 例　/ 174
病例 28　自发性食管破裂致胸腹痛 1 例　/ 179
病例 29　创伤性膈肌破裂膈疝形成致胸腹痛 1 例　/ 185
病例 30　非创伤性脾破裂致胸闷、晕厥 1 例　/ 191
病例 31　产单核细胞李斯特菌感染致室速风暴 1 例　/ 198
病例 32　胸壁带状疱疹感染致胸痛 1 例　/ 205
病例 33　颈椎病致胸痛 1 例　/ 211

病例 1
年轻心肌梗死 1 例

要点： 急性心肌梗死是指冠状动脉急性血栓形成并堵塞血管，造成有效循环血容量迅速下降，心肌细胞持续缺血缺氧，而引起的心肌坏死，是一种常见的心脏病急症。该病的主要临床表现为剧烈而较长时间的胸骨后疼痛，疾病可引发心律失常、心力衰竭，甚至休克，严重时可危及患者生命。急性心肌梗死的发病率逐年升高，且有年轻化趋势，35 岁以下年轻患者心肌梗死的发病率逐年升高。这些年轻患者一般都有熬夜、酗酒、吸烟等不良生活习惯，但这部分患者的临床预后尚可。本例患者为青年人，右胸及剑突下疼痛，发作部位不典型，最终确诊为急性下壁心肌梗死。

王某某，男，29 岁，2021 年 5 月 11 日入院。

主诉： 胸痛 10 小时。

现病史： 入院前 10 小时，患者因醉酒呕吐胃内容物，后突发胸痛，为右胸及剑突下闷痛，呈持续性，伴出冷汗，乏力，面色苍白，无“撕裂样”疼痛，无肩背部放射痛。3 小时前，患者因疼痛持续不能缓解，前往某社区医院行心电图检查，提示Ⅱ、Ⅲ、aVF 导联 ST 段抬高约 0.3 ~ 0.4 mV，予阿司匹林、氯吡格雷、阿托伐他汀钙片负荷治疗后，转至我院。我院急诊心电图提示Ⅱ、Ⅲ、aVF 导联 ST 段抬高约 0.1 ~ 0.2 mV；Myo 380 ng/mL，cTnI 1.31 ng/mL，CK-MB 70.9 U/L；血气分析提示

pH 7.45，PCO_2 28 mmHg，PO_2 53 mmHg。急诊以“急性下壁心肌梗死”收入住院治疗。

既往史：既往有脂肪肝病史，否认糖尿病、高血压、冠心病等病史。

个人史：每天吸烟 1～2 支，偶有少量饮酒，长期熬夜，作息不规律。

家族史：无早发心脏病家族史。

查体：体温 36.4 ℃，脉搏 85 次/分，呼吸 19 次/分，血压 122/75 mmHg（双上肢对称）。双肺呼吸音清晰，未闻及干湿啰音。心界无扩大，心率 85 次/分，心律齐，各瓣膜听诊区未闻及病理性杂音。腹平软，全腹部无压痛、反跳痛及肌紧张，肝脾肋缘下未扪及，Murphy 征阴性，腹部血管杂音阴性，移动性浊音阴性，双肾区无叩痛。双下肢无水肿，病理征阴性。

辅助检查：

1. 入院时心电图提示窦性心律，Ⅲ、aVF、V_{3R}、V_{4R}、V_{5R} 导联异常 Q 波，Ⅱ、Ⅲ、aVF、V_{3R}、V_{4R}、V_{5R}、V_7、V_8、V_9 导联 ST 段抬高（图 1-1）。

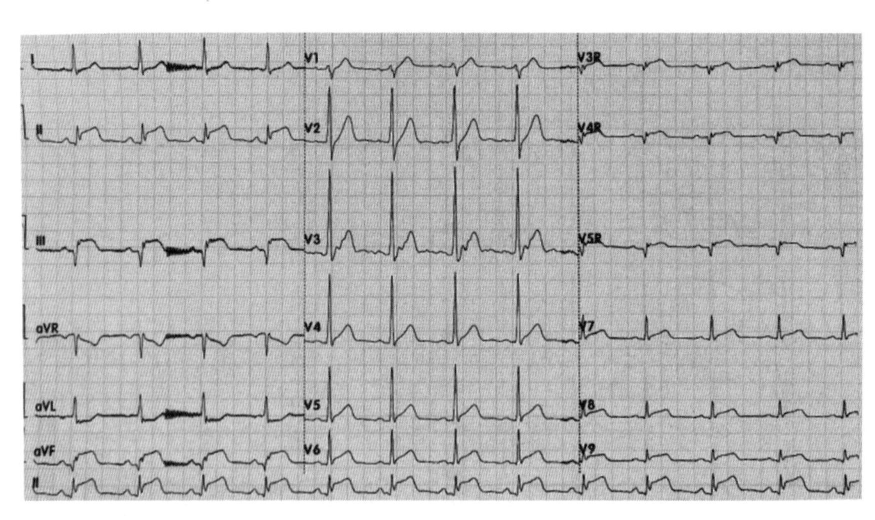

图 1-1　入院时心电图：下壁、右室壁、正后壁心肌梗死

2. 血常规：WBC 14.67×10^9/L，N 90.5%，Hb 160g/L，PLT 310×10^9/L。

3. 肝功能：ALT 68U/L，其余正常。血脂：LDL-c 2.84 mmol/L，其

余指标正常。

4. 彩超：颈动脉、椎动脉彩超提示双侧颈动脉及椎动脉未见明显异常。双下肢血管彩超提示双下肢股动、静脉，腘动、静脉，胫前动、静脉，及胫后动、静脉未见明显异常。腹部彩超：（1）肝大，肝右叶斜径约 148 mm，脂肪肝，肝内低回声，约 12 mm×10 mm 大小，性质待定；（2）胰腺、脾脏、肾脏未见明显异常。

5. 超声心电图：（1）左室壁节段运动异常，左室下壁运动幅度减弱；（2）主动脉瓣、三尖瓣轻度反流；（3）左心功能正常，EF 64%。

出院前复查超声心电图：二尖瓣、三尖瓣轻度反流，静息下可见左室下壁运动幅度减弱，左室壁节段运动异常（下壁），左室功能稍下降，EF 42%。

6. 动态心电图：窦性心律，偶发房性早搏，Ⅱ、Ⅲ、aVF 导联 ST 段弓背样改变，伴 T 波改变。24 小时动态血压监测：白天平均血压为 100/59 mmHg，夜间平均血压为 92/56 mmHg，全天平均血压为 99/59 mmHg，提示白天及夜间血压负荷值正常，血压昼夜节律减弱。

7. cTnI 动态演变：62189 ng/L（入院第 2 天）→2213 ng/L（入院第 7 天）→661 ng/L（入院第 9 天）→102 ng/L（入院第 12 天）。

CK-MB 动态演变：291 U/L（入院第 2 天）→7 U/L（入院第 7 天）→1.67 U/L（入院第 9 天）→2.65 U/L（入院第 12 天）。

入院诊断：冠状动脉粥样硬化性心脏病，急性下壁、右室、正后壁 ST 段抬高型心肌梗死，Killip 分级Ⅰ级。

诊疗过程：入院给予“阿司匹林肠溶片、氯吡格雷、瑞舒伐他汀钙片”负荷剂量口服后行急诊冠状动脉造影。造影提示左冠状动脉前降支及左冠状动脉回旋支管壁光滑，未见明显狭窄，TIMI 血流 3 级；右冠状动脉近段以远完全闭塞（局部可见血栓影），TIMI 血流 0 级（图 1-2）。行右冠状动脉经皮腔内冠状动脉成型术（PTCA）、血栓抽吸术及冠状动脉内尿激酶溶栓术，抽吸出大量条状血栓（图 1-3）。复查冠状动脉造影：右冠状动脉近段以远完全显影，未见明显残余狭窄，无夹层，无撕裂，血流正常，TIMI 血流 3 级（图 1–4）。

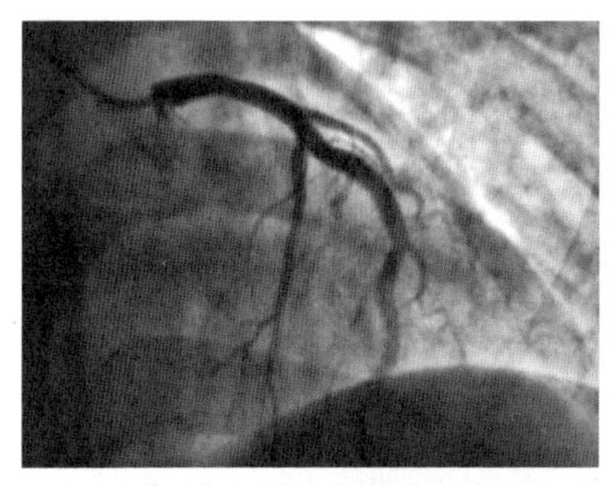

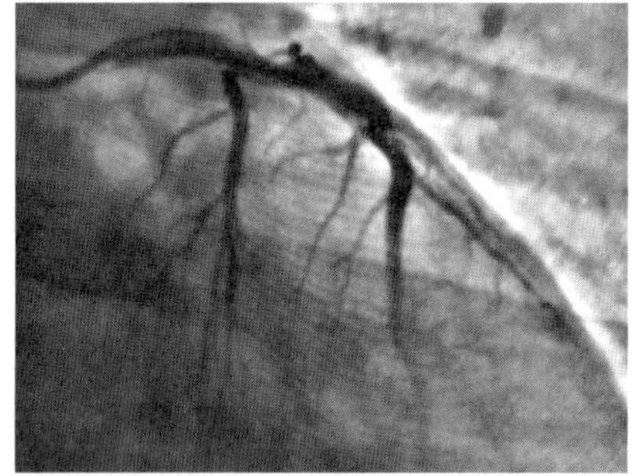

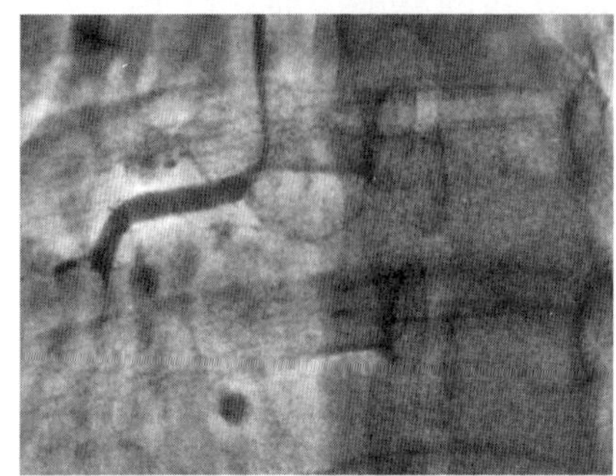

图 1–2　左冠状动脉主干、左冠状动脉前降支、左冠状动脉回旋支无明显狭窄，右冠状动脉近段以远完全闭塞

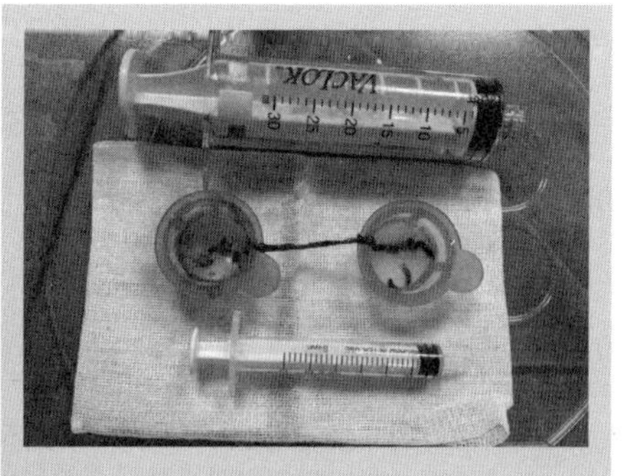

图 1–3　术中抽吸出大量条状血栓

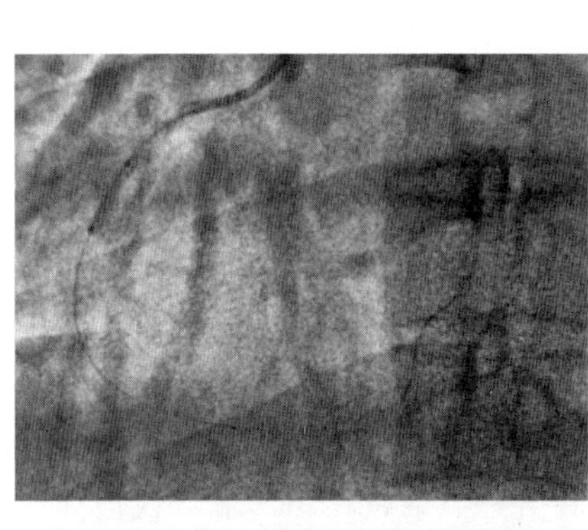

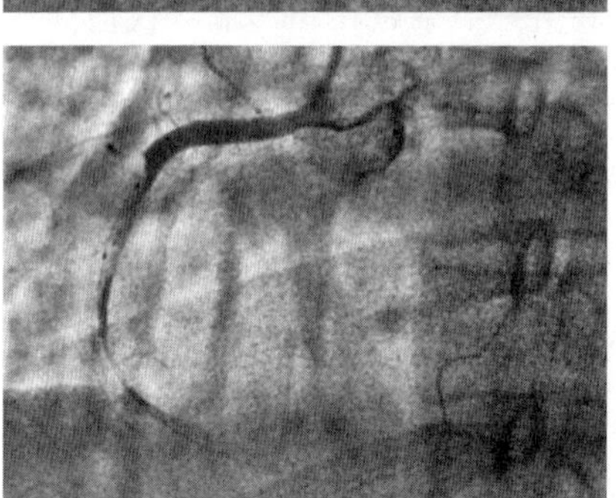

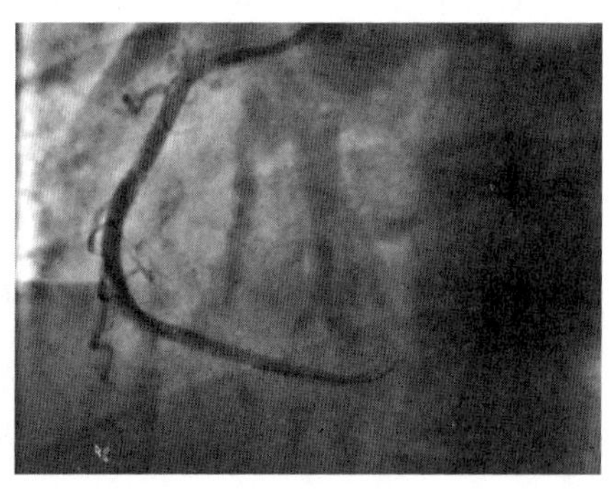

图 1–4　PTCA 术后右冠状动脉近段以远完全显影，无明显残余狭窄

术后继续给予抗血小板、抗凝、调脂等治疗，患者生命体征平稳，未诉胸痛、呼吸困难。复查心电图：窦性心律，Ⅱ导联呈 QRS 型，Ⅲ、aVF、V_{3R}、V_{4R}、V_{5R}导联呈 QS 型，伴 ST 段回落，T 波正负双向（图 1-5）。

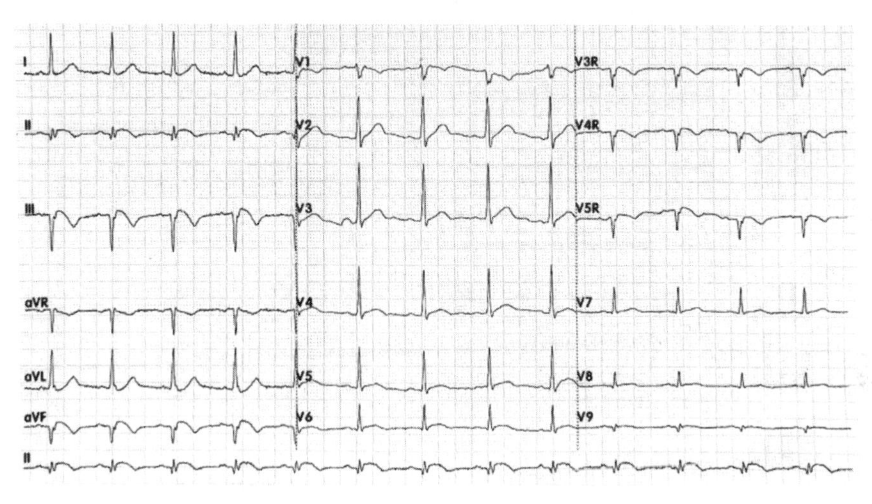

图 1-5　窦性心律，Ⅱ导联呈 QRS 型，Ⅲ、aVF、V_{3R}、V_{4R}、V_{5R}导联 Q 波形成，ST 段回落，T 波正负双向

入院第 10 天，患者复查冠状动脉造影，未见明显异常（图 1-6）。入院第 14 天，患者未诉胸闷、胸痛，生命体征平稳，好转出院。嘱患者院外正规行双联抗血小板聚集、他汀调脂等治疗，定期心内科专科门诊随访，戒烟戒酒，避免劳累。

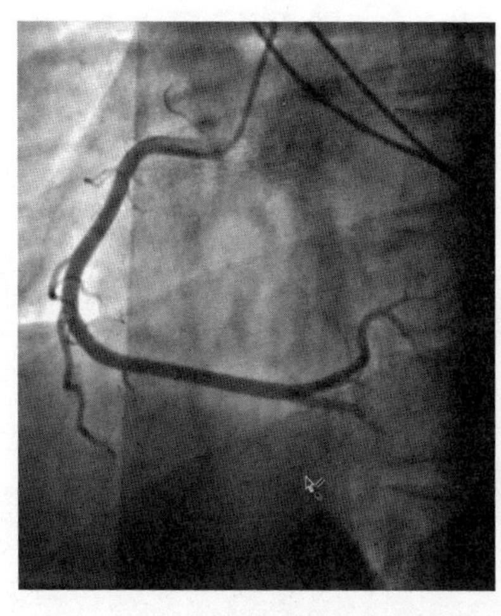
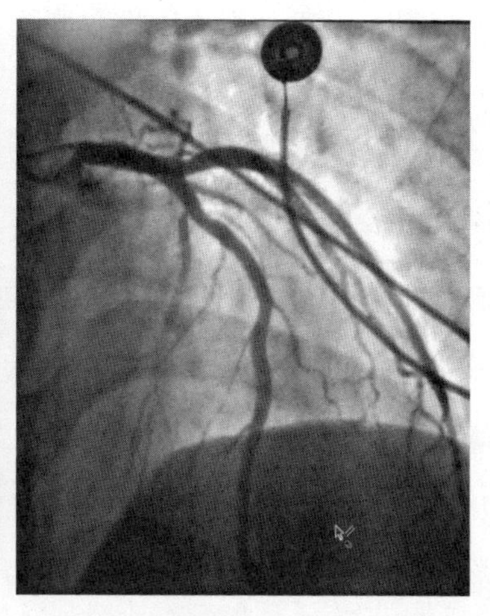

图 1-6　左右冠状动脉均未见明显狭窄

出院诊断：

1. 冠状动脉粥样硬化性心脏病，急性下壁、右室、正后壁ST段抬高型心肌梗死，Killip分级Ⅰ级。

2. 右冠状动脉PTCA术后。

析评：该患者为29岁青年男性，疼痛部位为右胸及剑突下，部位不典型。临床工作中常会遇到很多部位不典型的心绞痛，如腹痛、咽痛、牙痛等；若患者为青年人，则更容易漏诊、误诊。为了避免误诊、漏诊，须充分认识青年人心肌梗死的临床特点，如发病前多有明显的诱因，如醉酒、暴饮暴食、剧烈活动等，胸痛时可伴有不同程度的胸闷、气短、恶心、呕吐等症状。凡怀疑心肌梗死者，应立即做心电图及心肌酶学等检查，从而提高心肌梗死的诊断率。

本例患者吸烟、长期熬夜，发病前大量饮酒，这些都对冠心病的发生发展起协同作用。目前的多项研究表明年轻心肌梗死的危险因素主要为吸烟、高脂血症、早发冠心病家族史、高血压，其中吸烟是年轻心肌梗死患者最普通的危险因子。文献报道75%～90%的年轻心肌梗死患者有吸烟史，而老年心肌梗死患者中只有40%有吸烟史。高血压是年轻心肌梗死的第二危险因子，是老年心肌梗死的首要危险因子。高脂血症、糖尿病也是公认的冠心病危险因子。研究表明，甘油三酯的升高与动脉粥样硬化密切相关，而高密度脂蛋白目前已被证实有抗动脉粥样硬化的作用。糖尿病患者常伴有甘油三酯升高，甘油三酯部分取代了高密度脂蛋白颗粒中的酯化部位，造成高密度脂蛋白颗粒从周围组织转运胆固醇的能力下降，使周围组织如动脉血管壁内胆固醇堆积，加剧动脉粥样硬化的发生及发展。此外，研究发现生活节奏快、过度劳累、熬夜、酗酒、情绪激动等原因，也可造成机体内环境紊乱，冠状动脉剪切力增强，从而引起易损斑块发生破裂，这亦是年轻急性心肌梗死的重要原因。其他危险因素还有违禁药品及毒品的滥用，因吸食可卡因而引起的急性冠状动脉综合征在西方的青年中并不少见，其发病机理可能为可卡因造成的冠状动脉痉挛。

年轻心肌梗死患者的血管病变多以单支病变为主，其并发症明显少于老年患者，所以应早发现，早治疗，从而改善预后。医生不仅要积极处理患者心肌梗死的症状，挽救存活心肌，更要关注患者的相关危险因素。如本病例中的吸烟、酗酒、长期熬夜等不良因素，都应该积极控制，并且加强预防。所以，对于年轻人群，尤其有早发冠心病家族史者，应养成良好的生活习惯，戒烟限酒，规律作息，养成良好的饮食习惯，学会自我调节，定期体检，预防心脑血管疾病。

参考文献

[1]中华医学会心血管病学分会，中华心血管病杂志编辑委员会. 急性ST段抬高型心肌梗死诊断和治疗指南(2019)[J]. 中华心血管病杂志, 2019, 47(10): 766-783.

[2]戚德青，刘朵，蒲强，等. 不同年龄急性心肌梗死患者经皮冠状动脉介入治疗后的临床特点及预后[J]. 贵州医科大学学报, 2020, 45(09): 1082-1087.

[3]中国医师协会急诊医师分会，国家卫健委能力建设与继续教育中心急诊学专家委员会，中国医疗保健国际交流促进会急诊急救分会. 急性冠状动脉综合征急诊快速诊治指南(2019)[J]. 中华急诊医学杂志, 2019, 28(4): 421-428.

[4]高晓津，杨进刚，杨跃进，等. 中国急性心肌梗死患者不同年龄组心血管危险因素分析[J]. 中华医学杂志, 2016, 96(40): 3251-3256.

[5]Thygesen K, Alpert JS, Jaffe AS, et al. Fourth Universal Definition of Myocardial Infarction(2018)[J]. *Circulation*, 2018, 138(20): e618-e651.

[6]Alexander T, Kumbhani DJ, Subban V, et al. Acute ST-Elevation Myocardial Infarction in the Young Compared with Older Patients in the Tamil Nadu STEMI Program[J]. *Heart Lung Circ*, 2021, 30(12): 1876-1882.

[7]Li XR, Zuo HJ, Yang HX, et al. Clinical Characteristics and Prognosis of Young (<35 years) Patients with Acute ST-segment Elevation Myocardial Infarction[J]. *Chinese*

Journal of Cardiology, 2021, 49(11): 1124–1129.

[8] Allouche E, Ghariani A, Ben Ahmed H, et al. Myocardial infarction in the young : clinical characteristics, therapeutic aspects and in–hospital complications[J]. *Ann Cardiol-Angeiol*(Paris), 2021: S0003–3928(21)00166–9.

[9] Mata Marín LA, Schmucker J, Fach A, et al. Prevalence and clinical characteristics of prediabetes and diabetes mellitus in young patients with ST–segment elevation myocardial infarction[J]. *Clin Res Cardiol*, 2021, 110(10): 1647–1658.

（徐　刚　马　渝）

病例 2

急性胸痛并发心脏骤停 1 例

要点：心脏骤停是指心脏射血功能突然终止，大动脉搏动与心音消失，重要器官（如脑）严重缺血、缺氧，导致生命终止。引起心跳骤停的最常见原因是心室颤动。高危胸痛患者病情重、变化快，在发病数小时内发生严重心律失常、休克及心力衰竭的风险高。特别是广泛前壁心肌梗死极易合并室速、室颤，易导致心脏骤停，病死率极高，因此须早期甄别、及时就医、正确救治，尽早再通冠状动脉是该病抢救成功的关键，可有效降低急性期死亡风险。

刘某某，女，63 岁，2017 年 4 月 10 日入院。

主诉：突发胸闷、胸痛 2 小时，加重半小时。

现病史：入院前 2 小时，患者在照顾家属时突发胸闷、胸痛不适，卧床休息约 5 分钟后不适症状逐渐缓解，自觉能够忍受故未到医院就诊。入院前半小时，患者再次发作胸闷、胸痛，且疼痛剧烈不能忍受，持续约 20 分钟后突然倒地，呼之不应，家属送至我院急诊科，行心肺复苏、电除颤、气管插管、呼吸机辅助通气等抢救措施后，患者自主心跳及呼吸恢复。急诊科以“意识障碍待查，CPR 术后”收入 ICU 住院治疗。

既往史：否认高血压、糖尿病、冠心病、慢性支气管炎等病史。

个人史：无吸烟、饮酒史。

家族史：无早发心脏病家族史，否认家族遗传病史及猝死病史。

查体：体温 36.0 ℃，脉搏 113 次/分，呼吸 20 次/分，血压 137/88 mmHg（心肺复苏术后）。浅昏迷。双侧瞳孔等大等圆，直径约 3.0 mm，光反射及对光反射灵敏。颈软，无颈静脉怒张，双肺呼吸音清晰，未闻及明显的干湿啰音，心界大小正常，心率 113 次/分，心音弱，心律齐，各瓣膜听诊区未闻及病理性杂音。腹平软，全腹部无压痛、反跳痛及肌紧张，肝脾肋缘下未扪及，Murphy 征阴性，腹部血管杂音阴性，移动性浊音阴性，双肾区无叩痛。双下肢无水肿，病理征阴性。

辅助检查：

1. 肝功能：ALT 121 U/L，AST 182 U/L，其余指标正常。

2. 心肌酶谱：cTnI 28.144 ng/mL，LDH 847 U/L，CK 2292 U/L，CK-MB 65 U/L，α-HBDH 840 U/L，Myo 157.7 ng/mL。

3. 血常规：RBC $3.66×10^{12}$/L，Hb 109g/L，PLT $503×10^{9}$/L，血脂未见异常，NT-proBNP 未见明显异常。

4. 血气分析：PCO_2 72.2 mmHg，$CHCO_3$-st 20.1 mmol/L，BB 41.6 mmol/L，BE −5.25 mmol/L。

5. 入院时心电图：窦性心律，V_1、V_2 导联 ST 段弓背向上抬高，T 波高耸（图 2-1）。

入院 3 小时复查心电图：窦性心律，V_1 ~ V_6 导联 ST 段弓背向上抬高，提示急性前壁心肌梗死（图 2-2）。

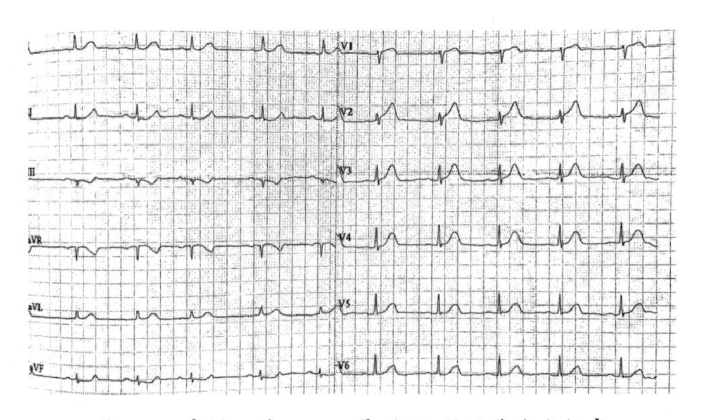

图 2-1　窦性心律，V_1、V_2 导联 ST 段弓背向上抬高

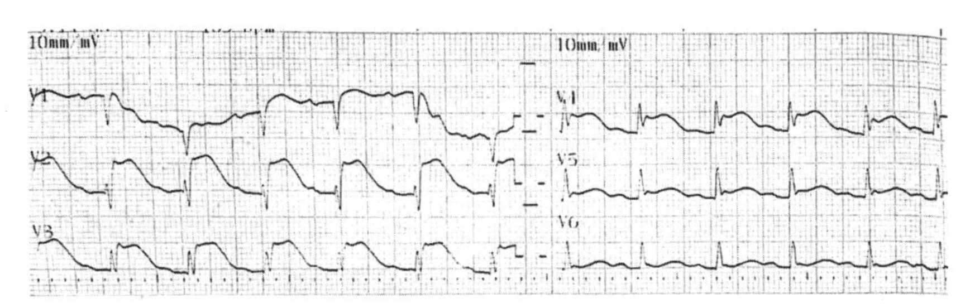

图 2-2　窦性心律，急性前壁心肌梗死

6. 胸腔彩超：右侧胸腔积液。

7. 腹部彩超：（1）脂肪肝；（2）餐后胆囊；（3）胰腺老年性变；（4）右肾钙化灶，右肾囊肿，左肾实质稍高回声团，考虑错构瘤；（5）脾脏未见明显异常。

8. 双下肢血管彩超：（1）双下肢股动脉、腘动脉、胫前动脉、胫后动脉硬化；（2）双下肢股静脉、腘静脉、胫前静脉、胫后静脉未见明显异常。

9. 超声心电图：（1）主动脉瓣硬化；（2）二尖瓣、三尖瓣轻度反流；（3）左室舒张功能减退；（4）心律不齐。

10. 胸片：双肺未见明显实质性病灶。

11. 24 小时动态心电图：（1）窦性心律，罕见室性早搏；（2）偶发房性早搏，2 次房早成对；（3）多导联可见明显 ST-T 改变；（4）检查中未见大于 2 秒的长 R 间期。

12. 24 小时动态血压监测：（1）收缩压最高 136 mmHg，最低 66 mmHg；（2）舒张压最高 80 mmHg，最低 46 mmHg；（3）昼夜血压负荷值正常；（4）血压昼夜节律消失。

入院诊断：意识障碍待查：（1）心源性意识障碍？（2）缺血性脑血管意外？（3）代谢性脑病？

诊疗过程：入院急诊行经皮冠状动脉介入术（PCI），术中植入主动脉球囊反搏术（IABP）

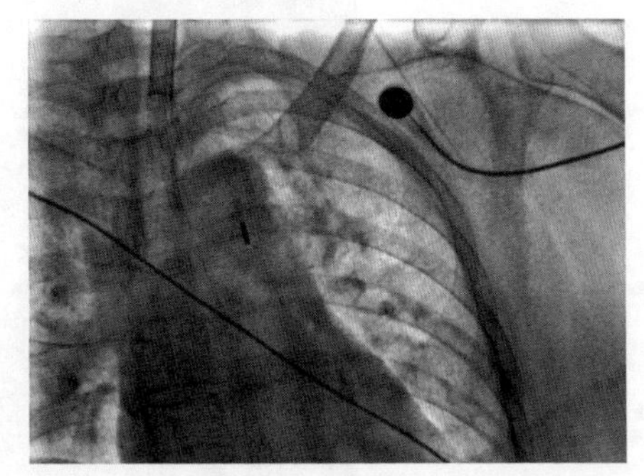

图 2-3　术中植入 IABP

（图 2-3）。冠状动脉造影提示：左冠状动脉主干未见明显狭窄，左冠状动脉前降支近段以远完全闭塞，TIMI 血流 0 级；左冠状动脉回旋支未见明显狭窄，TIMI 血流 3 级；右冠状动脉管壁粗糙，未见明显狭窄，TIMI 血流 3 级（图 2-4）。行左冠状动脉前降支 PCI 术后，TIMI 血流恢复到 3 级（图 2-5）。

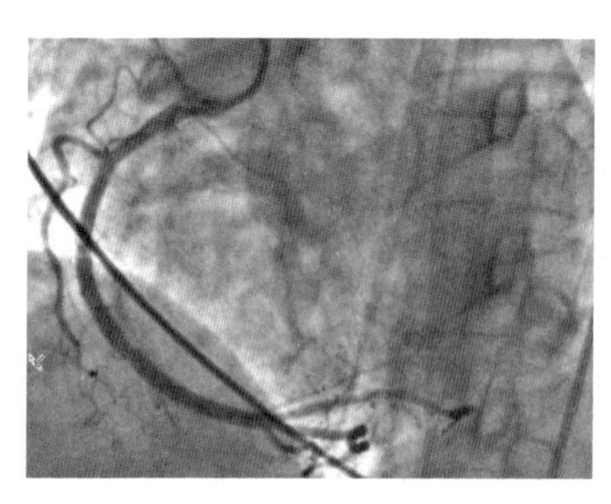
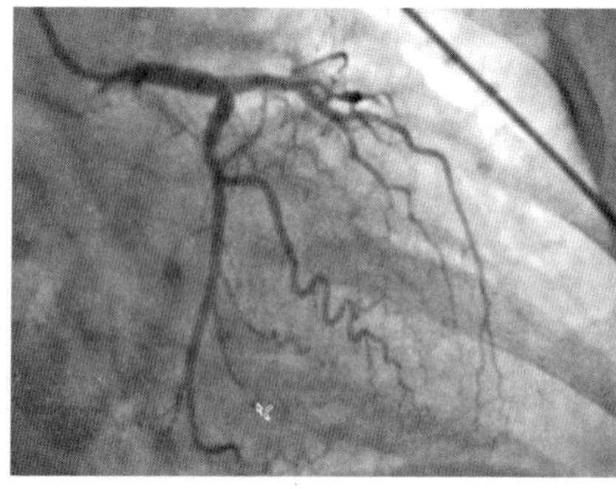

图 2-4　右冠状动脉、左冠状动脉主干、左冠状动脉回旋支无明显狭窄，左冠状动脉前降支近段以远完全闭塞

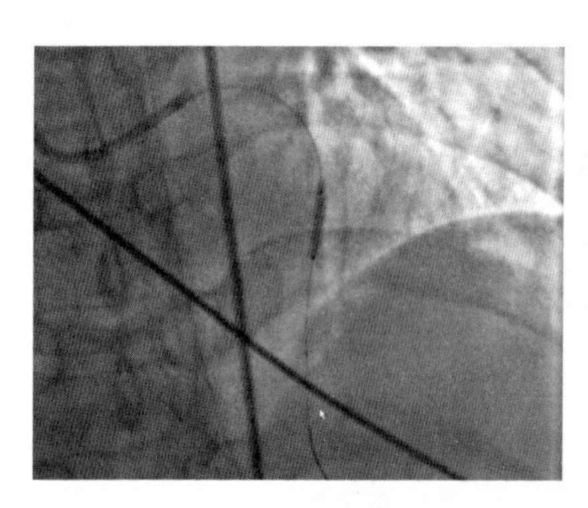
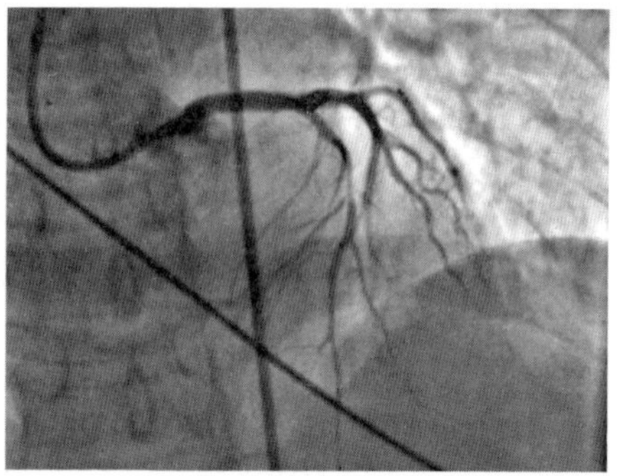
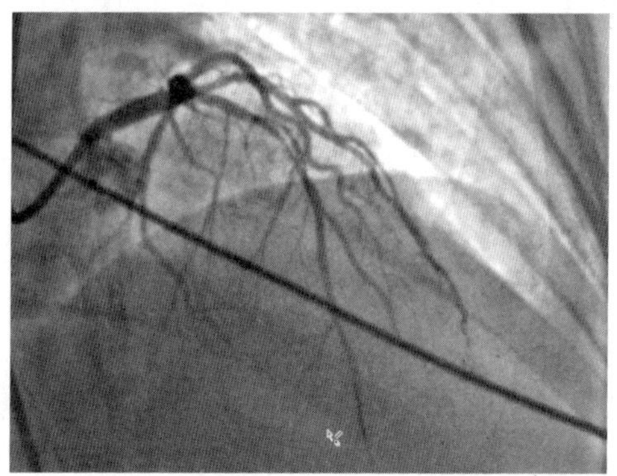

图 2-5　左冠状动脉前降支 PCI 术，植入药物洗脱支架

术后继续给予抗血小板聚集、抗凝、调脂、维持生命体征等治疗。复查心电图：窦性心律，$V_1 \sim V_3$导联呈 RS 型，$V_1 \sim V_6$导联 ST 段回落，T 波倒置（图 2-6）。

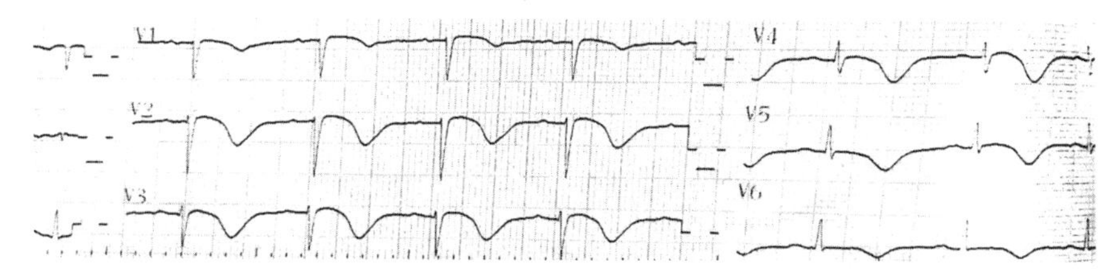

图 2-6　PCI 术后心电图提示窦性心律，$V_1 \sim V_6$导联 ST 段回落，T 波倒置

患者病情逐渐好转，术后第 3 天生命体征平稳，停用 IABP；术后第 4 天停用呼吸机；术后第 5 天意识恢复，无胸闷、胸痛、呼吸困难，生命体征平稳；术后第 8 天好转出院。嘱院外正规服药治疗，定期心内科专科门诊随访。

出院诊断：

1. 冠状动脉粥样硬化性心脏病，急性前壁 ST 段抬高型心肌梗死，Killip Ⅳ级。

2. 心肺复苏术后。

析评：急性心肌梗死是由于冠状动脉出现急性阻塞，导致心肌氧供应不足而引发的坏死现象。心肌梗死可分为 5 型，心脏性猝死即为其中一个类型。世界卫生组织与美国心脏学会将猝死定义为急性症状发生后 24 小时内或即刻发生的意外死亡，但目前临床上和多数学者更倾向于将猝死的时间限制在急性症状发病后 1 小时内。心脏性猝死的临床表现有 4 个分期过程，发病前数周或数天内为前驱期，此时患者可伴有气促、乏力、持续性心绞痛、胸痛、喘累、心悸等前驱症状，但部分患者无前驱症状，直接发生心脏骤停。终末期患者可表现为急性呼吸困难、严重胸痛、眩晕、突发心悸等症状，猝死前数分钟、数小时内患者的心电活动可有改变，通常为室性异位搏动增加、心率加快等。心脏骤停期患者表现为听诊心音消失，大动脉搏动消失，突然意识丧失、抽搐、惊厥、瞳孔散大，心脏骤停发生后数分钟内患者可直接过渡到生物学死亡。

急性心肌梗死后心脏停搏的患者病情重，病死率高，临床常采用心肺复苏以维持循环和通气，但其难以提供有效的冠状动脉灌注压，故患者自主循环恢复效果不理想；且在患者自主循环恢复前常须使用血管活性药物，而长时间大剂量使用血管活性药物可明显增加心肌氧耗及心律失常发生的风险。冠状动脉血运尽早重建可明显提高患者的生存率。药物溶栓治疗可有效改善冠状动脉血液循环，溶解梗死部位血栓，安全性高，但疗效差。急诊 PCI 可迅速寻找“犯罪血管”，并及时开通狭窄或闭塞的冠状动脉，从而恢复心肌血氧供应，改善左室收缩和局部室壁运动功能，从而保护未梗死的心肌，改善患者心功能。IABP 可通过降低主动脉阻抗，增加主动脉舒张压，改善心肌灌注，同时可以更好地保证冬眠心肌、钝抑心肌的充足血供，以挽救更多的心肌，改善心功能，从而进一步降低急性心肌梗死对患者造成的不良后果。

该患者突发胸闷、胸痛不适，然后出现呼吸心跳骤停，予以心肺复苏后行急诊 PCI、IABP 植入，病情逐渐稳定。心肺复苏术联合急诊 PCI 对于抢救急性心肌梗死后心脏骤停疗效显著，能够提高抢救成功率，减少不良事件的发生，促进患者心功能恢复，具有较高的临床参考价值。

参考文献

[1]中华医学会急诊医学分会复苏学组，中国医药教育协会急诊专业委员会，成人心脏骤停后综合征诊断和治疗中国急诊专家共识组.成人心脏骤停后综合征诊断和治疗中国急诊专家共识[J]. 中华急诊医学杂志, 2021, 30(07): 799-808.

[2]Sawyer KN, Camp-Rogers TR, Kotini-Shah P, et al. Sudden Cardiac Arrest Survivorship: A Scientific Statement From the American Heart Association [J]. *Circulation*,

2020, 141(12): e654–e685.

[3] Panchal AR, Berg KM, Cabañas JG, et al. 2019 American Heart Association Focused Update on Systems of Care: Dispatcher–Assisted Cardiopulmonary Resuscitation and Cardiac Arrest Centers: An Update to the American Heart Association Guidelines for Cardiopulmonary Resuscitation and Emergency Cardiovascular Care [J]. *Circulation*, 2019, 140(24): e895–e903.

[4] Zaman S, Deshmukh T, Aslam A, et al. Sex Differences in Electrophysiology, Ventricular Tachyarrhythmia, Cardiac Arrest and Sudden Cardiac Death Following Acute Myocardial Infarction [J]. *Heart Lung Circ*, 2020, 9(7): 1025–1031.

[5] Schieffer B, Kreutz J, Markus B, et al. Acute Coronary Syndrome (ACS) in Preclinical Emergency Medicine [J]. *Anasthesiol Intensivmed Notfallmed Schmerzther*, 2021, 56(11–12): 734–745.

[6] Zhang ZP, Su X, Liu CW, et al. Use of intra–aortic balloon pump support for oozing–type cardiac rupture after acute myocardial infarction [J]. *Am J Emerg Med*, 2016, 34(1): 120.e1–3.

（陈　川　李　俊）

病例 3

以腹痛为临床表现的心肌梗死后心力衰竭 1 例

要点：本例患者以腹痛伴发热为首发症状，首先考虑为消化道感染性疾病，后因并发呼吸困难，诊断为急性冠状动脉综合征并发急性心力衰竭，经冠状动脉造影证实为急性心肌梗死。对于症状不典型的急性心肌梗死，须要详细询问病史，认真进行全面体格检查；要充分认识这一疾病，拓宽思路，从局部入手，整体考虑，综合分析，减少漏诊误诊率。

李某某，男，74 岁，2021 年 5 月 12 日入院。

主诉：反复腹胀、腹痛 4 天，突发呼吸困难 5 小时。

现病史：入院前 4 天，患者出现腹胀、腹痛，以剑突下为主，呈阵发性胀痛，肛门排气后疼痛稍缓解，伴发热，最高体温为 38.2 ℃，无咯血，无呼吸困难，无胸闷、胸痛，即到当地医院就诊，考虑诊断“急性胰腺炎”，予以抗感染、抑酸、护胃等治疗，病情反复。入院前 5 小时，患者突发呼吸困难，大汗淋漓，腹痛，腰痛，不能平卧，血肌钙蛋白阳性，考虑急性冠状动脉综合征，转我院进一步治疗。

既往史：高血压病史 9 年，服药治疗，但血压控制情况不详。无糖尿病病史，无消化道溃疡病史，有腰椎手术病史，因手术失败卧床 9 年余，有腰痛等不适，间断口服卡马西平、普瑞巴林以控制疼痛。

个人史：无吸烟、饮酒史。

家族史：无早发心脏病家族史。

查体：体温 36.6 ℃，脉搏 115 次/分，呼吸 21 次/分，血压 140/70 mmHg。高枕卧位，颈静脉怒张，肝颈静脉回流征阳性，双下肺可闻及少量湿啰音及散在哮鸣音。心界临界大小，心率 115 次/分，心律齐，各瓣膜未闻及病理性杂音。中上腹轻压痛，无反跳痛及肌紧张，Murphy 征阴性，肝区、脾区、双肾区无叩痛，移动性浊音阴性。肠鸣音正常，双下肢轻度凹陷性水肿。

辅助检查：

1. 入院时心电图：窦性心动过速，多导联 ST-T 改变（图 3-1）。

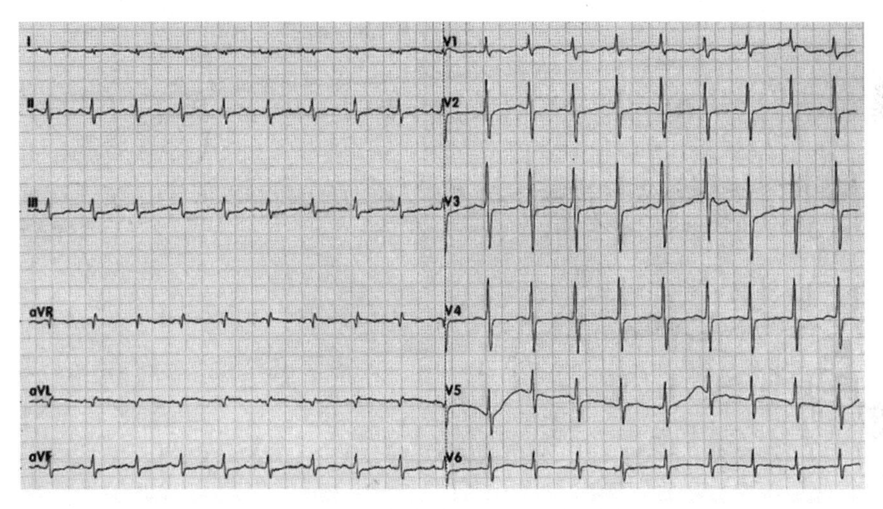

图 3-1　冠状动脉 PCI 治疗前：窦性心动过速，多导联 ST-T 改变

2. 入院时血常规：WBC 17.52 × 10^9/L，N 91.7%，Hb 120 g/L，PLT 230 × 10^{12}/L。

3. 血生化：D-二聚体 2.19 μg/mL，GLU 7.41 mmol/L。血脂：TC 4.88 mmol/L，LDL-c 3.37 mmol/L。肝功能：TP 55.1g/L，ALB 30.7 g/L，ALT 105U/L，AST 99U/L。甲状腺功能：FT_3 0.7 nmol/mL，T_4 48.18 nmol/L，TSH 1.68 μIU/mL。

4. 入院时血气分析：pH 7.42，PCO_2 45 mmHg，PO_2 57 mmHg。K^+ 3.1 mmol/L，Na^+ 133 mmol/L，Cl^- 95 mmol/L。

治疗后复查：pH 7.46，PCO_2 45 mmHg，PO_2 90 mmHg。

5. NT-proBNP 动态演变：5952 pg/mL（入院第 1 天）→7073 pg/mL（入院第 2 天）→2432 pg/mL（入院第 3 天）→1738 pg/mL（入院第 12 天）。

6. cTnI 动态演变：11430.72 ng/L（发病后 11 小时）→19960 ng/L（发病后 15 小时）→19816 ng/L（发病后 20 小时）→14039 ng/L（发病后 30 小时）。

CK-MB 动态演变：46 U/L（发病后 11 小时）→41 U/L（发病后 15 小时）→34 U/L（发病后 20 小时）→24 U/L（发病后 30 小时）。

7. 胸部 CT：（1）心脏左房增大，肺水肿，双肺散在索条灶，双侧胸腔少量积液伴双肺下叶膨胀不全；（2）主动脉及冠状动脉钙化（图 3-2）。

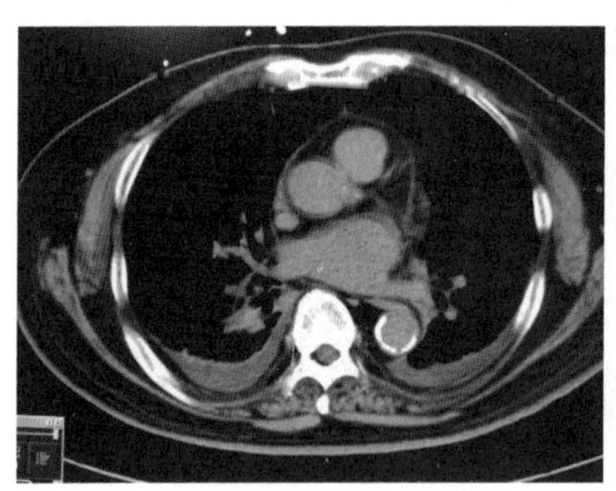
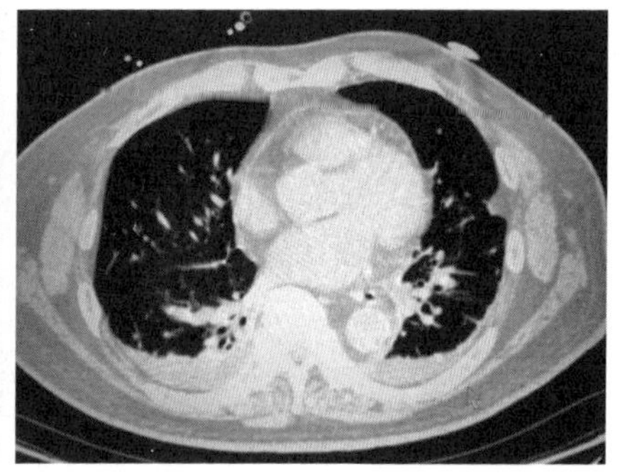

图 3-2　左房增大，双侧胸膜腔积液，肺门模糊，叶间胸膜增厚

全腹 CT：（1）肝脏脂肪变性；（2）胰腺尾部、双肾周少量渗出；（3）右肾散在小钙化灶；（4）左侧肾上腺增粗，呈结节状改变。

8. 超声心电图：（1）左房稍大；（2）室间隔增厚；（3）二尖瓣中度反流，主动脉瓣轻度反流；（4）左室舒张功能减退，EF 61%。

9. 下肢血管彩超：（1）双下肢股动脉、腘动脉、胫前动脉、胫后动脉硬化；（2）双下肢股静脉、腘静脉、胫前静脉、胫后静脉未见明显异常。

入院诊断：

1. 冠状动脉粥样硬化性心脏病，急性非 ST 段抬高型心肌梗死，急性左心力衰竭，Killip Ⅱ级。

2. 急性胰腺炎？消化道感染？

3. 高血压病 3 级，很高危。

治疗经过：入院给予双联抗血小板聚集、调脂、稳定斑块、利尿、扩血管、纠正心力衰竭、解痉平喘等对症治疗。行冠状动脉造影：左冠状动脉前降支近–中段弥漫性狭窄约 70%～80%，TIMI 血流 3 级；左冠状动脉回旋支近段以远完全闭塞，TIMI 血流 0 级；右冠状动脉近中段局限性狭窄约 90%，TIMI 血流 3 级（图 3–3）。结合心电图改变，考虑“罪犯血管”为左冠状动脉回旋支，行左冠状动脉回旋支 PTCA 术（图 3–4），开通回旋支后见病变残余狭窄不重且无夹层，因病变血管回旋支直径偏小（约 2.25～2.5 mm）等因素，未予支架植入。

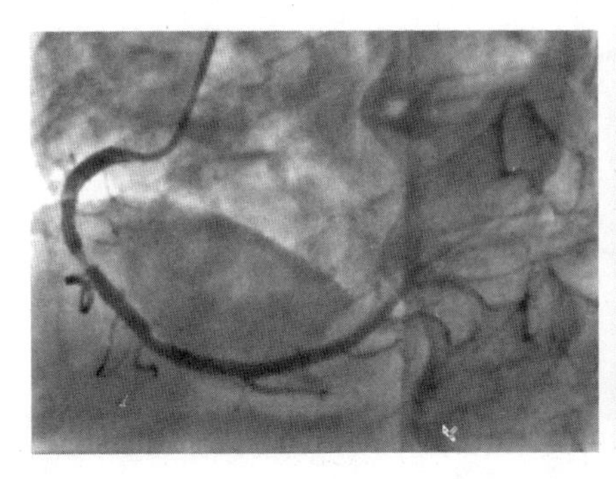
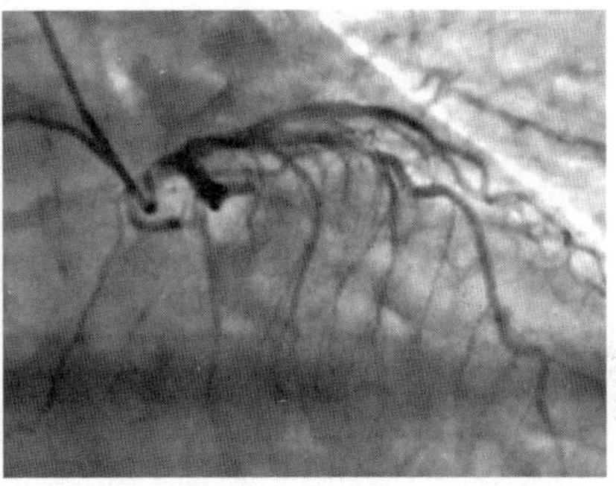

图 3–3　左冠状动脉前降支近中段弥漫性狭窄约 70%～80%，左冠状动脉回旋支近段以远完全闭塞，右冠状动脉近中段局限性狭窄约 90%

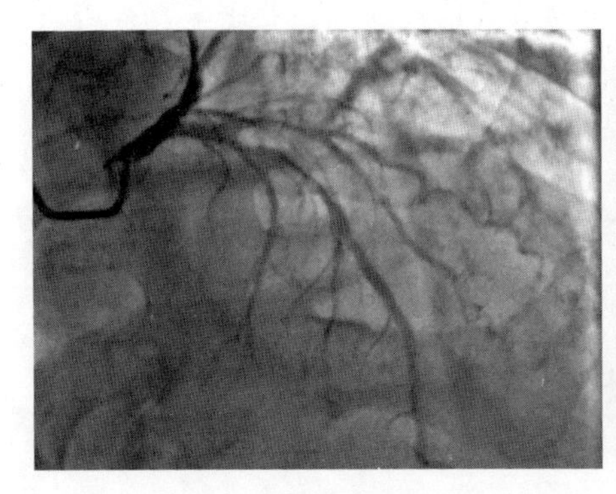
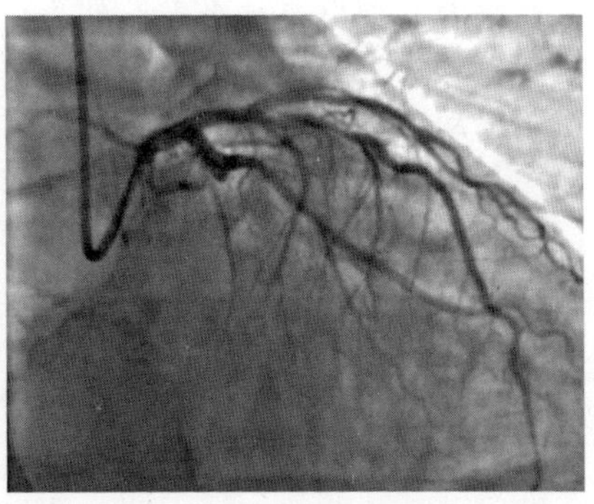

图 3–4　左冠状动脉回旋支 PTCA 术后，远端显影，TIMI 血流 3 级

术后给予抗血小板、抗凝、调脂、纠正心力衰竭等治疗。复查心电图：窦性心律，多导联 ST-T 改变（图 3-5）。患者呼吸困难及腰腹痛明显好转，病情稳定，好转出院。

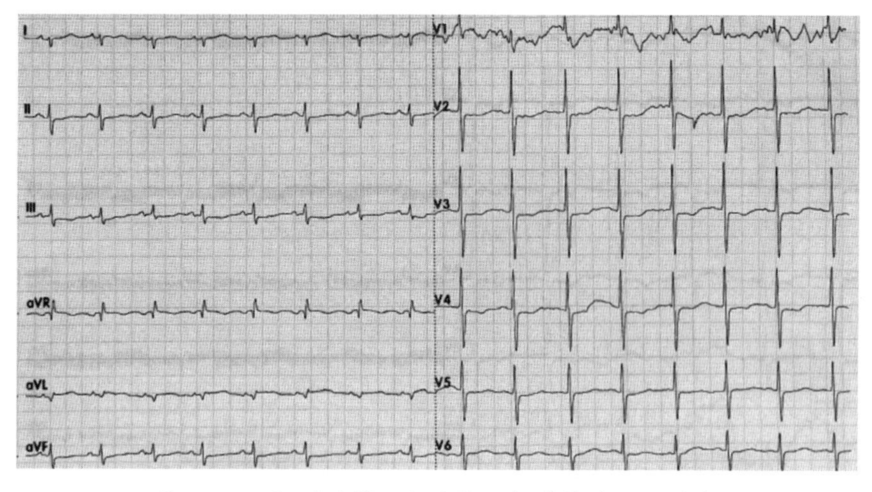

图 3-5　PTCA 术后第 2 天：窦性心律，多导联 ST-T 改变

出院诊断：

1. 冠状动脉粥样硬化性心脏病，急性非 ST 段抬高型心肌梗死，急性左心衰，Killip Ⅱ级。

2. 高血压病 3 级，很高危。

析评：随着社会的进步，人民生活水平不断提高，人的平均寿命延长，同时生活节奏的加快，生活方式的改变，使得老年急性心肌梗死的发病率日益增加。但由于老年人多伴有生理上的退行性病变，其临床表现常不典型，症状呈现多样化。研究发现，老年急性心肌梗死患者中有约 40% 的人为非典型表现，因而增加了该病早期临床诊断的难度。临床症状典型的急性心肌梗死主要表现为胸骨后疼痛或心前区剧烈疼痛持续 30 分钟以上，含服硝酸甘油不能缓解，具有心电图演变、心肌标志物动态改变，一般不难诊断。而不典型急性心肌梗死的临床表现却复杂多样，有表现为腹痛、腹泻、恶心、呕吐的，也有表现为呼吸困难、心悸、出汗、头晕、乏力和晕厥的，还有表现为突发剧烈头痛和呕吐的，给诊断带来了一定的难度。

急性心肌梗死患者出现腹痛的原因：(1) 心肌缺血和坏死对心脏造成刺激，心脏感觉神经和上腹部脏器感觉神经聚合到脊髓同一神经元，心脏感觉冲动传入丘脑和大脑皮质而产生腹痛感觉。(2) 迷走神经的传入感受器几乎都位于心脏后下壁表面，当心肌缺血、缺氧时迷走神经受刺激而产生腹痛。(3) 急性心肌梗死发作时心排血量减少，可诱发或加重肠系膜动脉缺血、缺氧，导致肠道平滑肌反射性痉挛，引起腹痛。

研究分析发现，以腹痛为表现的急性心肌梗死患者的临床特点在于：(1) 腹痛可在多部位发生，且存在冠心病危险因素的患者易出现此症状。(2) 急性心肌梗死发作前存在饮食不当、过度劳累、情绪过激等情况。(3) 既往存在消化系统疾病，腹部症状无法得到有效缓解。(4) 心肌坏死区呈现病理 Q 波且心肌损伤区 ST 段抬高，心肌缺血区出现 T 波倒置，具有特征性的心电图改变。(5) 发病至就诊时间短于 4 小时，且就诊时无心肌标记物、心电图异常表现。

本例患者因腹痛以及心肌梗死后坏死物质吸收表现出的畏寒、发热等症状而就诊，极易被误诊为急腹症，应及时行心电图及血清酶学检查鉴别。本例患者反复腹胀、腹痛，突发呼吸困难、心电图多导联 ST 段压低、肌钙蛋白明显升高，考虑为急性心肌梗死导致。因其在发生急性心肌梗死前已有心肌缺血导致的心肌萎缩纤维化，一旦发生急性心肌梗死，可出现急性心衰表现。由于梗死后心脏收缩力显著减弱，原有心衰者会表现为呼吸困难加重，而原无心衰者则表现为急性左心衰。本例患者因急性胰腺炎治疗无效后突发呼吸困难而被诊断为急性心肌梗死。因此，患者无论既往有无冠心病病史，若突发急性左心衰，应警惕心肌梗死的可能。通过对本例患者的成功抢救可知，对于急性非ST段抬高型心肌梗死并发急性心力衰竭，应紧急行冠状动脉造影，及时血运重建。

老年急性心肌梗死的表现是多种多样的，不典型者容易被漏诊或误诊，一旦发病又会出现严重的并发症，甚至猝死。所以对老年人突发的胸闷、气促、心悸、恶心、呕吐、牙痛、肩痛、上腹痛等症状，不能用其他原因解释时，应警惕急性心肌梗死。对一些心电图变化不典型者，要警惕特殊类型的急性心肌梗死。总之，遇到疑似病例应常规做心电图和血清心肌酶学检查，并动态观察病情以及心电图表现，以便能够迅速确诊并开展治疗，降低老年急性心肌梗死的病死率。

参考文献

[1]中华医学会急诊医学分会，中国医疗保健国际交流促进会胸痛分会. 急性胸痛急诊诊疗专家共识[J]. 中华急诊医学杂志, 2019, 28(04): 413-420.

[2]Jolobe OMP. Differential diagnosis of the association of gastrointestinal symptoms and ST segment elevation, in the absence of chest pain[J]. *Am J Emerg Med*, 2021, 49: 137-141.

[3]Zaki HA, Shaban EE, Shaban AE, et al. High Troponin-T in Acute Biliary Pancreatitis: Is it a Real Myocardial Injury? [J]. *Cureus*, 2021, 13(10): e18637.

[4]D'Alessandro AD, Smith AT. ST Elevation in a Patient with Abdominal Pain[J]. *Ann Emerg Med*, 2019, 73(6): 624-626.

（冉　阳　余　红）

病例 4

急性心肌梗死并发多器官功能衰竭 1 例

要点：急性心肌梗死如未得到及时再灌注治疗，心脏射血量明显降低，血管内有效血容量下降，血压下降，会导致重要器官灌注不足，长时间缺血、缺氧又可导致多个器官功能衰竭，如心力衰竭、肝肾功能衰竭、肾功能衰竭，还会导致休克、凝血功能障碍等。

周某某，女，51 岁，2016 年 12 月 16 日入院。

主诉：反复胸痛 14 天，呼吸困难 13 天。

现病史：入院前 14 天，患者无明显诱因出现胸痛伴左肩部放射痛，持续超过半小时，活动后疼痛加重，休息后稍可缓解。于当地医院行心电图检查，提示 $V_1 \sim V_4$ 导联异常 Q 波，ST 段抬高约 0.2 ~ 0.4 mV；血肌钙蛋白阳性；诊断为“急性广泛前壁 ST 段抬高型心肌梗死”，予双联抗血小板聚集、他汀调脂治疗后疼痛缓解。13 天前患者突发呼吸困难，喘累不适，端坐呼吸，给予利尿、改善循环、减轻心脏负荷等治疗，呼吸困难缓解不明显，行气管插管、有创呼吸机辅助呼吸治疗后喘累缓解。4 天前脱机，拔除气管插管。2 天前，患者呼吸困难再发伴烦躁不安，血压下降，血氧饱和度降至 70%，再次予以气管插管、纠正心衰、升压等治疗后生命体征平稳，肾功能检查 Cr 149 μmol/L，电解质检查 K^+ 7.5 mmol/L，予以血液净化、纠正高钾血症后转入我院继续治疗。

既往史：有反复心前区不适10年余，外院诊断为“冠心病”，长期服用丹参片、地奥心血康等治疗。否认高血压、糖尿病等病史。

个人史：无烟酒嗜好。

家族史：无早发心脏病家族史。

查体：体温36.0 ℃，脉搏85次/分，呼吸20次/分，血压100/60 mmHg（多巴胺维持下）。口唇无紫绀，气管插管固定在位，双下肺可闻及湿啰音，未闻及哮鸣音，叩诊心界无扩大，心率85次/分，律齐，各瓣膜听诊区未闻及病理性杂音。腹平软，全腹部无压痛、反跳痛及肌紧张，肝脾肋缘下未扪及，Murphy征阴性，腹部血管杂音阴性，移动性浊音阴性，双肾区无叩痛。双下肢轻度凹陷性水肿，病理征阴性。

辅助检查：

1. 急诊科心电图：窦性心律，$V_1 \sim V_6$病理性Q波，ST段抬高，T波直立或双向（图4-1）。

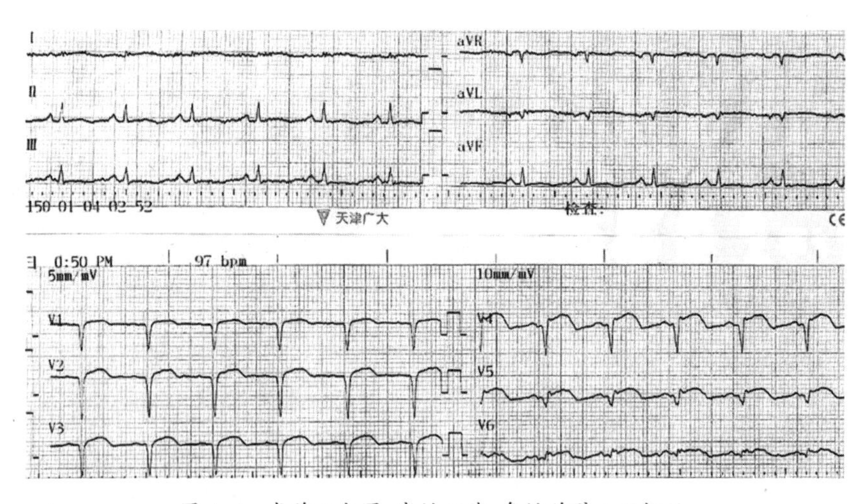

图4-1　术前心电图：窦性心律，急性前壁心肌梗死

2. 血生化：K^+ 5.32 mmol/L，BUN 16.48 mmol/L，Cr 280.8 μmol/L。

3. cTnI动态演变：1.02 ng/mL（入院第1天）→0.736 ng/mL（入院第2天）→1.591 ng/mL（入院第4天）→0.25 ng/mL（入院第7天）。

CK-MB动态演变：61 U/L（入院第1天）→18 U/L（入院第2天）

→14 U/L（入院第 4 天）→10 U/L（入院第 7 天）。

NT-proBNP 动态演变：大于 25000 pg/mL（入院第 1 天）→大于 25000 pg/mL（入院第 2 天）→3250 pg/mL（入院第 4 天）→3500 pg/mL（入院第 5 天）→11517 pg/mL（入院第 6 天）→17942 pg/mL（入院第 7 天）→18442 pg/mL（入院第 10 天）→10107 pg/mL（出院前 1 天）。

4. 超声心电图：（1）心脏各房室腔形态大小正常；（2）心脏各结构连续完整；（3）室间隔与左室后壁不厚；（4）左室整体收缩功能减退；（5）主动脉瓣回声增强，并可探及反流，肺动脉瓣、二尖瓣、三尖瓣均可探及反流，未见心包积液，EF 46%。

5. 床旁胸片：（1）双肺纹理增多、模糊，右肺中野见点状高密度影；（2）纵隔居中，双肺门不大，心影不大，主动脉弓见弧形钙化影，双侧膈面光整，肋膈角锐利。

入院诊断：

1. 冠状动脉粥样硬化性心脏病，亚急性广泛前壁心肌梗死，急性左心衰，心源性休克，Killip Ⅳ级。

2. 急性肾功能不全。

诊疗过程：

1. 入院给予低分子肝素抗凝，阿司匹林氯、吡格雷双联抗血小板聚集，他汀调脂，稳定粥样斑块，营养心肌，纠正心力衰竭，升压，有创呼吸机辅助呼吸等抢救治疗，并行急诊冠状动脉造影术及 IABP 植入术（图 4-2）。冠状动脉造影：左冠状动脉前降支开口-近段狭窄约 70%，近段局限性狭窄约 99%，中段以远显影浅淡，TIMI 血流 2 级（图 4-3）。行左冠状动脉前降支 PTCA 术及支架植入术（图 4-4）。

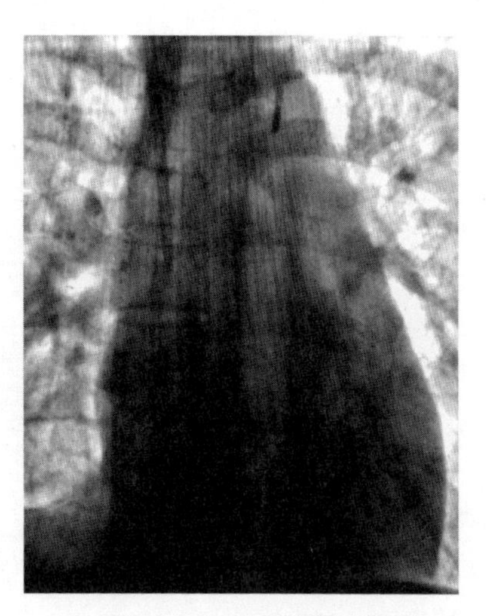

图 4-2　术中植入 IABP

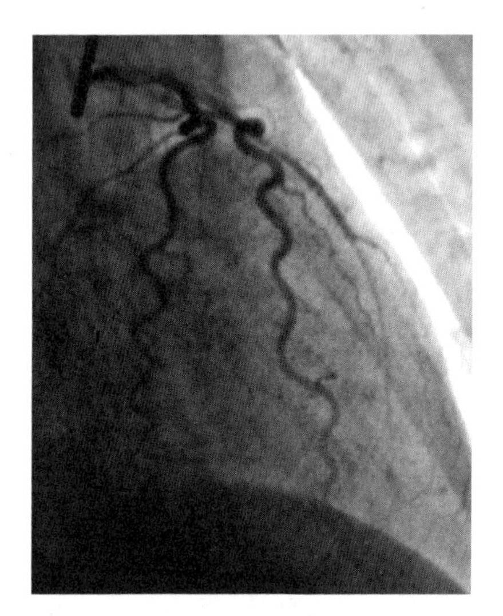

图 4-3　左冠状动脉前降支开口-近段狭窄约 70%，近段局限性狭窄约 99%

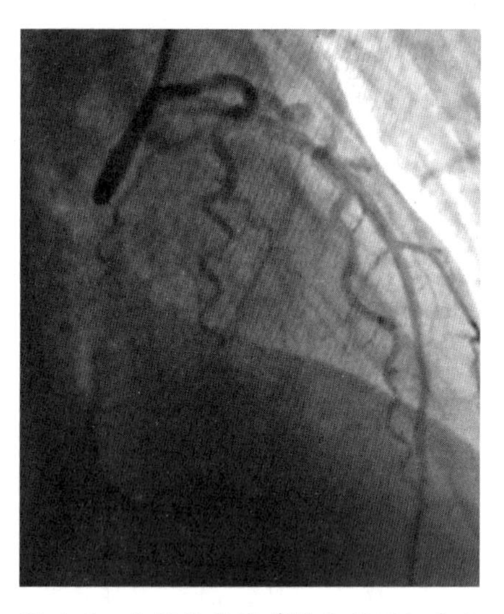

图 4-4　左冠状动脉前降支 PTCA 术后植入支架 1 枚

2. 术后继续给予抗凝、调脂、抗血小板聚集、纠正心力衰竭、升压、维持生命体征等治疗。复查心电图：窦性心律，$V_1 \sim V_4$病理性 Q 波，ST 段回落，T 波正负双向（图 4-5）。

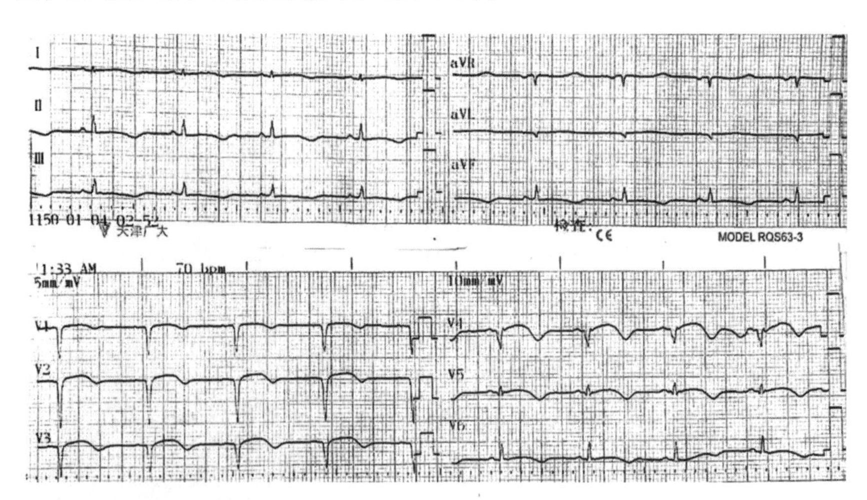

图 4-5　术后心电图：窦性心律，$V_1 \sim V_4$病理性 Q 波，ST 段回落

患者的呼吸困难症状明显缓解，未再出现胸肩部疼痛，血压逐渐恢复正常。复查超声心电图：左心室增大，室壁节段运动异常（前壁），左室心尖部室壁瘤形成，左室功能明显下降，EF 31%。复查胸部 CT：

肺密度增高，呈浅淡磨玻璃样改变，双侧少量胸腔积液，双下肺部分见萎陷肺组织，心脏增大，以左心室增大为著，前降支见金属支架。患者病情稳定，好转出院。嘱院外正规服药治疗，定期到心内科专科门诊随访。

出院诊断：

1. 冠状动脉粥样硬化性心脏病，亚急性广泛前壁心肌梗死，急性左心衰，心源性休克，心脏扩大，Killip Ⅳ级。

2. 左冠状动脉前降支 PCI 术后。

3. 室壁瘤。

4. 急性肾功能不全。

5. 急性肝功能不全。

析评：急性心肌梗死是指急性心肌缺血坏死，大多是在冠状动脉病变的基础上，一支或多支血管急性闭塞，导致冠状动脉供血急剧减少或中断，相应的心肌发生严重而持久的急性缺血。急性心肌梗死是冠心病的严重类型，为致死致残的主要原因。一般冠状动脉闭塞后 30 分钟，由该血管供血的心肌即开始坏死，1～2 小时后绝大部分心肌坏死。急性心肌梗死常导致心肌收缩力和心输出量下降，易并发心源性休克和恶性心律失常，致组织器官灌注减少和缺氧。肠道缺氧可致肠黏膜屏障受损，细菌因此移位，导致体内的炎症和补体系统激活，产生全身炎症反应综合征，致多器官受累。当患者并存有慢性阻塞性肺疾病、脑血管疾病、高血压、糖尿病等其他慢性基础疾病时，中枢神经、肝脏、肾脏、肺脏、心脏等重要器官会进一步受损，器官功能储备下降，易发生多器官功能衰竭。在中国，随着经济的快速发展和人口老龄化进程的加快，心血管疾病的发病率正快速增长，老年人在急性心肌梗死患者中的比例越来越高，合并慢性基础疾病的患者比例增多，多器官功能衰竭的风险增大。急性心肌梗死后一旦发生多器官功能衰竭，病死率高，将严重影响急性心肌梗死患者的预后。

本例患者为急性广泛前壁心肌梗死，梗死面积大，并且未得到及时再灌注，导致泵衰竭，出现心源性休克及肺水肿表现。休克又导致重要器官灌注不足，且长时间未恢复灌注，器官缺血缺氧后出现功能衰竭。心源性休克可为ST段抬高型心肌梗死的首发表现，发生率为6%~10%，也可发生在急性期的任何阶段，是ST段抬高型心肌梗死患者最主要的死亡原因。

ST段抬高型心肌梗死合并心源性休克的患者最重要的就是尽早进行血管再灌注治疗，急诊血运重建可改善该类患者的远期预后。该病例中患者因未及时行血运重建，出现了一系列的并发症，给疾病的救治增加了难度。患者入我院时虽距发病已超过12小时，但仍有持续性心肌缺血症状，出现急性心力衰竭、心源性休克，仍须直接PCI，且在行急诊PCI开通血管后病情出现明显好转。通过对该患者的救治，我们体会到，对ST段抬高型心肌梗死患者及时行血运重建，可降低患者出现心力衰竭、休克等并发症的风险，改善患者预后。

参考文献

[1]中国医师协会心血管内科医师分会，中国心血管健康联盟，心肌梗死后心力衰竭防治专家共识工作组. 2020心肌梗死后心力衰竭防治专家共识[J]. 中国循环杂志, 2020, 35(12): 1166-1180.

[2]中国医师协会胸痛专业委员会，中华心血管病杂志（网络版）编辑委员会，急性心肌梗死后心室重构防治专家共识起草组. 急性心肌梗死后心室重构防治专家共识[J]. 中华心血管病杂志（网络版）, 2020, 3(1): 1-7.

[3]陈纪言，傅国胜，傅向华，等. 血管紧张素转换酶抑制剂在冠心病患者中应用中国专家共识[J]. 中国循环杂志, 2016, 31(5): 420-425.

[4]Wang XY, Zhang F, Zhang C, et al. The Biomarkers for Acute Myocardial Infarction and Heart Failure[J]. *Biomed Res Int*, 2020: 2018035.

（徐　艺　李　俊）

病例 5

急性广泛前壁心肌梗死致猝死 1 例

要点： 急性心肌梗死病情重、变化快，尤其在发病数小时内可并发严重的心律失常、休克及猝死。特别是冠状动脉左冠状动脉主干病变所致广泛前壁心肌梗死极易合并室速、室颤，病死率极高，因此须要早期发现，及时就医，正确急救。尽早再通冠状动脉是提高抢救成功率、降低死亡风险的关键。

周某某，男，77 岁，2021 年 5 月 16 日入院。

主诉： 反复胸痛 5 天，再发加重 3 小时。

现病史： 入院前 5 天，患者突发胸闷、胸痛不适，呈心前闷胀痛，伴肩背部放射痛，每次持续数十分钟不等，休息后缓解，无咯血及呕血，就诊于当地某医院，心肌酶谱提示 Myo 92.6 ng/mL，cTnI 及 CK-MB 阴性，血淀粉酶、脂肪酶阴性，考虑“急性冠状动脉综合征”诊断，予抗血小板聚集、调脂等治疗后胸痛症状仍反复发作。入院前 3 小时，患者无明显诱因再发胸闷、胸痛，且疼痛较前加重，呈持续性胀痛，伴肩背部放射痛，伴喘累、气促，无咯血、呕血，无咳嗽，无咳痰，转入我院进一步治疗。

患者到达我院急诊科时，心率 133 次/分，呼吸 22 次/分，多巴胺维持血压 95/57 mmHg。心电图：窦性+异位心律，短阵紊乱型房性心动过速，多源室性早搏，室内传导阻滞？提示急性前壁、高侧壁心肌梗死。cTnI 1.07 ng/mL，CK-MB 100 ng/mL，Myo 521 ng/mL。超声心电图：

前壁节段运动异常。急诊科以“急性心肌梗死，心源性休克”收入心内科。

既往史：高血压病史10年余，长期口服药物治疗，自述血压控制可。

个人史：无吸烟、饮酒史。

家族史：无早发心脏病家族史。

查体：体温36.4 ℃，脉搏128次/分，呼吸22次/分，多巴胺维持血压89/52 mmHg。神志清楚，四肢湿冷，颈静脉充盈，双肺可闻及散在湿啰音，未闻及哮鸣音，心浊音界无扩大，听诊心率128次/分，心律齐，各瓣膜听诊区未闻及病理性杂音。腹平软，全腹部无压痛、反跳痛及肌紧张，肝脾肋缘下未扪及，Murphy征阴性，腹部血管杂音阴性，移动性浊音阴性，双肾区无叩痛。双下肢无水肿，病理征阴性。

辅助检查：

1. 入院时心电图：窦性+异位心律，短阵紊乱型房性心动过速，多源室性早搏，室内传导阻滞？加速性室性逸博，Ⅰ、aVL、aVR、V_1～

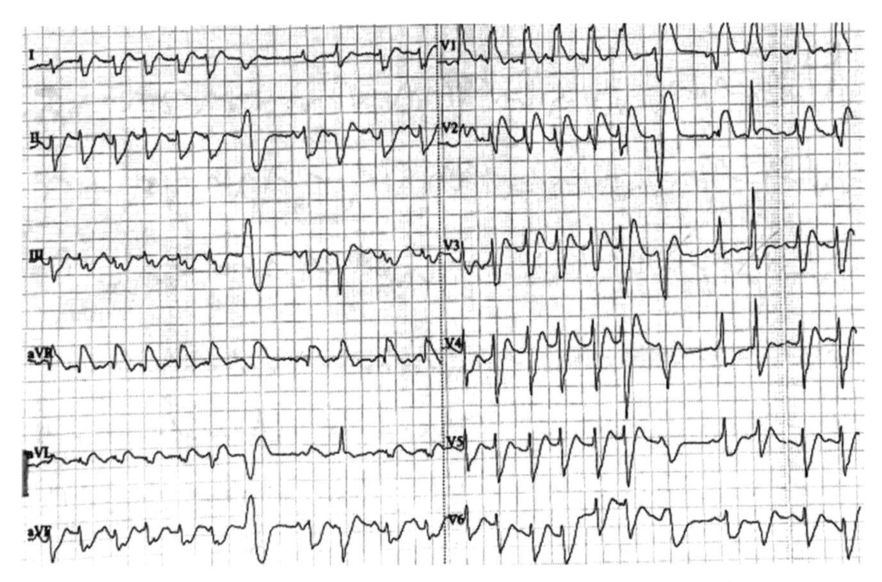

图5-1　窦性+异位心律，短阵紊乱型房性心动过速，多源室性早搏，室内传导阻滞？加速性室性逸博，急性前壁、高侧壁心肌梗死

V_4导联 ST 段抬高，Ⅱ、Ⅲ、aVF、V_5、V_6导联压低（图 5–1）。40 分钟后复查心电图：窦性+异位心律，短阵紊乱型房性心动过速，多源室性早搏，室内传导阻滞？加速性室性逸搏，Ⅰ、aVL、aVR、V_1 ~ V_4导联 ST 段抬高较入院时明显，Ⅱ、Ⅲ、aVF、V_5 ~ V_9导联 ST 段压低(图 5–2)。

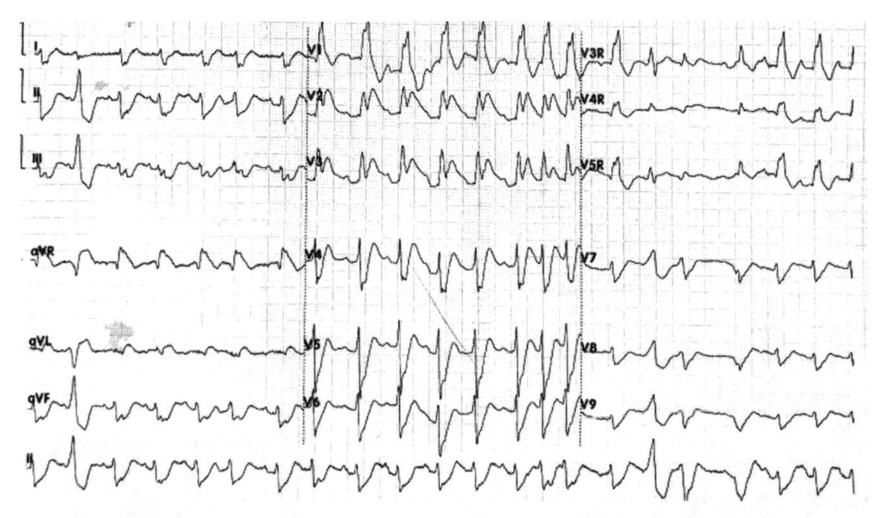

图 5–2　窦性+异位心律，短阵紊乱型房性心动过速，多源室性早搏，室内传导阻滞？加速性室性逸博，急性前壁、高侧壁心肌梗死

2. 急诊科心肌酶谱：cTnI 1.07 ng/mL，CK–MB 100 ng/mL，Myo 521 ng/mL。

血气分析：pH 7.396，PO_2 85 mmHg，PCO_2 32.4 mmHg，电解质：K^+ 3.4 mmol/L，GLU 9.9 mmol/L。

3. 入院心肌酶谱：cTnI 2915 ng/L，CK–MB 67 U/L，NT–proBNP 5465 pg/mL。

4. 入院超声心电图：心脏各腔室大小形态正常；房间隔、室间隔连续完整；室间隔及左室壁各节段厚度正常，左室壁运动幅度弥漫性减弱；未见明显心包积液；二尖瓣、三尖瓣可见反流，EF 29%。

入院诊断：冠状动脉粥样硬化性心脏病，急性前壁、高侧壁 ST 段抬高型心肌梗死，心源性休克，Killip Ⅳ级。

诊疗过程：入院给予阿司匹林 300 mg、氯吡格雷 300 mg、阿托伐他汀 40 mg（嚼服）及多巴胺、间羟胺升压，纠正休克，改善循环，行急诊冠状动脉造影：左冠状动脉主干中段-末段狭窄 50%～95%；左冠状动脉前降支管壁粗糙，近中段钙化明显，狭窄约 60%，远段细小，TIMI 血流 2 级；左冠状动脉回旋支开口狭窄约 70%，TIMI 血流 3 级，右冠状动脉中段狭窄 30%，TIMI 血流 3 级，冠状动脉分布为左冠优势型（图 5-3）。

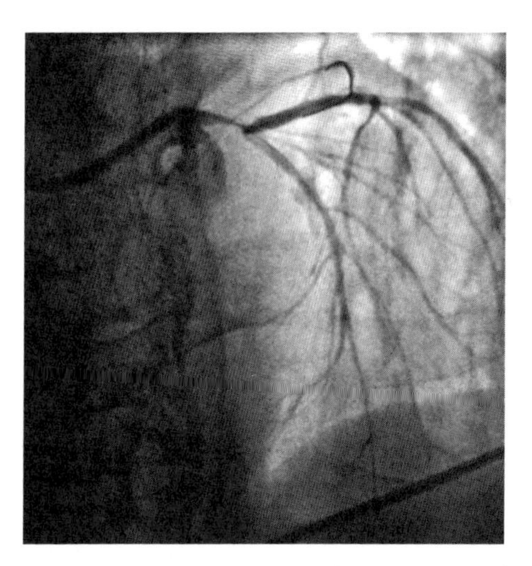

图 5-3　左冠状动脉主干中段-末段狭窄 50%～95%，左冠状动脉回旋支开口狭窄约 70%

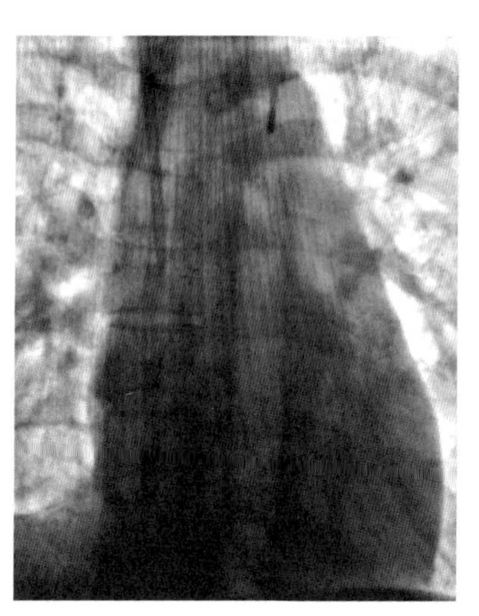

图 5-4　术中植入 IABP

患者冠状动脉病变重，合并休克，术中、术后发生恶性心律失常的可能性极大，手术风险高，死亡率高。与患者及家属反复沟通病情以及手术风险后，在植入的 IABP（图 5-4）支持下行左冠状动脉主干 PTCA 术。后患者突发意识丧失、抽搐、叹气样呼吸，心电监护提示室颤，立即予以电除颤、胸外心脏按压、气管插管、呼吸机辅助呼吸等抢救，并予静推肾上腺素、利多卡因、地塞米松等药物治疗。患者意识未能恢复，无自主呼吸，继续予以静脉注射碳酸氢钠、阿托品、呼吸兴奋剂等药物，静滴异丙肾上腺素；患者心率稳定在 52 次/分，大动脉搏动尚可，瞳孔散大固定，对光反射迟钝，终止手术，返回 CCU 病房。在 CCU 病房，患者呼之不应，呈昏迷状态，对光反射消失，大动脉搏动不能扪及，心电监护示心率 45 bpm、血压测不出、血氧饱和度 65%。在反复胸外心脏按压、持续呼吸机辅助呼吸、IABP 支持，静脉使用肾上腺素、尼可刹米、洛贝林、多巴胺、间羟胺、碳酸氢钠、异丙肾上腺素等药物抢救 1 小时后，患者自主呼吸及心率仍未恢复，呼之不应，瞳孔散大固定，大动脉搏动不能扪及，心电图呈一直线，抢救无效，宣告临床死亡。

出院诊断：冠状动脉粥样硬化性心脏病，急性前壁、高侧壁 ST 段抬高型心肌梗死，心源性休克，Killip Ⅳ级。

析评：心脏性猝死是指突然发生的、不可预料的心脏原因导致的心脏骤停，患者在症状出现后 1 小时内发生不可逆的生物学死亡。心脏性猝死是心血管疾病防治中的重要问题，具有发病突然、进展迅速、死亡率高和难以预测等特点。数据显示，心脏性猝死占总死亡的 15%～20%。在欧美>35 岁人群中，猝死的年发生率为 0.1%～0.2%。心脏性猝死是人类猝死的主要原因。Framingham 长达 26 年的前瞻性研究结果表明，猝死患者中有 75%为心脏性猝死。中国的心脏性猝死患者每年超过 100 万，急性冠状动脉综合征和缺血性心肌病所导致的心脏性猝死约占 80%。

急性心肌梗死是由于冠状动脉狭窄或闭塞导致血流减少或中断，心肌血供不足，出现心肌组织缺血、缺氧性坏死，病情急、变化快、病势重，若在较短时间内未得到有效控制可危及患者生命。尤其是广泛性前壁心肌梗死者，因梗死范围较大，心肌坏死严重，梗死区域易延展，直接影响心功能，故预后差，病死率较高。一般认为，在发病后 12 小时内可采取急诊 PCI 治疗，若发病 12～24 小时患者症状仍无缓解，或出现心源性休克，也应考虑急诊 PCI 治疗。但相当比例患者因受各种因素影响、就诊时已错过急诊 PCI 的时间窗，须要择期进行 PCI 治疗。

该病例中的急性广泛前壁心肌梗死患者，入院前5天出现胸痛，伴肩背部放射痛，疼痛症状典型，但就诊时心肌酶学指标未见明显异常，考虑心肌梗死时间窗不够，而转入我院时心肌酶学指标明显升高。因此，在疾病诊治过程中，应综合分析病情，加强对心电图、心肌酶学的动态观察及分析，及时行冠状动脉造影以明确诊断，并及时血运重建，以降低死亡风险。该患者发病5天，未能及时开通梗死部位相关血管，导致心肌持续缺血缺氧，病程中出现恶性心律失常，如室速、室颤，最终导致心脏骤停。心脏骤停是急性心血管事件最为危重的并发症之一，一旦发生病死率极高。另外该患者在术中出现室颤，经积极抢救后呼吸心跳恢复，但不久后可能再次发生心脏骤停。对于此类高危患者，经皮冠状动脉介入操作可能会引起患者的血液动力学恶化，以至于患者反复心脏骤停，因此此时可在人工体外膜肺氧合下行急诊介入治疗。体外膜肺氧合能在心脏骤停时提供充足的气体交换和脏器血流灌注，提高心肺复苏成功率，对再次心脏骤停也有一定的预防作用，可提高患者存活率。

参考文献

[1]中华医学会心电生理和起搏分会，中国医师协会心律学专业委员会. 2020室性心律失常中国专家共识(2016共识升级版)[J]. 中国心脏起搏与心电生理杂志, 2020, 34(3): 189-253.

[2]郭旗，张玉玲，王景峰. 心脏性猝死心电学特点研究进展[J]. 中华心律失常学杂志, 2019, 23(4): 303-307.

[3]黄德嘉，霍勇，张澍，等. 冠心病血运重建后心脏性猝死的预防[J]. 中华心律失常学杂志, 2017, 21(1): 9-21.

[4]郭继鸿. 中国心脏性猝死现状与防治[J]. 中国循环杂志, 2013, 28(5): 323-326.

[5]Miao Q, Zhang YL, Miao QF, et al. Sudden Death from Ischemic Heart Disease While Driving: Cardiac Pathology, Clinical Characteristics, and Countermeasures[J]. *Med Sci Monit*, 2021, 27: e929212.

[6]Ara F, Mellor G, Grace A. Editorial Commentary: Sudden Death Prevention Post-myo-

cardial Infarction and After VEST[J]. *Trends Cardiovasc Med*, 2021, 31(3): 202-203.

[7] Adabag S, Zimmerman P, Lexcen D, et al. Predictors of Sudden Cardiac Arrest Among Patients with Post-Myocardial Infarction Ejection Fraction Greater Than 35[J]. *J Am Heart Assoc*, 2021, 10(14): e020993.

[8] Søholm H, Laursen ML, Kjaergaard J, et al. Early ICD Implantation in Cardiac Arrest Survivors with Acute Coronary Syndrome Predictors of Implantation, ICD-therapy and Long-term Survival[J]. *Scand Cardiovasc J*, 2021, 55(4): 205-212.

（唐 军 李 俊）

病例 6

急性重症心肌炎致胸闷、胸痛 1 例

要点：重症心肌炎为弥漫性心肌损伤，发展迅速，病情危重，在血压不稳定的情况下植入 IABP 可稳定血液动力学状态。通过激素抑制免疫反应，甚至用 ECMO 维持生命体征。重症心肌炎容易和急性心肌梗死混淆，须尽早行冠状动脉造影排除。病情迁延可发展为扩张性心肌病，须要长期随访治疗。

侯某某，女，22 岁，2021 年 5 月 24 日入院。

主诉：胸闷、胸痛 1 天，加重 5 小时。

现病史：入院前 1 天，患者无诱因突发胸闷、胸痛，呈心前区憋闷感，持续约半小时，无大汗淋漓和濒死感，无畏寒、发热，无咳嗽、咯血、呼吸困难，无腹痛、腹泻、晕厥等，患者自觉能够忍受，故未到医院就诊。入院前 5 小时再发胸闷、胸痛，疼痛较前剧烈，伴肩背部放射痛，就诊于当地医院，行心肌酶谱检查：CK 638 U/L，CK-MB 38 U/L，hs-cTnT 2370.8 pg/mL，经积极治疗后症状缓解不明显，以“急性心肌炎”转入我院继续治疗。

既往史：否认冠心病、高血压、糖尿病等病史，发病前无感冒受凉、发热咳嗽、腹痛腹泻等病史。

个人史：无吸烟、饮酒史。

家族史：无早发心脏病家族史。

查体：体温 36.0 ℃，脉搏 66 次/分，呼吸 18 次/分，血压 97/56

mmHg。平卧位，无颈静脉怒张，双肺呼吸音清晰，未闻及干湿啰音。心浊音界无扩大，心率66次/分，律齐，各瓣膜听诊区未闻及病理性杂音。腹平软，全腹部无压痛、反跳痛及肌紧张，肝脾肋缘下未扪及，Murphy征阴性，腹部血管杂音阴性，移动性浊音阴性，双肾区无叩痛。双下肢无水肿，病理征阴性。

辅助检查：

1. 外院心肌酶谱：CK 638 U/L，CK-MB 38 U/L，hs-cTnT 2370.8 pg/mL。

2. 我院急诊心电图：窦性心律，$V_1 \sim V_3$导联T波正负双向（图6-1）。入院3小时心电图：窦性心律，不完全性右束支传导阻滞，$V_1 \sim V_4$导联T波低平、倒置（图6-2）。

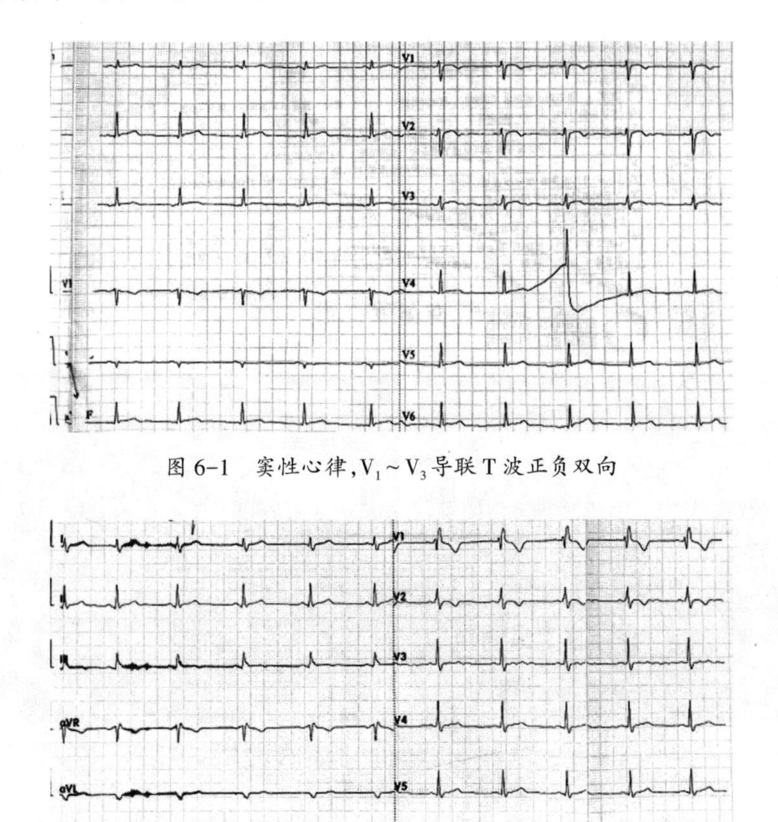

图6-1 窦性心律，$V_1 \sim V_3$导联T波正负双向

图6-2 窦性心律，不完全性右束支传导阻滞，$V_1 \sim V_4$导联T波低平、倒置

3. 心肌酶谱：cTnI 1.93 ng/mL，CK-MB 64.5 ng/mL，Myo 195 ng/mL。

4.cTnI 动态演变：3685.43 ng/L（入院 1 小时）→5644.53 ng/L（入院 4 小时）→2277.52 ng/L（入院第 2 天）→2507.27 ng/L（入院第 4 天）→949.7 ng/L（入院第 5 天）。

CK-MB 动态演变：26.85 ng/mL（入院 1 小时）→28.07 ng/mL（入院 4 小时）→31.32 ng/mL（入院第 2 天）→9.55 ng/mL（入院第 4 天）→3.03 ng/mL（入院第 5 天）。

NT-proBNP 动态演变：1132 pg/mL（入院第 1 天）→2548 pg/mL（入院第 2 天）→1591 pg/mL（入院第 3 天）→517 pg/mL（入院第 5 天）。

5. 双下肢血管彩超：双下肢股动脉、腘动脉、胫前动脉、胫后动脉内径正常，内膜光整，未见斑块，管腔未见明显狭窄，CDFI 显示血流充盈良好。双下肢股静脉、腘静脉、胫前静脉、胫后静脉内径正常，内膜光整，未见明显血栓样回声。

6. 超声心电图：心脏结构未见明显异常，左室功能测值正常。

7. 胸部 CT：未见明显异常。

8. 心脏磁共振成像检查：（1）左室心尖部及中间部心肌延迟强化，符合心肌炎改变（图 6-3）；（2）左室收缩功能轻度降低。

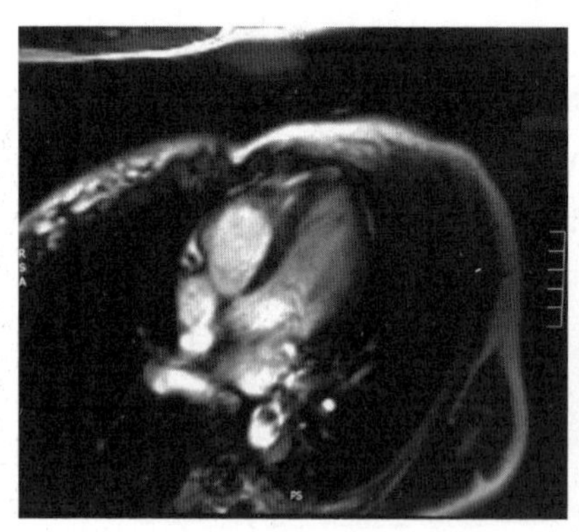
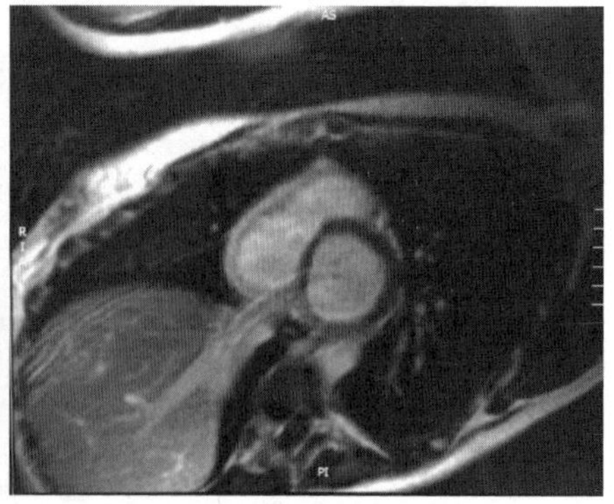

图 6-3　左室心尖部及中间部心肌延迟强化

入院诊断：胸痛待查：（1）重症心肌炎；（2）急性冠状动脉综合征？

诊疗过程：

1. 入院考虑重症心肌炎可能性大，予以丙种球蛋白、甲强龙冲击治疗。

2. 入院第 2 天行冠状动脉造影，未见明显狭窄，排除冠状动脉病变所致（图 6-4）。

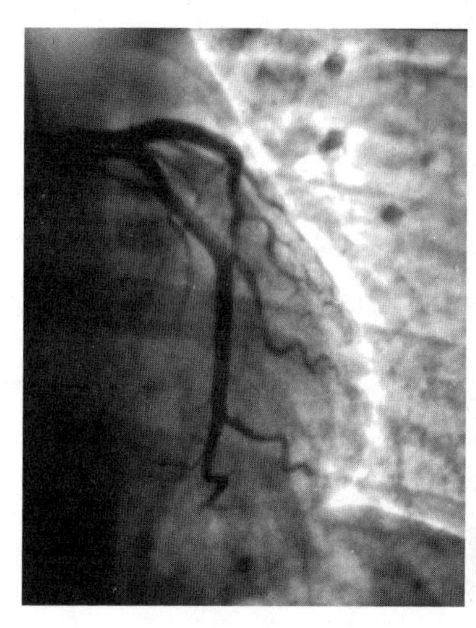
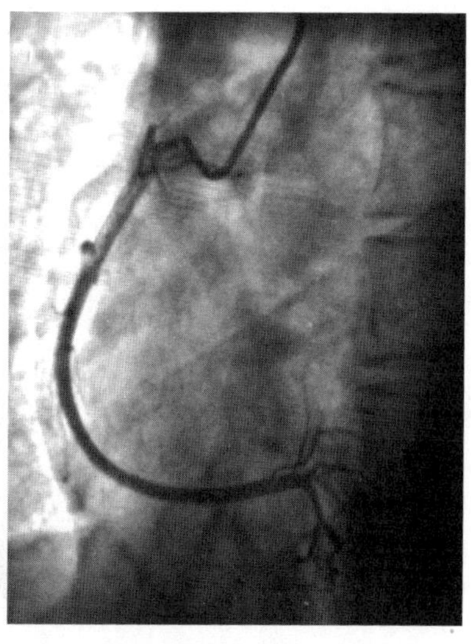

图 6-4　左、右冠状动脉均未见明显狭窄

3. 入院第 2 天，患者血压下降，最低时为 80/40 mmHg，予多巴胺、间羟胺等血管活性药物治疗后，血压维持在 95/55 mmHg 左右，考虑重症爆发性心肌炎、心源性休克，做好植入 ECMO 或（和）IABP 的准备。

4. 入院第 3 天，患者诉胸痛、心慌不适症状较前有所缓解，无咯血、呼吸困难，多巴胺、间羟胺继续泵入，血压维持在 100/50 mmHg 左右，血氧饱和度 99%。

复查心肌酶谱：CK 935 U/L，Myo 117 ng/mL，CK-MB 31.32 ng/mL，hsTnI 2277.52 ng/L，NT-proBNP 2548 pg/mL，自身免疫抗体谱未见明显异常。

复查心电图：多导联 T 波低平、倒置（图 6-5）。继续予以丙种球蛋白、甲强龙冲击治疗，升压，营养心肌，减轻心脏耗氧等综合治疗。

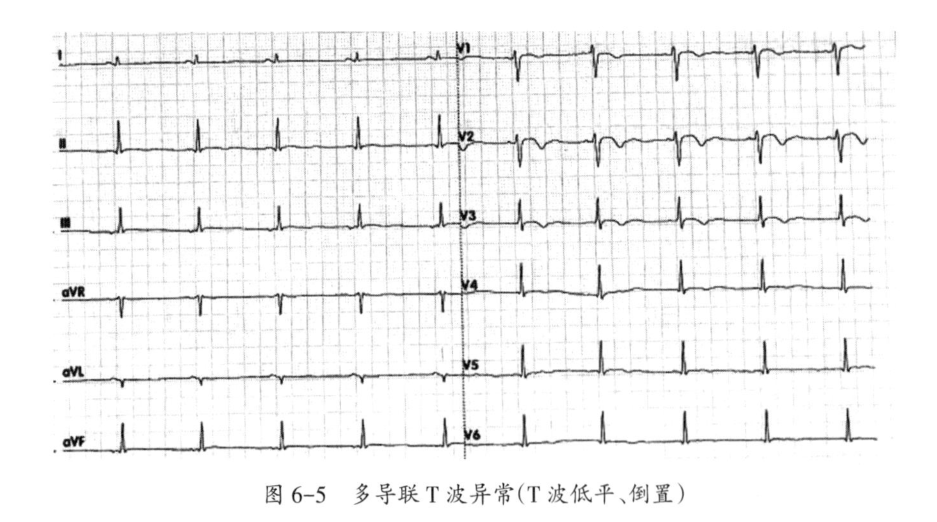

图 6-5　多导联 T 波异常(T 波低平、倒置)

5. 入院第 5 天，患者未再诉胸痛、呼吸困难，血压基本维持在 100/60 mmHg，已停用升压药。复查心肌酶谱：各项指标明显下降。复查心电图：多导联 T 波低平、倒置（图 6-6）。继续予以补液、抗炎、免疫抑制等治疗。

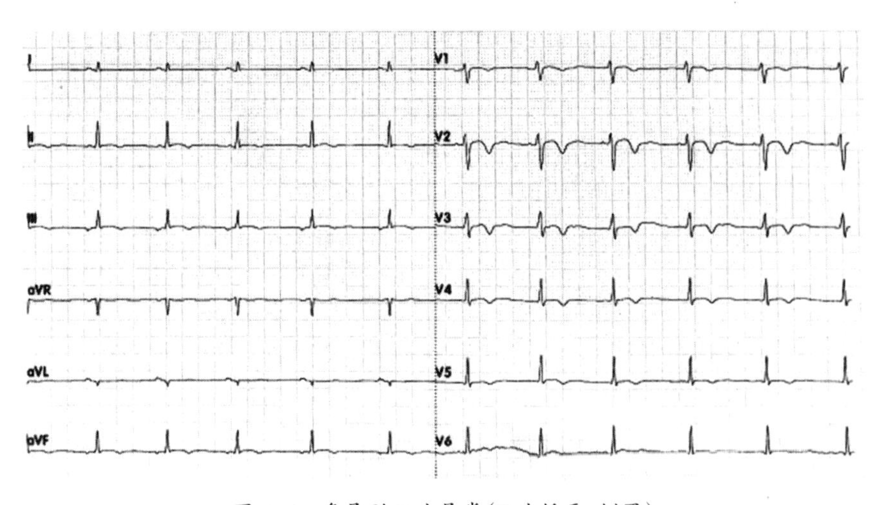

图 6-6　多导联 T 波异常(T 波低平、倒置)

6. 入院第 11 天，患者无胸闷、胸痛、呼吸困难，生命体征平稳，好转出院。嘱患者注意休息，定期随访心肌酶谱、心脏彩超、BNP、心电图、动态心电图等。

出院诊断：爆发性心肌炎。

析评： 心肌炎主要是指心肌发生的局限性或者弥漫性炎症。心肌的炎症病变对心肌、心间质、心包或者心内膜都有影响。根据急性心肌炎的病因，临床上将其分为三种类型：(1) 由于受到病毒、细菌等微生物的感染导致的心肌炎；(2) 机体发生过敏或者变态反应引起的心肌炎；(3) 因化学因素、物理因素、药物毒性造成心肌损害导致的心肌炎。其中由病毒感染引起的心肌炎最常见。

爆发性心肌炎属于急性重症心肌炎，起病急骤，病情发展很快，患者很快出现血流动力学紊乱及严重心律失常，通常表现为急性心力衰竭、心源性休克，甚至室速、室颤等，大多预后不好。爆发性心肌炎的病因主要是病毒感染，各种病毒在机体中引起抗原抗体反应，使心肌弥漫性受损。大量心肌坏死引起急性心力衰竭，患者可以表现为重度呼吸困难、心源性休克，出现血压下降、末梢湿冷，或者由于恶性心律失常导致阿斯综合征发作，心电图通常表现为类似心肌梗死表现，心肌酶明显升高，超声心电图提示心功能严重受损。

爆发性心肌炎常伴有心电图改变，常见的包括 ST 段抬高、QRS 波异常，房室传导阻滞也较常见，还可见窦性心动过速、ST 段压低、T 波倒置、肢导联低电压、束支传导阻滞、室速、室颤、窦性停搏、频发室性早搏、室上性心律失常等。血清肌钙蛋白可作为心肌炎的早期诊断指标，它的升高程度与病变程度呈正相关，肌钙蛋白水平越高，心肌损伤程度越重，病情越重。心肌炎还常伴有早期的 BNP 或 NT-proBNP 升高。超声心电图检查有助于排除非炎性心脏病，能监测心室大小、室壁厚度、心肌收缩功能及心包积液，对诊断爆发性心肌炎和判断预后有重要的价值。心脏磁共振成像检查可检测心肌炎症、坏死、水肿和延迟强化。钆造影成像既能在 T_1 加权早期增强的基础上检测早期毛细血管渗漏，又能在钆晚期增强的基础上诊断心肌坏死和纤维化，故目前作为心肌炎的主要诊断方法。

心肌炎的常规治疗以对症支持为主。即使临床表现、治疗、年龄和性别不同，患者都必须在治疗完成后至少6个月避免参加竞技和休闲体育活动。以心力衰竭为主要表现的心肌炎，在常规药物治疗无效的基础上，须进行器械支持治疗，包括植入主动脉内球囊反搏、体外膜肺氧合及心室辅助装置。对于残余左心功能不全的患者，可长期使用β受体阻滞剂和血管紧张素转化酶抑制剂/血管紧张素Ⅱ受体阻滞剂。合并缓慢性心律失常的患者，可予以临时起搏器植入。合并室性心律失常的患者，其治疗可遵循标准的室性心律失常管理和猝死预防指南。由于心肌炎常能完全治愈，因此永久起搏器以及植入型心律转复除颤器的适应证尚有争议。对于仍有心功能障碍或心律失常的患者，植入型心律转复除颤器一般在心肌炎晚期植入。

该患者以胸痛症状就诊，既往无病毒感染前驱症状，伴心肌酶升高，心电图可见Q波形成及ST段抬高表现，心脏彩超未见弥漫性室壁运动减弱，极易被诊断为心肌梗死。但患者为青年女性，既往无高血压、糖尿病、肥胖病病史及家族史等高危因素，因此考虑心肌炎可能；且患者发病突然、病程中出现休克，心肌酶学提示心肌受损，故考虑为爆发性心肌炎。在完善冠状动脉造影及心脏磁共振成像检查后支持该诊断。在维持血压、营养心肌等治疗的基础上积极予以激素冲击及免疫支持治疗后，患者病情好转。因患者在病程中出现心源性休克，须随时做好植入体外膜肺氧合器（ECMO）或（和）IABP的准备。当出现心肌炎与心肌梗死难以鉴别时，应尽早行冠状动脉造影以明确诊断，因两种疾病在治疗上有所不同。

爆发性心肌炎须要早期诊断，积极干预，若未得到及时救治，患者的早期病死率高达50%～70%，但一旦度过危险期，患者预后良好。因此一经确诊，除药物治疗外，应积极采取各种可能手段，如使用呼吸机辅助呼吸，植入ECMO、IABP、LAD等心肺辅助装置给予生命支持，恢复心功能。

参考文献

[1]中华医学会心血管病学分会精准医学学组，中华心血管病杂志编辑委员会，成人暴发性心肌炎工作组.成人暴发性心肌炎诊断与治疗中国专家共识[J].中华心血管病杂志，2017，45(9)：742-752.

[2]张忠满，陈旭锋，张劲松，等.急性暴发性心肌炎患者体外膜肺氧合治疗后左心收缩功能观察研究[J].中华急诊医学杂志，2020，29(2)：213-216.

[3]Ammirati E, Veronese G, Bottiroli M, et al. Update on acute myocarditis[J]. *Trends Cardiovasc Med*, 2021, 31(6): 370-379.

[4]Kociol RD, Cooper LT, Fang JC, et al. Recognition and Initial Management of Fulminant Myocarditis: A Scientific Statement from the American Heart Association[J]. *Circulation*, 2020, 141(6): e69-e92.

[5]Trachtenberg BH, Hare JM. Inflammatory Cardiomyopathic Syndromes[J]. *Circ Res*, 2017, 121(7): 803-818.

[6]Ammirati E, Veronese G, Cipriani M, et al. Acute and fulminant myocarditis: a pragmatic clinical approach to diagnosis and treatment[J]. *Curr Cardiol Rep*, 2018, 20(11): 114.

[7]Pahuja M, Adegbala O, Mishra T, et al. Trends in the incidence of in-hospital mortality, cardiogenic shock, and utilization of mechanical circulatory support devices in myocarditis (analysis of national inpatient sample data, 2005-2014) [J]. *J Cardiac Fail*, 2019, 25(6): 457-467.

（杨春丽　李　俊）

病例 7

冠状动脉痉挛致急性胸痛 1 例

要点： 冠状动脉痉挛是指各种原因所致的冠状动脉一过性收缩，引起血管不完全性或完全性闭塞，从而导致心肌缺血，产生心绞痛、心律的失常、心肌梗死，甚至猝死的临床综合征。冠状动脉痉挛对心肌缺血性疾病的诊断、治疗及预后判断具有重要的临床意义。发作频繁、症状严重者，或伴有心律失常、房室传导阻滞、心力衰竭者，或对硝酸盐类及钙拮抗剂治疗效果不佳者，预后都较差。

熊某某，男，82 岁，2021 年 6 月 9 日入院。

主诉： 反复胸痛 10 年余，再发加重 8 小时。

现病史： 10 年余前，患者无明显诱因出现胸痛，表现为心前区压榨感，持续时间不等，无心悸，无肩背部反射痛、“撕裂样”疼痛，无黑蒙、晕厥，无大汗、乏力、面色苍白，无恶心、呕吐、呼吸困难，无腹胀、腹痛、呕血、黑便等不适，休息后胸痛可逐渐缓解。患者未予重视，未进行诊治，此后反复出现胸痛不适，于当地医院就诊，完善相关辅助检查后被诊断为“冠心病”，长期行冠心病二级预防治疗。病程中患者反复出现胸痛伴胸闷不适，口服阿司匹林及休息后可逐渐缓解，一直未行冠状动脉造影。入院前 8 小时，患者无明显诱因再次出现胸痛，表现为心前区压榨感，伴心悸、大汗、乏力、面色苍白、左肩部放射痛，无黑蒙、晕厥，无恶心、呕吐、呼吸困难，无头昏、头痛，无腹胀、腹痛、呕血、黑便等不适。患者服用药物（具体药物不详）、休息后症状无明显缓解，遂于当地医院就诊，完善心电图检查：窦性心动过缓，Ⅱ、Ⅲ、aVF 导联 ST 段抬高，室性期前收缩二联律。当地医院予阿司匹林 300 mg 口服后，患者症状未见明显缓解，遂到我院急诊科就诊，急诊科以“急性冠状动脉综合征”收入心内科住院治疗。

既往史：高血压病史 30 年，最高血压可达 200/120 mmHg，院外规律口服降压药，监测血压，控制尚可。脑梗死病史 8 年，规律口服药物(具体药物不详)。

个人史：吸烟 50 年余，约 20 支/天，否认饮酒史。

家族史：无早发心脏病家族史。

查体：体温 36.6 ℃，脉搏 54 次/分，呼吸 19 次/分，血压 140/72 mmHg。双肺呼吸音粗，未闻及明显干湿啰音。心界无扩大，心率 54 次/分，律齐，各瓣膜听诊区未闻及病理性杂音。腹平软，全腹部无压痛、反跳痛及肌紧张，肝脾肋缘下未扪及，Murphy 征阴性，腹部血管杂音阴性，移动性浊音阴性，双肾区无叩痛。双下肢无水肿，病理征阴性。

辅助检查：

1. 入院时心电图：窦性心动过缓，V_1、V_2导联呈 QS 型，V_3呈 RS 型，Ⅱ、Ⅲ、aVF、V_1 ~ V_5导联 ST 段抬高（图 7-1）。

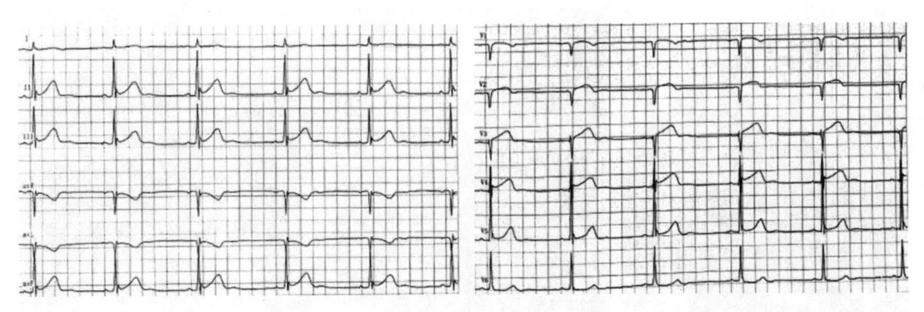

图 7-1　窦性心动过缓，V_1、V_2导联呈 QS 型，V_3导联呈 RS 型，Ⅱ、Ⅲ、aVF、V_1 ~ V_5导联 ST 段抬高

2. 心肌酶谱：CK-MB 10.8 ng/mL，cTnI 0.197 ng/mL，Myo 57.2 ng/mL。

3. 糖化血红蛋白、凝血功能、血脂、肝功能、肾功能、电解质、甲状腺功能未见异常。

4. 超声心电图：（1）主动脉瓣硬化；（2）左室前壁运动幅度稍减低；（3）二尖瓣后瓣钙化伴轻度反流；（4）左室舒张功能减退。

5. 颈部血管彩超：（1）双侧颈动脉内膜毛糙；（2）双侧颈总动脉粥样斑块形成。

双下肢血管彩超：（1）双下肢股动脉、腘动脉、胫前动脉、胫后动脉硬化；（2）双下肢股静脉、腘静脉、胫前静脉、胫后静脉未见明显异常。

入院诊断：

1. 冠状动脉粥样硬化性心脏病，急性下壁、前壁 ST 段抬高型心肌梗死，Killip Ⅰ级。

2. 高血压病 3 级，很高危。

诊疗过程：

1. 入院行急诊冠状动脉造影：左冠状动脉主干未见明显狭窄，TIMI 血流 3 级；左冠状动脉前降支中段以远血管纤细，考虑冠状动脉痉挛，第二对角支中段局限性狭窄约 80%，TIMI 血流 3 级；左冠状动脉回旋支中段以远血管纤细，考虑冠状动脉痉挛，TIMI 血流 3 级；右冠状动脉近段节段性狭窄约 50%，远段冠状动脉纤细，考虑冠状动脉痉挛，TIMI 血流 3 级；冠状动脉分布为右冠优势型（图 7-2）。

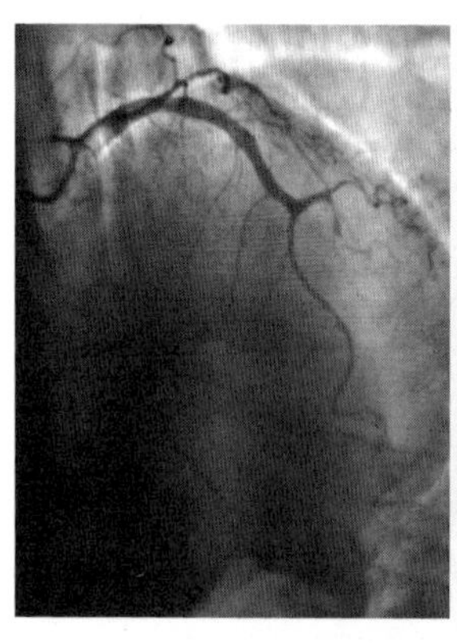
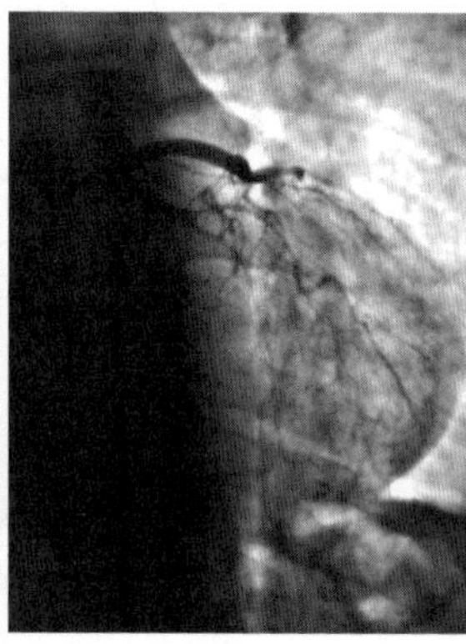
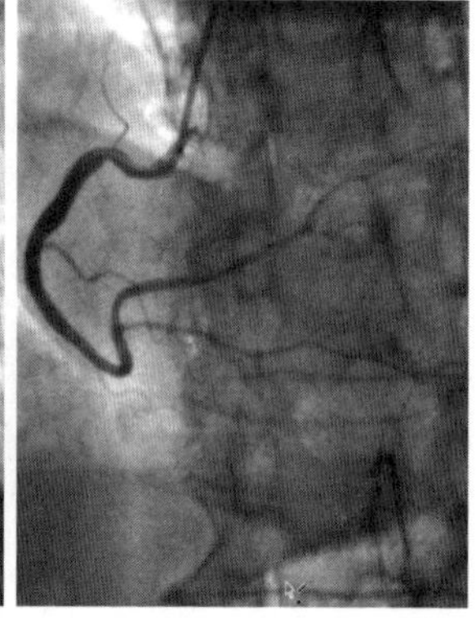

图 7-2　左冠状动脉前降支及左冠状动脉回旋支中段以远、右冠状动脉远端均纤细，考虑冠状动脉痉挛可能

考虑冠状动脉痉挛所致胸痛及心电图改变，给予钙通道阻滞剂、抗

血小板聚集、调脂等治疗，患者未再发作胸痛。复查心电图：窦性心律，Ⅱ、Ⅲ、aVF 导联 R 波振幅明显降低，ST 段回落，$V_1 \sim V_5$ 导联 ST 段抬高、T 波直立（图 7-3）。

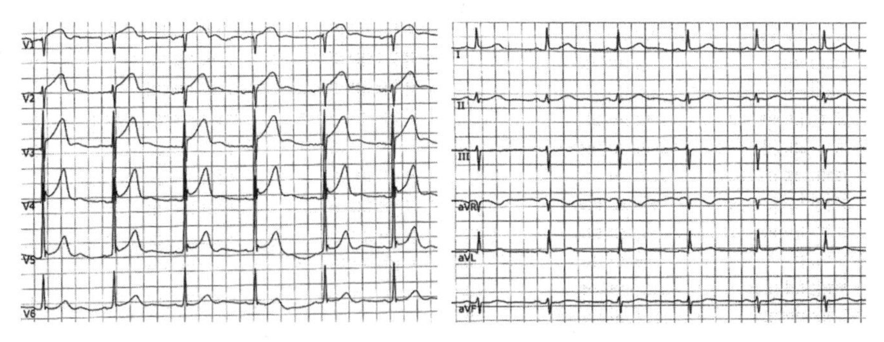

图 7-3　窦性心律，Ⅱ、Ⅲ、aVF 导联 R 波振幅明显降低，ST 段回落，$V_1 \sim V_5$ 导联 ST 段抬高、T 波直立

2. 入院第 9 天复查冠状动脉造影：左冠状动脉主干未见明显狭窄，TIMI 血流 3 级；左冠状动脉前降支中段可见心肌桥，收缩时狭窄达 85%，第二对对角支中段局限性狭窄约 80%，TIMI 血流 3 级；左冠状动脉回旋支中段节段性狭窄约 30% ~ 50%，TIMI 血流 3 级；右冠状动脉近段节段性狭窄约 50%（图 7-4）。患者未行冠状动脉介入治疗，病情稳定，好转出院，嘱其院外继续服药治疗，定期门诊随访。

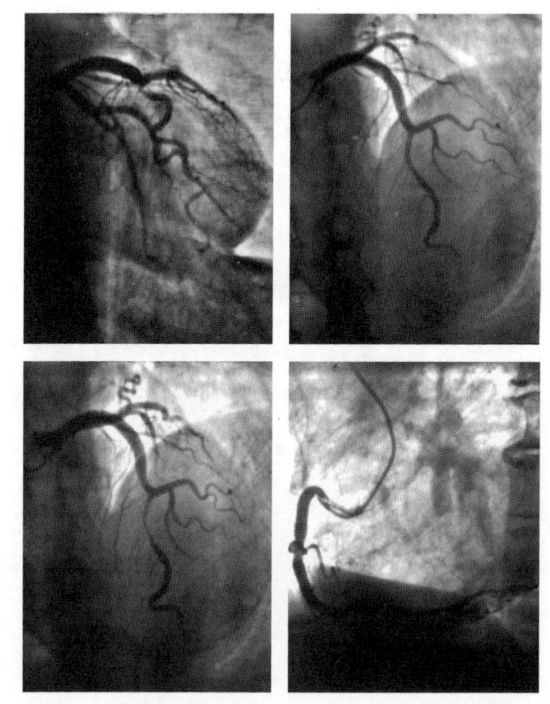

图 7-4　左冠状动脉前降支中段可见明显心肌桥，左冠状动脉前降支、左冠状动脉回旋支、右冠状动脉可见明显狭窄

出院诊断：

1. 冠状动脉粥样硬化性心脏病，急性下壁、前壁 ST 段抬高型心肌梗死，冠状动脉痉挛综合征，左冠状动脉前降支心肌桥，Killip Ⅰ级。

2. 高血压病 3 级，很高危。

析评：随着生活水平的提高和社会节奏的加快，近年来我国心血管疾病的发病率逐年增高，而急性冠状动脉综合征是心血管疾病中最常见的病症之一。急性冠状动脉综合征是指冠状动脉内不稳定的粥样硬化斑块破裂或糜烂，继发新鲜血栓形成导致的心脏急性缺血综合征，其中动脉粥样硬化和斑块破裂发挥了重要作用，但非动脉粥样硬化也是引起急性冠状动脉综合征的重要原因之一，包括自发性冠状动脉夹层、冠状动脉栓塞、冠状动脉痉挛、心肌桥和应激性心肌病（Takotsubo 综合征）等。冠状动脉痉挛是一种特殊类型的冠状动脉疾病，冠状动脉造影正常的血管或粥样硬化病变部位均可发生痉挛。目前该病明确的危险因素包括吸烟、血脂代谢紊乱、使用含可卡因的毒品、酗酒等。冠状动脉粥样硬化和心肌桥为其易患因素。冠状动脉硬化者易发生血管痉挛，痉挛使管腔由部分堵塞变成完全堵塞，从而导致心肌梗死；正常冠状动脉由于持续痉挛造成心肌持续缺血而引起心肌梗死。另外，冠状动脉持续痉挛会引起血流淤滞和内膜损伤，促使血小板聚集和斑块形成，并最终形成血栓，导致心肌梗死。作为另一种易患因素，心肌桥在每一个心动周期的收缩期均被挤压，若挤压严重可导致远端心肌缺血，引起心绞痛、心律失常，甚至心肌梗死或猝死。

冠状动脉痉挛的发生机制是内源性或外源性物质作用于血管平滑肌引起的异常反应。因为冠状动脉痉挛常伴有 QT 间期延长，远期预后可能发生心脏骤停和猝死。所以，常规治疗推荐使用血管扩张药物，如硝酸酯类及钙通道阻滞剂。钙通道阻滞剂可以改善患者预后，提高生存率。如无禁忌证，这两种药物常作为一线用药。血管痉挛与血管平滑肌反应性有关，所以阿司匹林及他汀类药物不作为一线用药。根据患者的危险分层，有危险因素的患者可以加服阿司匹林及他汀类药物。血管痉挛后经常发生恶性室性心律失常的患者，建议植入有除颤功能的心脏起搏器，以降低死亡率。指南未推荐长期服用抗心律失常药物以预防因冠状动脉痉挛引起的恶性心律失常。血管紧张素转换酶抑制剂可降低心血管事件的发生率，可以与一线用药配合使用，属于二线用药。冠状动脉痉挛可诱发心脏骤停或恶性心律失常，从而引起心源性猝死。当冠状动脉痉挛患者出现院内心脏骤停时，可通过植入IABP、ECMO，稳定血流动力学，维持心脏灌注，以提高复苏成功率、降低患者死亡率。

该病例中患者有冠心病的多种危险因素，表现为典型胸痛及心电图改变。冠状动脉造影未见明显冠状动脉闭塞，但存在冠状动脉粥样硬化及心肌桥，两者均为冠状动脉痉挛的易患因素。复查冠状动脉造影进一步证实冠状动脉痉挛的诊断。该类疾病患者须戒烟、戒酒，发作时可舌下含化硝酸甘油，不缓解者可重复给药，还可以采用钙阻滞剂，但应避免使用血管收缩药物及β受体阻滞剂以免加重或诱发痉挛。如发生严重低血压，应同时使用血管活性药物（如多巴胺）维持血压。

参考文献

[1]向定成，曾定尹，霍勇.冠状动脉痉挛综合征诊断与治疗中国专家共识[J].中国介入心脏病学杂志，2015，23(4)：181-186.

[2]Kunadian V, Chieffo A, Camici PG, et al. An EAPCI Expert Consensus Document on Ischaemia with Non-Obstructive Coronary Arteries in Collaboration with European Society of Cardiology Working Group on Coronary Pathophysiology & Microcirculation Endorsed by Coronary Vasomotor Disorders International Study Group[J]. *Eur Heart J*, 2020, 41(37): 3504-3520.

[3] Sueda S, Sakaue T. Coronary artery spasm-induced acute myocardial infarction in patients with myocardial infarction with non-obstructive coronary arteries[J]. *Heart Vessels*, 2021, 36(12): 1804-1810.

[4] Brega C, Raviola E, Lansac E, et al. Coronary spasm: unpredictability and safety in treatment key role of hybrid setting[J]. *Interact Cardiovasc Thorac Surg*, 2021, 33(4): 637-639.

[5] Nguyen TH, Ong GJ, Girolamo OC, et al. Angina due to coronary artery spasm (variant angina): diagnosis and intervention strategies[J]. *Expert Rev Cardiovasc Ther*, 2021, 19(10): 917-927.

[6] Sheth MA, Widmer RJ, Dandapantula HK. Pathobiology and evolving therapies of coronary artery vasospasm[J]. *Proc (Bayl Univ Med Cent)*, 2021, 34(3): 352-360.

（张　红　李　俊）

病例 8

先天性冠状动脉-心房瘘致胸痛1例

要点： 冠状动脉瘘指冠状动脉主干和（或）其分支与某心腔或血管间存在异常通道，是一种少见的心血管畸形，约占先天性心脏病的1.3%。成人先天性冠状动脉瘘的临床表现大多无明显特异性，且易被其他心脏疾病所掩盖，少数患者偶有劳力性胸闷痛不适，易与劳力性心绞痛相混淆，因此应对有症状的患者及时行影像学检查，以早期诊断和治疗。在检查过程中若发现有异常血流束，应仔细寻找其起源、走行及引流部位，观察冠状动脉是否扩张直至瘘管开口，或在发现异常血流束时反向寻找冠状动脉起源。对于瘘口较细、位置隐蔽者，应进行多角度连续筛查，避免漏诊和误诊。

胡某某，男，47岁，2021年9月17日入院。

主诉： 劳力性胸痛1月，晕厥1次，双下肢乏力20天。

现病史： 入院前1月，患者于剧烈活动后感心前区闷痛不适，无肩背部放射痛，持续约数秒，休息后缓解，未予诊疗。2天后再次于活动后出现胸部不适，并晕厥1次，约十几秒后自行清醒。发病前及醒后无头昏、头痛、视物旋转、耳鸣。无恶心、呕吐，无喘累，无腹痛、腹泻、呕血、黑便，无大小便失禁及肢体活动障碍等。就诊于当地医院，行冠状动脉造影示：左冠状动脉前降支近段-左心房血管瘘，予以阿司匹林、氯吡格雷、阿托伐他汀、美托洛尔等药物治疗后好转出院，院外未再发作胸痛及晕厥。入院前20天，患者无明显诱因出现双下肢乏力，无心悸、胸闷、胸痛，无呼吸困难，无下肢水肿，无畏寒、神志淡漠，无晕厥、黑蒙、头昏、头痛等不适，即到我院就诊，门诊以“先天性心脏病，冠状动脉-心房瘘”收入院继续治疗。

既往史：哮喘病史40年，否认高血压、糖尿病、慢性阻塞性肺疾病等病史。

个人史：无吸烟、饮酒史。

家族史：否认家族遗传病史。

查体：体温36.6 ℃，脉搏72次/分，呼吸20次/分，血压132/90 mmHg。双肺呼吸音清、对称，未闻及干湿啰音。心界不大，心率72次/分，心律齐，心音正常，各瓣膜听诊区未闻及病理性杂音，无心包摩擦音。腹平软，全腹部无压痛、反跳痛及肌紧张，肝脾肋缘下未扪及，Murphy征阴性，腹部血管杂音阴性，移动性浊音阴性，双肾区无叩痛。双下肢无水肿，病理征阴性。

辅助检查：

1. 外院胸部CT：双肺多发微小结节，考虑炎性结节可能，双侧胸膜局部呈结节样改变，部分钙化，右肺中叶内侧段，左肺上叶舌段少许纤维灶。

2. 入院时心电图：窦性心律，正常心电图（图8-1）。

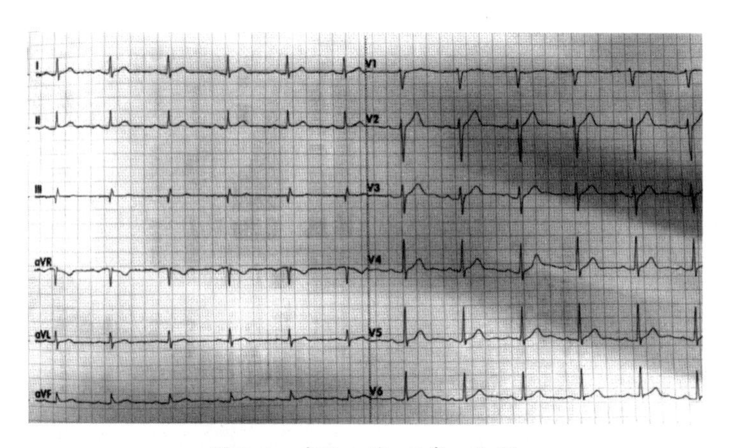

图8-1　窦性心律，正常心电图

3. 血常规、肝功能、肾功能、血生化、血糖、血脂、心肌酶谱、甲状腺功能、凝血功能、D-二聚体未见明显异常。

4. 超声心电图：二尖瓣、三尖瓣轻度反流，静息下未见室壁节段运动异常，左室顺应性稍下降。

入院诊断： 先天性心脏病，冠状动脉-心房瘘。

诊疗过程： 入院予抗血小板聚集、调脂、稳定斑块、控制心室率、改善循环等对症治疗。行冠状动脉造影：左冠状动脉主干管壁光滑，无明显狭窄；左冠状动脉前降支近段偏心性狭窄约 20%～30%，前降支近段可见冠状动脉-左心房瘘管形成，血流喷射入左心房，前降支 TIMI 血流 3 级；左冠状动脉回旋支管壁光滑，未见明显狭窄，TIMI 血流 3 级；右冠状动脉管壁光滑，未见明显狭窄，TIMI 血流 3 级（图 8-2）。

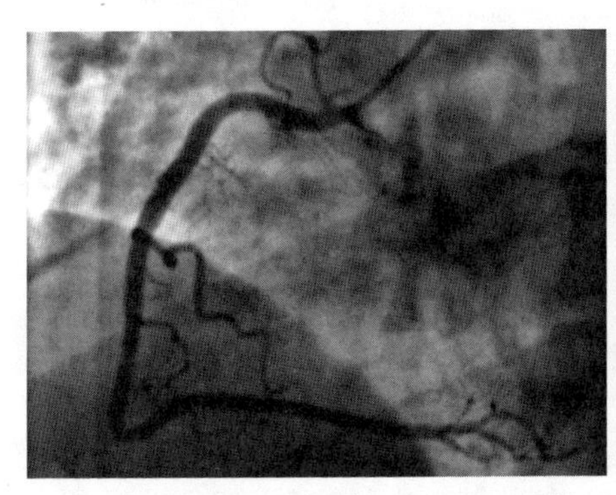
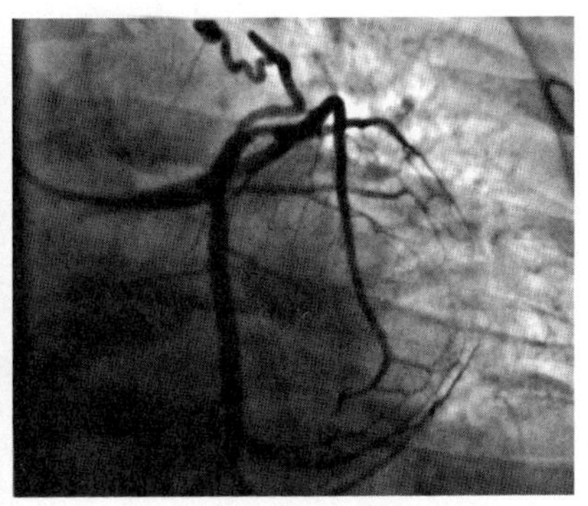

图 8-2　左冠状动脉前降支近段可见冠状动脉-左心房喷射样瘘

行冠状动脉造影的同时行冠状动脉-左心房瘘栓塞术。沿造影导丝送入指引导管至左冠状动脉开口处，沿指引导管送入指引导丝经前降支至瘘管远段，循导丝送入微导管超选择性插入瘘管远段，造影确认在主支内，沿微导管由远及近送入美国库克栓塞弹簧圈 MWCE-18S-4/2-TORNADO、MWCE-18S-3/2-TORNADO、MWCE-18S-2.0-2-HILAL 各 1 枚。复查冠状动脉造影：瘘管远段完全闭塞，冠状动脉-左心房血流终止（图 8-3）。

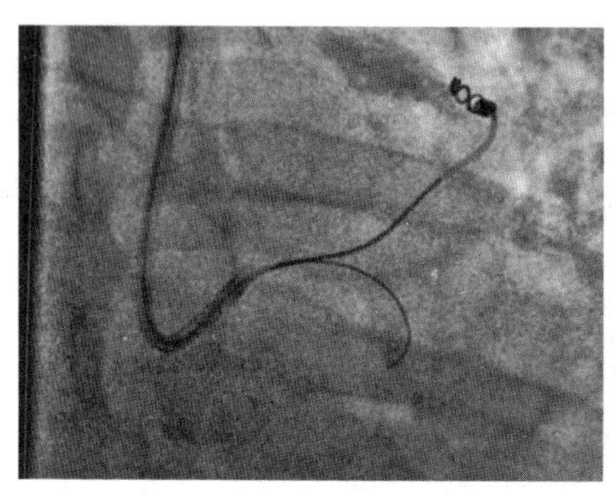
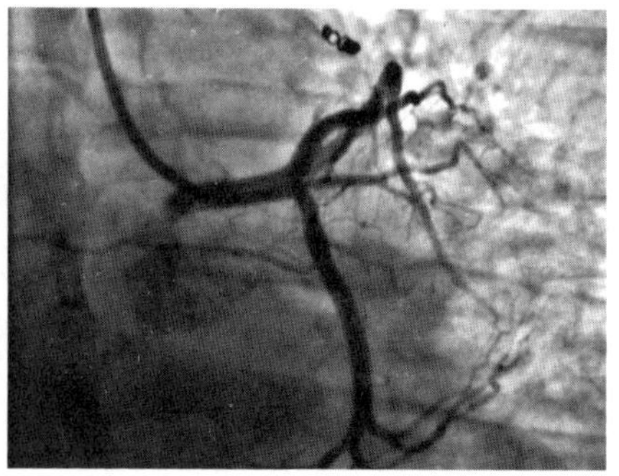

图 8-3　瘘管远段完全闭塞，冠状动脉-左心房血流终止

术后第4天，患者无胸闷、胸痛，无黑蒙、晕厥，无呼吸困难，无双下肢乏力，病情稳定出院。

出院诊断：先天性心脏病，冠状动脉-心房瘘。

析评：冠状动脉瘘是一种少见的心血管畸形，其发生机制可为先天性或后天获得性。先天性的冠状动脉瘘占大多数，这是因为胚胎发育时心肌窦状间隙退化不全形成瘘管，导致冠状动脉主干或其分支通过瘘管与其他心腔或血管间形成异常通道。少数后天获得性冠状动脉瘘可因胸部创伤、医源性损伤（外科或介入手术操作引起的损伤等）引起，近期有文献报道，获得性冠状动脉瘘也是心肌梗死后形成的代偿反应。在临床工作中应加强对此病的认识，减少漏诊与误诊的发生。

在冠状动脉造影中，冠状动脉瘘的检出率为0.05%～0.25%。根据瘘管数量，冠状动脉瘘可分为单一瘘管及多发瘘管；根据瘘管引流部位，冠状动脉瘘可分为冠状动脉-上腔静脉瘘、冠状动脉-右心房瘘、冠状动脉-冠状静脉窦瘘、冠状动脉-右心室瘘、冠状动脉-肺动脉瘘、冠状动脉-左心房瘘、冠状动脉-左心室瘘、冠状动脉-支气管动脉瘘、冠状动脉-内乳动脉瘘等。大多数成年冠状动脉瘘患者往往无临床症状，疾病为偶然发现。由于瘘管分流一部分血量，导致正常冠状动脉血流减少，患者会出现胸闷、胸痛等心肌缺血症状，少部分先天性冠状动脉瘘患者随着年龄增长，左向右分流量增大，在成年后会逐渐出现临床症状，一般听诊可闻及心前区杂音。当心脏负荷加重时，可发生心肌梗死、晕厥，或因冠状动脉瘘伴发的动脉瘤破裂而导致猝死。

目前对冠状动脉瘘的治疗尚没有达成临床共识。部分研究认为，对于分流较小、血流动力学无明显改变且不伴有临床症状的冠状动脉瘘患者，可行药物保守治疗。对于血流动力学明显异常伴临床症状，或虽暂时无血流动力学变化但远期可能有严重并发症风险的患者，及时给予手术治疗。部分学者的治疗理念比较激进，认为只要发现冠状动脉瘘，均应积极行手术治疗。保守治疗推荐使用抗血小板药和抗生素预防血栓形成和心内膜炎；引流至冠状静脉窦的冠状动脉瘘具有较高的栓塞风险，应使用抗凝剂治疗以防止血栓形成和远端血管栓塞。手术治疗的目的为彻底封堵冠状动脉瘘管，纠正心脏血流动力学。手术治疗方式分为介入治疗和外科手术，介入治疗即瘘管封堵术，外科手术方式有瘘管结扎、人工血管转流和冠状动脉旁路移植等。手术治疗常见的并发症有术后弹簧圈或封堵器脱落、手术结扎后瘘管再通、动脉瘤破裂、血栓形成等，所以应加强术后患者的随访。

冠状动脉瘘是少见的先天性心脏病，本例患者以突发胸痛和晕厥为主要表现，冠状动脉造影提示冠状动脉-左心房瘘，予以介入治疗后症状消失。对于先天性冠状动脉瘘患者，应通过临床症状和冠状动脉造影相结合来明确诊断，制定相应的治疗方案。

参考文献

[1]安琪，李守军. 先天性心脏病外科治疗中国专家共识(十二)：先天性冠状动脉异常[J]. 中国胸心血管外科临床杂志，2020，27(12)：1375-1381.

[2]王晓泳，周成斌. 先天性冠状动脉瘘的治疗现状[J]. 岭南心血管病杂志，2019，25

(5): 592-594.

[3]马亚南, 侯志辉, 安云强, 等. 基于大样本冠状动脉CT血管成像的单纯先天性冠状动脉异常研究[J]. 中华放射学杂志, 2021, 55(9): 955-960.

[4]Cobo DL, Batigalia F, Croti UA, et al. Coronary Artery Fistula: Association between Pathway Patterns, Clinical Features and Congenital Heart Disease[J]. *Arq Bras Cardiol*, 2021, 117(1): 84-88.

[5]Kalisz K, Sanders AE, Avery R, et al. Coronary Artery Fistulas: A Review of the Current and Future Roles of Imaging[J]. *J Thorac Imaging*, 2021, 36(6): 333-344.

[6]Al-Hijji M, El Sabbagh A, El Hajj S, et al. Coronary Artery Fistulas: Indications, Techniques, Outcomes, and Complications of Transcatheter Fistula Closure[J]. *JACC Cardiovasc Interv*, 2021, 14(13): 1393-1406.

[7]Buccheri D, Chirco PR, Geraci S, et al. Coronary Artery Fistulae: Anatomy, Diagnosis and Management Strategies[J]. *Heart Lung Circ*, 2018, 27(8): 940-951.

[8]Buccheri D, Dendramis G, Piraino D, et al. Coronary artery fistulas as a cause of angina: How to manage these patients? [J]. *Cardiovasc Revasc Med*, 2015, 16(5): 306-309.

[9]Zhuang XF, Sun JP, Hou ZH, et al. Left Circumflex Artery-Left Atria Fistula Treated with Transcatheter Closure[J]. *Circ Cardiovasc Imaging*, 2021, 14(1): e010913.

(向姝婷　肖　骏)

病例 9

卵圆孔未闭致胸闷 1 例

要点：卵圆孔未闭是常见的成人先天性心脏结构异常，在一般成年人群中的发病率达 20%～25%。临床上大约 5%的缺血性卒中是由卵圆孔未闭所致。卵圆孔未闭可致体循环栓塞，从而引起缺血性卒中、心肌梗死、胃肠道缺血、肾梗死以及外周动脉栓塞等不良事件发生。在不明原因缺血性卒中的人群中，卵圆孔未闭的发现率更是高达 40%。在临床工作中，当患者出现原有肺疾病难以解释的低氧血症，尤其是合并严重的肺部疾病或卒中史时，应考虑卵圆孔未闭的存在。

肖某某，男，65 岁，2021 年 8 月 28 日入院。

主诉：突发胸闷、心悸、四肢麻木、头昏 3 小时。

现病史：入院前 3 小时，患者大便后突发胸闷、心悸、四肢麻木、头昏，伴肢体乏力，无头痛、黑蒙、晕厥，无视物旋转、耳鸣，无胸痛，感气促，无恶心、呕吐，无四肢抽搐、双眼凝视，无腹痛、腹泻，遂呼“120”来我院就诊。急诊完善血气分析：pH 7.47，PO_2 48 mmHg，PCO_2 22 mmHg。头颅 CT 平扫：右侧小脑半球、双侧基底节区多发腔隙性梗死。胸部 CT 平扫：肺动脉主干增宽，提示肺动脉高压。考虑“肺栓塞不能除外”。行肺动脉 CTA：未见血管栓塞。心肌酶谱正常。完善心脏彩超：右心房增大，室间隔增厚。心电图：窦性心律，右心房、右心室肥厚，V_1～V_5导联 ST 段压低约 0.1～0.2 mV，Ⅱ、Ⅲ、aVF、V_1～

V_6、V_{3R}～V_{5R}导联T波双向、倒置。急诊以“胸闷、乏力待查”收入院治疗。

既往史：既往体检发现高血压，未正规监测血压及治疗。否认糖尿病、冠心病病史。

个人史：无吸烟史。饮酒20年余，平均约100 g/日。

家族史：无早发心脏病家族史。

查体：体温36.1 ℃，脉搏79次/分，呼吸20次/分，血压159/100 mmHg（双侧基本对称），经皮氧饱和度90%（面罩吸氧7 L/分钟）。神志清，神萎，平车推入，高枕卧位，言语欠清，对答切题，查体合作。口唇无紫绀，呼吸急促，双侧瞳孔等大等圆，对光反射灵敏，双眼各方向可见眼震，右侧面纹及双侧鼻唇沟稍浅，上眼睑无下垂，伸舌右偏。颈软，颈静脉无充盈，肝颈静脉回流征阴性。双肺呼吸音稍粗，未闻及明显干湿啰音。心界无明显增大，心率79次/分，律齐，二尖瓣可闻及收缩期杂音，其余各瓣膜听诊区未闻及杂音。腹平软，全腹无压痛、反跳痛及肌紧张，肝脾肋缘下未扪及，Murphy征阴性，腹部血管杂音阴性，移动性浊音阴性，双肾区无叩痛。双上肢肌力正常，双下肢肌力Ⅳ级，右侧较左侧稍差，肌张力正常，双侧病理征阳性，双下肢无水肿。

辅助检查：

1. 我院急诊心电图：窦性心律，右心房、右心室肥厚，V_1～V_5导联ST段压低约0.1～0.2 mV，Ⅱ、Ⅲ、aVF、V_1～V_6、V_{3R}～V_{5R}导联T波双向、倒置（图9-1）。

入院复查心电图：窦性心律，右心房、右心室肥厚，Ⅱ、Ⅲ、aVF、V_1～V_5导联ST段压低约0.05～0.2 mV，伴T波双向、倒置（图9-2）。

2. 我院急诊科血气分析：pH 7.47，PO_2 48 mmHg，PCO_2 22 mmHg；入院复查血气分析：pH 7.45，PO_2 49 mmHg，PCO_2 24 mmHg。

3. 血常规：WBC 4.7×10^9/L，N 58.3%，RBC 5.51×10^{12}/L，HGB 181 g/L，PLT 134×10^9/L。

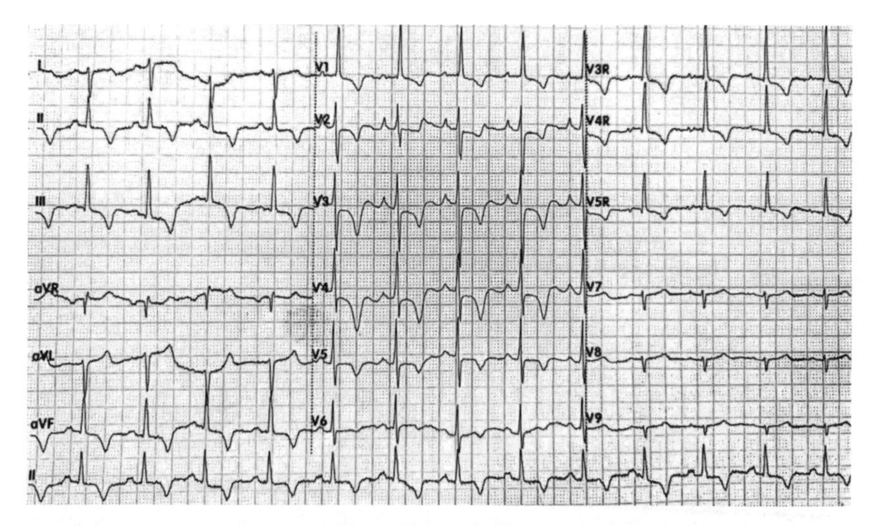

图 9-1 窦性心律，右心房、右心室肥厚，多导联 ST-T 改变

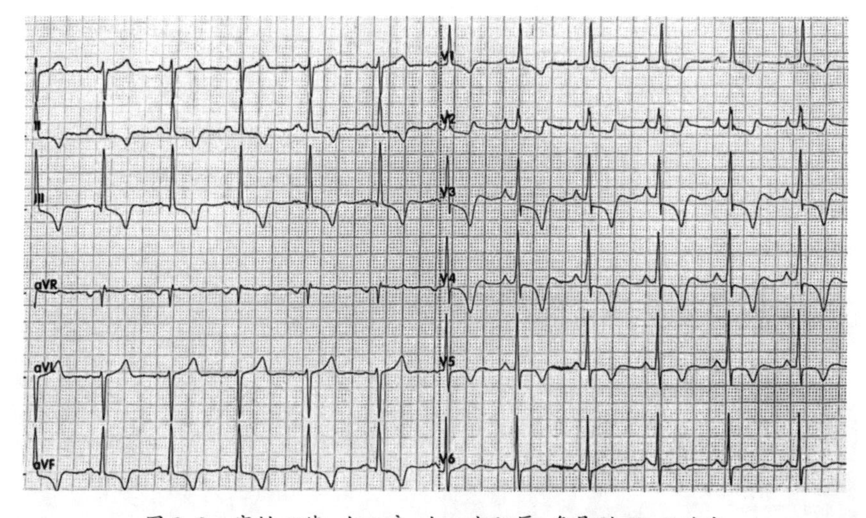

图 9-2 窦性心律，右心房、右心室肥厚，多导联 ST-T 改变

4. 血生化：PCT 0.06 ng/mL，IL-6 28.13 pg/mL。肝功能：IB 56.6 g/L，ALB 39.7 g/L，STB 24.3 μmol/L，IB 17.4 μmol/L，GGT 67 U/L。肾功能：BUN 4.4 mmol/L，Cr 64 μmol/L。凝血功能：APTT 37.3 秒，PT 14.6 秒，Fg 1.63 g/L。D-二聚体 0.9 μg/mL，FDPs 5.2 mg/L。

5. 心肌酶谱：HDL 242 U/L，CK 119 U/L，Myo 53 ng/mL，CK-MB 1.74 ng/mL，cTnI 5.63 ng/L。

6. 头颅 CT 平扫：（1）右侧小脑半球、双侧基底节区多发腔隙性梗死；（2）额部头皮散在点状致密影，考虑钙化灶。

7. 肺动脉 CTA：（1）肺动脉高压，建议随诊；（2）右肺中叶外侧段实性结节影，建议 6 个月随诊（图 9-3）。

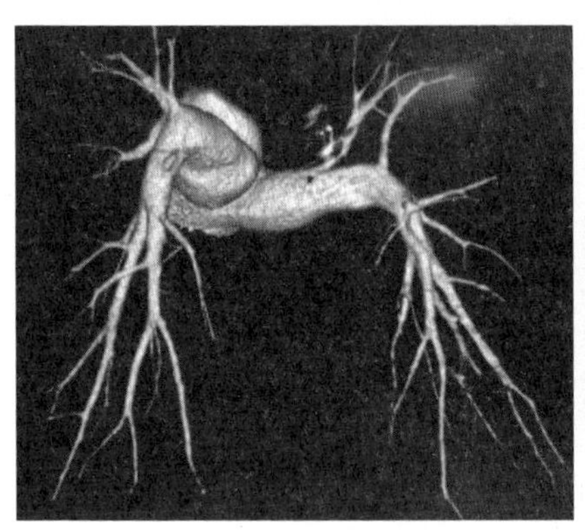
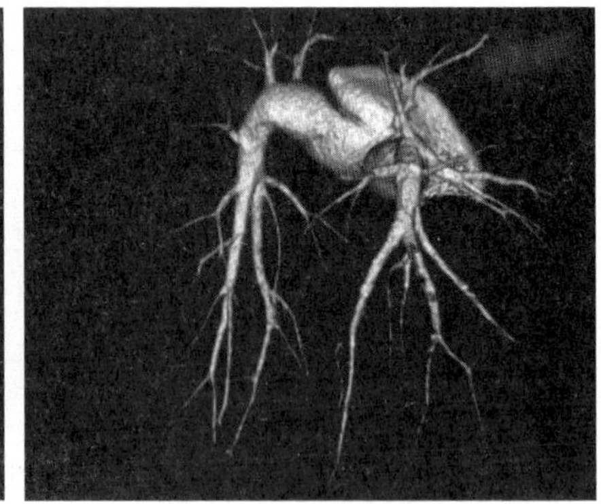

图 9-3 肺动脉 CTA：双肺未见明显血栓栓塞

8. 头颈部 CTA：（1）基底动脉起始处局部非钙化斑块形成，管腔重度狭窄（图 9-4）；（2）右侧颈内动脉岩段、破裂孔段可疑非钙化斑块形成，管腔未见明显狭窄；（3）右侧大脑中动脉 M2 段分支起始处稍膨大，远端血管纤细。

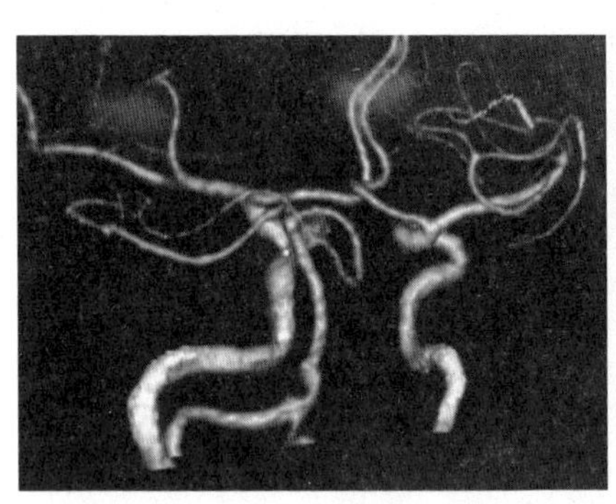
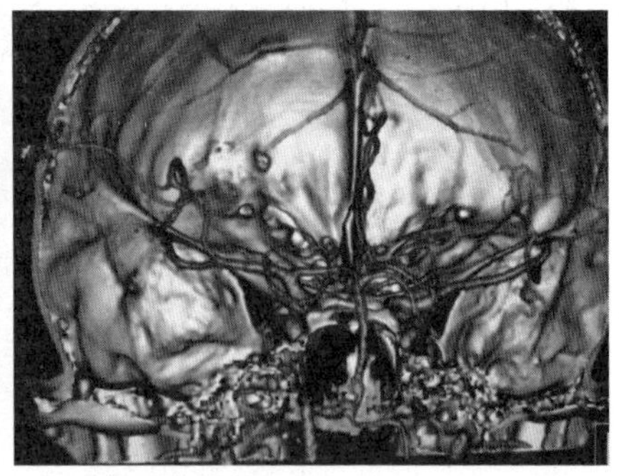

图 9-4 头颈部 CTA：基底动脉起始处局部非钙化斑块形成，管腔重度狭窄

9. 超声心电图：右心房增大，室间隔增厚。

入院诊断： 胸闷待查：冠心病？X 综合征？

诊疗过程： 患者入院后神志逐渐不清，呈嗜睡状，氧饱和度波动在 80%～92%（面罩吸氧 7 L/分），结合查体情况，考虑脑血管病变可能。行头颅 MRI（DWI），提示急性脑干梗死。给予尿激酶 100 万单位溶栓，并转入 ICU 继续治疗。溶栓后患者双上肢肌力、肌张力正常；双下肢肌力Ⅳ⁺级、肌张力较高，双侧病理征可疑阳性，双下肢无水肿。溶栓后 90 分钟行 NIHSS 评分，结果为 6 分（意识 2 分、面瘫 1 分、运动 2 分、构音 1 分）。

转入 ICU 后经鼻高流量氧气湿化治疗，氧饱和度仍进行性下降，血气分析提示Ⅰ型呼吸衰竭，行气管插管、有创呼吸机辅助通气（PSV 模式，吸氧浓度 70%，f 12 次/分，PS 12 cmH_2O，PEEP 6 cmH_2O），给予镇静、降颅内压、补液等对症治疗。患者肢体肌力及肌张力较前稍恢复，考虑溶栓治疗有效，入院第 3 天复查血气分析：pH 7.46，PCO_2 28 mmHg，PO_2 67 mmHg，吸氧浓度 40%。复查头颅 CT，与入院时比较：(1) 脑干未见明显异常密度影，建议 MRI 复查；(2) 右侧小脑半球软化灶，较前变化不大；(3) 额部头皮散在点状致密影，考虑钙化灶。

入院第 4 天拔出气管导管，患者神志清楚，无呼吸困难、面色青紫。

患者入院多次复查血气分析均提示严重低氧血症，D-二聚体逐渐升高，最高达 21.11 μg/mL，考虑肺栓塞可能，加强抗感染、解痉、祛痰治疗。肺动脉 CTA 未见明显异常，排除肺栓塞。超声心电图未见先天性心脏病改变。血常规未见明显贫血。胸部 B 超未见双侧胸腔积液。入院第 13 天行右心声学造影：(1) 卵圆孔未闭；(2) 右房增大，肺动脉高压，左室舒张功能减退（图 9-5）。

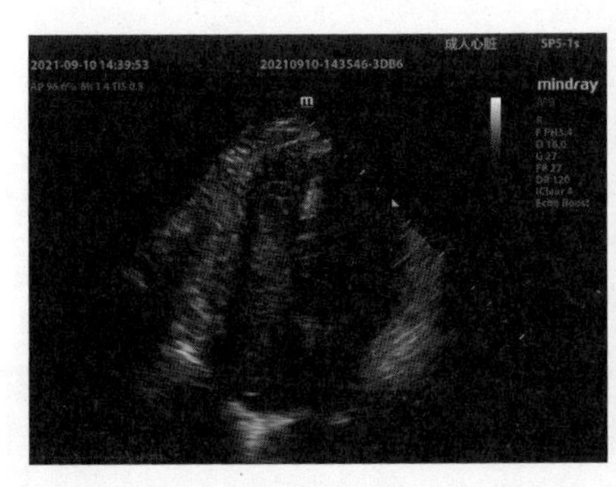

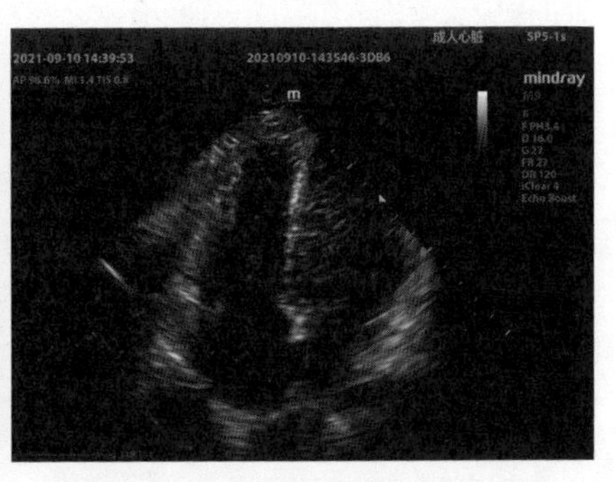

图 9-5　经静脉注入发泡剂后可见左心室中-大量分流微泡，考虑卵圆孔未闭

转入心内科后行卵圆孔未闭封堵术，沿外鞘输送系统送入卵圆孔封

堵器至左心房，经胸及经食道心脏超声确认位置满意后，完全释放封堵器，撤出鞘管，局部加压包扎（图 9-6）。

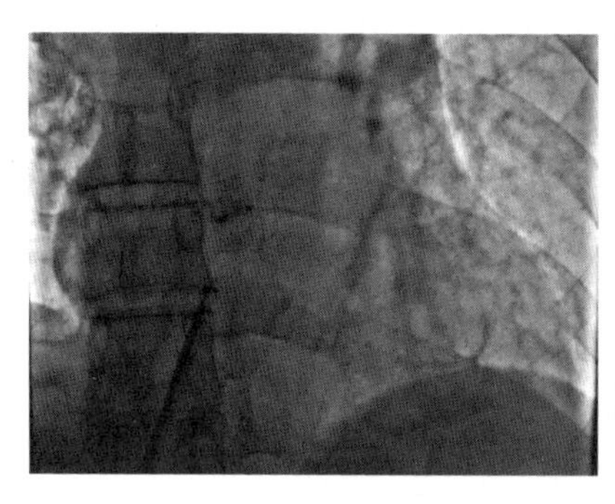
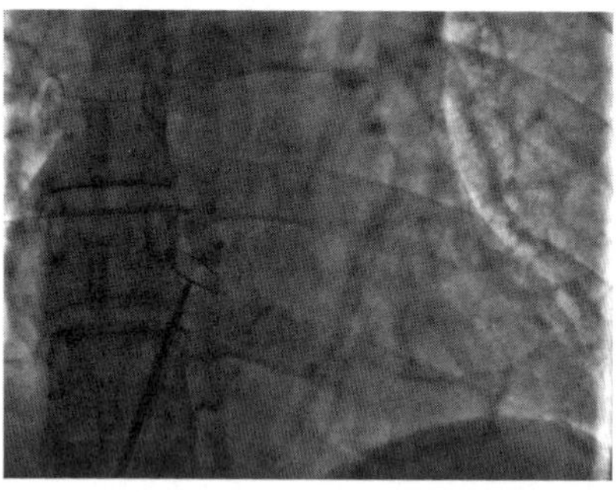

图 9-6　卵圆孔未闭封堵器释放

术后超声心动图：房间隔见封堵器回声，其结构及功能未见明显异常（图 9-7）。目前患者未再出现胸闷、气促、乏力，无呼吸困难，病情稳定，好转出院。

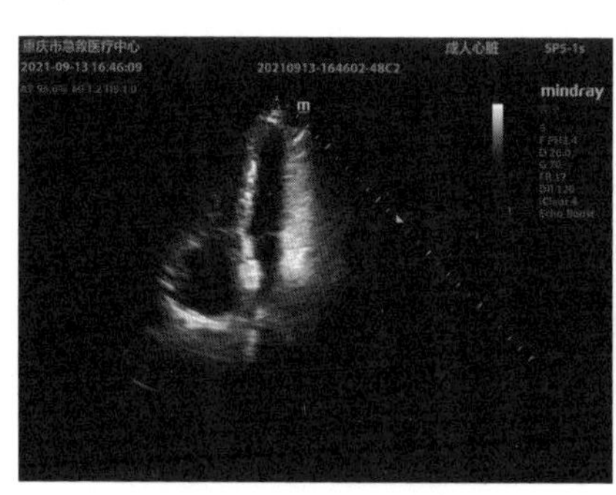

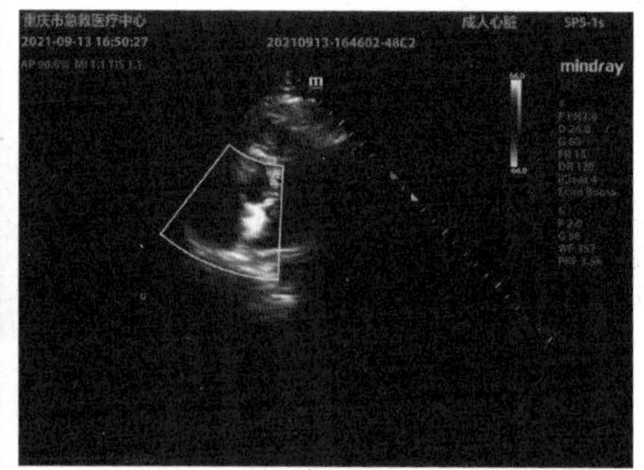

图 9-7　房间隔见封堵器回声，其结构及功能未见明显异常

出院诊断：

1. 卵圆孔未闭。

2. 卵圆孔未闭封堵术后。

析评：卵圆孔是胎儿发育必需的生命通道，来自母体的脐静脉血不经过肺血管，而是经此通道进入胎儿的左心系统，然后分布至胎儿全身各个器官，以提供胎儿发育所需的氧气和营养物质。随着右心房压力降低，左心房压力高于右心房，卵圆孔发生功能性闭

合，1年后达到解剖闭合。若幼儿>3岁卵圆孔仍未闭合则称为卵圆孔未闭。卵圆孔未闭是目前成人中常见的先天性心脏病，发病率高达25%。近年来，随着对卵圆孔未闭研究的不断深入，人们逐渐认识到，卵圆孔未闭也可引起各种各样的临床综合征，包括隐源性卒中、短暂性脑缺血发作、偏头痛、斜卧呼吸-直立型低氧血症、睡眠呼吸暂停综合征、心肌梗死及神经减压病等。尤其是隐源性卒中，不仅给患者造成巨大的身体痛苦和精神折磨，同时也给家庭和社会带来了沉重负担。

卵圆孔未闭导致的隐源性卒中主要有3种发生机制：(1) 逆向性血栓机制，未闭合的卵圆孔作为静脉循环和动脉循环的直接通道，静脉循环的血液成分如小的栓子通过这个通道进入动脉循环；(2)"原地"血栓机制，研究发现伴卵圆孔未闭的脑卒中患者大多数血液呈高凝状态，且血栓位于房间隔处；(3) 心律不齐机制，卵圆孔未闭患者容易产生左心房异常电活动，导致心律不齐，引起房间隔结构异常，比如房间隔膨出瘤，而这些因素都参与了逆行性血栓机制。

伴卵圆孔未闭的脑卒中患者发病年龄较低，脑血管病常见危险因素少，多于活动中发病，后循环梗死者较多见，临床症状相对较轻，神经功能缺损程度相对较轻，甚至有亚临床梗死。亚临床梗死的形成可能是因为，一方面卵圆孔未闭患者血管内的小栓子并未引起急性症状，而形成了多个无症状的缺血性小病变；另一方面栓塞多发生于皮层或皮层下，基底节不易受累，因此不易引起严重肢体瘫痪。

卵圆孔未闭的主要诊断方法有经胸超声心电图（TTE)、经胸超声心电图声学造影（cTTE)、经食管超声心电图（TEE)、经食管超声心电图声学造影（cTEE)、对比增强经颅多普勒超声声学造影(cTCD)、对比增强心脏MR或CT。

TTE具有无创性、易操作等优点，但由于成人肥胖、肺气过多等各种因素，其对卵圆孔未闭的检出率不高，并且难以准确测量卵圆孔未闭的大小。TEE是诊断卵圆孔未闭的金标准，诊断卵圆孔未闭的敏感性为89%，特异性为91%，可清晰地观察到右向左分流（right-to-left shunt, RLS）的位置和相关房间隔解剖特征，可确定未闭合的卵圆孔大小和伴发的房间隔膨出瘤，可证实肺内分流的存在，对确定高危卵圆孔未闭至关重要。cTTE是判断RLS分流程度的有效方法，通常按左心房在静止单帧图像上出现的微泡数量将RLS进行分级：0级，左心房内无微泡，无RLS；Ⅰ级，左心房内可见1~10个微泡/帧，为少量RLS；Ⅱ级，左心房内可见11~30个微泡/帧，为中量RLS；Ⅲ级，左心房内可见>30个微泡/帧，或左心房几乎充满微泡、心腔浑浊，为大量RLS。

卵圆孔未闭的治疗方法主要为药物治疗（抗凝药物）和手术治疗（卵圆孔封堵术）。

药物治疗：完成卵圆孔未闭的诊断评估后，对于不接受经导管封堵卵圆孔未闭的患者可进行药物治疗。推荐抗凝或抗血小板二级预防。抗血小板治疗首选阿司匹林100 mg/d或氯吡格雷75 mg/d。在进行抗血小板治疗的情况下，仍发生脑卒中或出现脑卒中复发者，若有封堵禁忌或拒绝封堵手术，应采取抗凝治疗代替抗血小板治疗。但研究表明，对于卵圆孔未闭合并房间隔瘤者，即使进行有效的抗血小板治疗，其脑卒中的复发率仍较高。

手术治疗：圆孔未闭封堵术。适应证：（1）年龄介于16~60岁，血栓栓塞性脑梗死伴卵圆孔未闭患者，未发现其他卒中发病机制，卵圆孔未闭伴房间隔膨出瘤或中大量RLS或直径≥2 mm者；（2）传统血管风险因素（如高血压、糖尿病、高脂血症或吸烟等）少，全面评估（包括长程心电监测除外房颤）后没有发现其他卒中机制，卵圆孔未闭伴ASA，或中大量RLS，或直径≥2 mm，年龄在

60～65岁（特殊情况年龄可以适当放宽）；（3）年轻、单一深部小梗死（<1.5 cm），卵圆孔未闭伴房间隔膨出瘤或中大量RLS或直径≥2 mm，无小血管疾病的危险因素（高血压、糖尿病或高脂血症等）者，且年龄可以适当放宽；（4）卵圆孔未闭相关卒中，并发有明确的下肢深静脉血栓或肺栓塞，且不具备长期抗凝条件者；（5）卵圆孔未闭相关脑梗死、短暂性脑缺血发作，使用抗血小板或抗凝治疗仍有复发。禁忌证：（1）可以找到任何原因的脑栓塞；（2）有抗血小板或抗凝治疗禁忌，如3个月内有严重出血情况，有明显的视网膜病变，有其他颅内出血病史，有明显的颅内疾病；（3）下腔静脉或盆腔静脉血栓形成导致完全梗阻，全身或局部感染，败血症，心腔内血栓形成；（4）合并肺动脉高压，或未闭合的卵圆孔为特殊通道；（5）4周内发生过大面积脑梗死。

在临床工作中，许多不明原因的脑卒中病例与卵圆孔未闭相关。合并卵圆孔未闭的隐源性卒中多发于年轻患者，通常认为这是由反常栓塞导致，患者缺乏传统脑卒中因素，疾病多累及大脑后循环，影像表现为多个皮质小病灶。根据不同患者的自身情况，须采取不同的治疗方案。本例患者为中年男性，突发不明原因脑梗死伴持续性低氧血症、肺动脉高压，经cTTE确诊为卵圆孔未闭，经行卵圆孔封堵治疗后，患者症状好转，氧饱和度较前升高。卵圆孔未闭封堵术在各国的隐源性卒中治疗应用中越来越广泛，因此，选择最适合患者的治疗方式以及确保卵圆孔未闭封堵术的安全有效对于降低脑卒中复发以及不良并发症的发生至关重要。

参考文献

[1]国家先心病介入专业质控中心，中国人体健康科技促进会结构性心脏病专业委员会. 卵圆孔未闭相关卒中预防中国专家指南[J]. 心脏杂志，2021，33(1)：1-10.
[2]中华医学会心血管内科分会，中国医师协会心血管内科分会. 卵圆孔未闭预防性

封堵术中国专家共识[J]. 中国循环杂志, 2017, 32(3): 209-214.

[3]孔学军, 柴青芬, 郭科, 等.成人卵圆孔未闭超声检查及右心声学造影分析[J].中华医学杂志, 2017, 97(43): 3380-3383.

[4]Rhoades R, Tzeng D, Ruggiero N. Secondary stroke prevention in patients with patent foramen ovale[J]. *Curr Opin Hematol*, 2021, 28(5): 292-300.

[5]Dia A, Cifu AS, Shah AP. Management of Patients with a Patent Foramen Ovale with History of Stroke or TIA[J]. *JAMA*, 2021, 325(1): 81-82.

[6]Horlick E, Kavinsky CJ, Amin Z, et al. SCAI expert consensus statement on operator and institutional requirements for PFO closure for secondary prevention of paradoxical embolic stroke: The American Academy of Neurology affirms the value of this statement as an educational tool for neurologists[J]. *Catheter Cardiovasc Interv*, 2019, 93(5): 859-874.

[7]Chen J, Li R, Chen J, et al. Acute cerebral infarction with acute myocardial infarction due to patent foramen ovale: A case report[J]. *Medicine (Baltimore)*, 2020, 99(19): e20054.

[8]Cvetković D, Živković V, Nikolić S. Patent foramen ovale, paradoxical embolism and fatal coronary obstruction[J]. *Forensic Sci Med Pathol*, 2018, 14(2): 258-262.

（杨彦鹏　李　俊）

病例10

急性 Stanford B 型主动脉夹层 1 例

要点： Stanford B 型主动脉夹层多表现为背痛或腹痛，常为“撕裂样”或“刀割样”持续性难以忍受的疼痛。因此，对于剧烈胸背痛、四肢血压差异明显、有高血压病史等患者，应怀疑主动脉夹层可能。Stanford B 型主动脉夹层的凶险程度虽然不及 Stanford A 型，但仍可导致主动脉破裂、内脏及肢体缺血等严重并发症，故仍应早期积极治疗。

杨某某，女，35 岁，2021 年 2 月 28 日入院。

主诉： 突发胸背部疼痛 5 小时。

现病史： 入院前 5 小时，患者无明显诱因突发胸背部持续“撕裂样”剧痛，不能忍受，伴大汗、心悸，无畏寒、发热，无晕厥，无咳嗽、咯血、呼吸困难，无恶心、呕吐，无腹胀、腹泻等，就诊于当地医院，行相关检查后考虑诊断“主动脉夹层?”，急诊转入我院。行主动脉 CTA：Stanford B 型主动脉夹层，以“急性 Stanford B 型主动脉夹层”收入胸心外科住院治疗。

既往史： 否认高血压、糖尿病、冠心病等病史。

个人史： 无吸烟、饮酒史。

家族史： 家族中无类似病史。

查体： 体温 36.2 ℃，脉搏 70 次/分，呼吸 20 次/分，血压 166/98 mmHg（双上肢血压基本对称）。神志清楚，颈静脉无怒张，气管居中。

胸廓对称，双侧呼吸动度一致，双肺呼吸音清晰，未闻及明显干湿啰音。心率 70 次/分，律齐，各瓣膜听诊区未闻及病理性杂音。腹平软，全腹部无压痛、反跳痛及肌紧张，肝脾肋缘下未扪及，Murphy 征阴性，腹部血管杂音阴性，移动性浊音阴性，双肾区无叩痛。双上下肢肌力 V 级，双侧足背动脉可触及。双下肢无水肿。

辅助检查：

1. 心电图示窦性心律，多导联 ST 段压低，伴 T 波双向或倒置（图 10-1）。

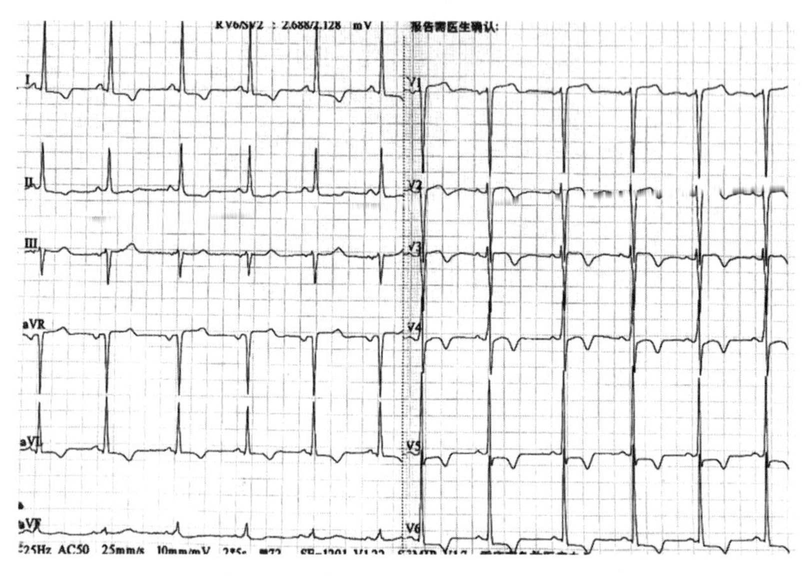

图 10-1　窦性心律，多导联 ST 段压低，伴 T 波双向或倒置

2. 主动脉 CTA：Stanford B 型主动脉夹层，累及左锁骨下动脉起始部（图 10-2）。

3. 超声心电图：（1）室间隔增厚；（2）主动脉弓部线样回声，考虑 Stanford B 型主动脉夹层，请结合 CTA 检查结果；（3）二尖瓣轻度反流；（4）左心功能正常。

入院诊断：

1. 急性 Stanford B 型主动脉夹层。

2. 高血压病 2 级，很高危。

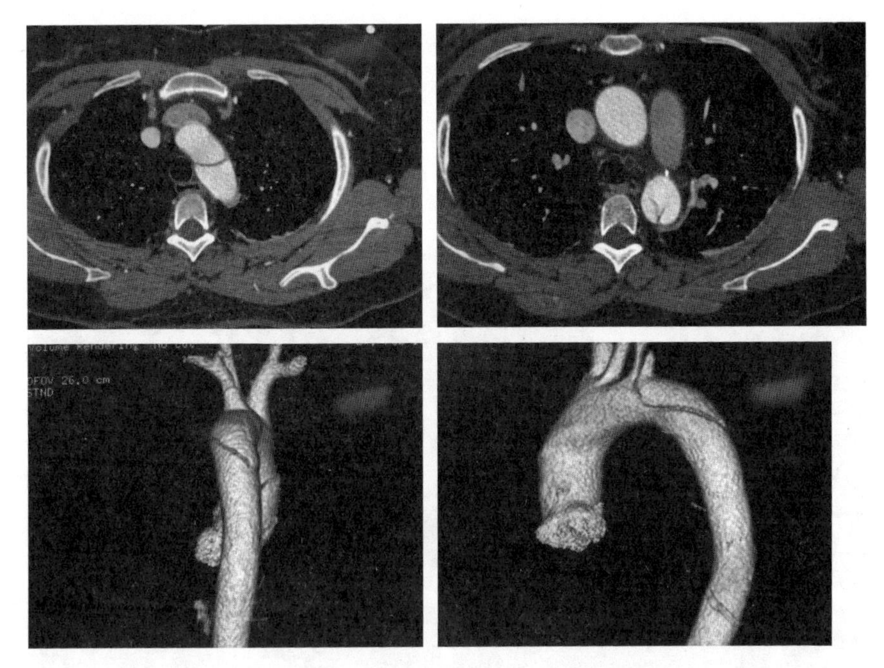

图 10-2　Stanford B 型主动脉夹层，累及左锁骨下动脉起始部

诊疗过程：入院嘱绝对卧床，予止痛、降压、控制心率等治疗。入院第 10 天，患者自觉症状缓解，拟出院当天再次出现胸痛，病情反复，于入院第 12 天在局麻下行胸主动脉腔内修复术（TEVAR）及原位开窗左锁骨下动脉球囊扩张烟囱支架植入术（图 10-3）。

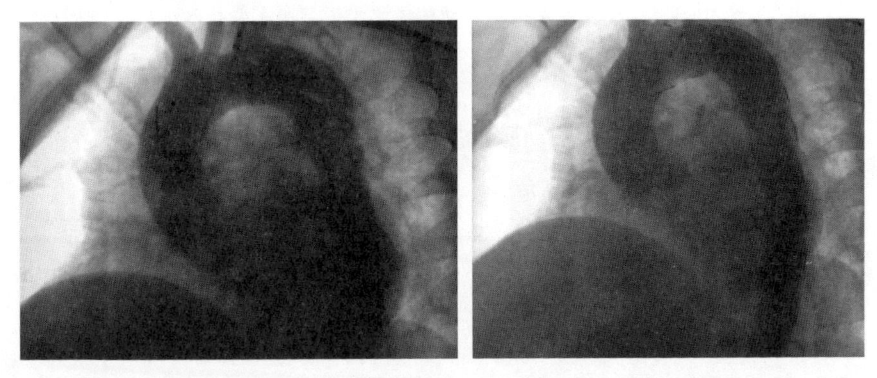

图 10-3　TEVAR 及原位开窗左锁骨下动脉球囊扩张烟囱支架植入术

术后给予控制血压、心率，调脂等治疗，复查主动脉 CTA：Stanford B 型改变（图 10-4）。患者病情稳定，无胸痛等症状，好转出院。

嘱患者出院后：（1）规律服药，目标血压控制在 120/80 mmHg 以下，目标心率控制在 60 ~ 70 次/分；（2）低盐、低脂饮食，戒烟酒，保持大便通畅，避免剧烈运动；（3）术后第 3、第 6、第 12 个月，以及之后每年复查主动脉 CTA。

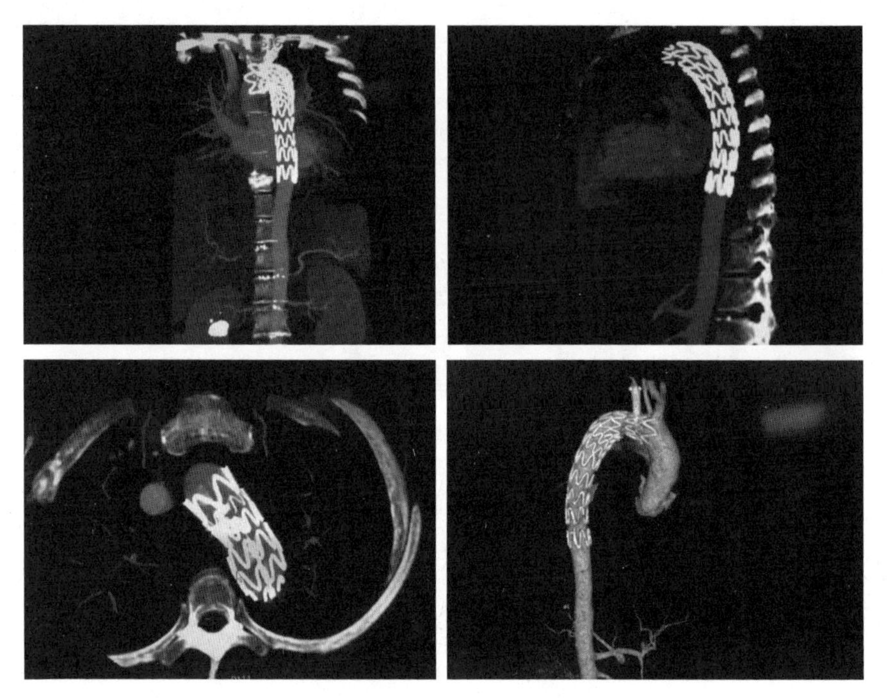

图 10-4　原位开窗左锁骨下动脉球囊扩张烟囱支架植入术后

出院诊断：

1. 急性 Stanford B 型主动脉夹层，主动脉支架植入术后。
2. 高血压病 2 级，很高危。

析评： 主动脉夹层、主动脉壁内血肿以及主动脉穿透性溃疡均以主动脉壁中层遭到破坏为特征，统称为急性主动脉综合征，其中以主动脉夹层最为常见；急性 Stanford B 型主动脉夹层发病 2 周内的病死率为 6.4%，药物治疗 5 年生存率约为 60%。

疼痛是主动脉夹层最常见的主诉，常为“撕裂样”或“刀割样”持续性难以忍受的疼痛，Stanford B 型主动脉夹层多为背痛或腹痛，因此，对于剧烈胸背痛、四肢血压差异明显、有高危病史等患者应怀疑主动脉夹层可能。而对于疑诊主动脉夹层的患者，全主动脉 CTA 可作为首选确诊影像学方法。磁共振成像及食道超声对主动脉夹层的诊断具有较高的敏感性及特异性，但临床急诊应用受到限制。

主动脉夹层属于高危胸痛范畴，治疗的方法包括药物治疗和手术治疗。药物治疗是 Stanford B 型主动脉夹层的基本治疗方式，部分患者甚至可获得良好的远期预后。手术治疗可进一步降低 Stanford B 型主动脉夹层主动脉事件发生风险，包括 TEVAR、开放性手术和 Hybrid 手术等。

处理原则：(1) 药物治疗：①镇痛，对于持续性疼痛患者，及时使用阿片类药物（吗啡、哌替啶）；②控制心率和血压，β 受体阻滞剂（如美托洛尔、艾司洛尔等）是最基础的药物治疗方法，可在使用 β 受体阻滞剂的基础上联用一种或多种降压药物以平稳控制血压。(2) 急性期患者无论是否采取手术治疗，均应进行强化的内科药物治疗，控制心率在 60～70 次/分，收缩压至 100～120 mmHg。(3) 推荐行 TEVAR。TEVAR 作为治疗主动脉夹层的一种微创技术，主要目的是封闭原发破口，扩张真腔，改善远端脏器、肢体血供，促进假腔血栓化和主动脉重塑，疗效明显优于传统的内科保守治疗，同时避免了外科手术的巨大创伤，减少了术后并发症的发生。

该病例在最佳药物治疗 2 周左右行 TEVAR，手术时机成熟，术后主动脉相关并发症发生率低，疗效好。研究表明，TEVAR 可提高急性 Stanford B 型主动脉夹层患者 5 年生存率。该患者夹层累及左锁骨下动脉，考虑患者年轻，须行左锁骨下动脉血运重建。血运重建方式可考虑单纯腔内技术、Ⅳ型杂交手术。因患者为年轻女性，对美观程度要求高，因此采用“原位开窗+烟囱”技术。但该术式的远期并发症发生率较高，因此须加强随访，若发现I型内漏等情况须及时干预。

小结：主动脉夹层起病急、进展快，而且临床表现与急性心肌梗死等心血管疾病相近，导致临床诊断困难大、误诊率较高，一旦因误诊或诊断不及时而错过最佳治疗时机，患者可能因主动脉夹层破裂而出现休克甚至死亡。对于临床上高度怀疑主动脉夹层的患者应立即予以对应处理，并根据分型尽早决定治疗方案。急性Stanford B型主动脉夹层病情的凶险程度大多低于Stanford A型主动脉夹层，无内脏或肢体缺血等并发症的急性非复杂性Stanford B型主动脉夹层或复杂性Stanford B型主动脉夹层均推荐行TEVAR，具体TEVAR策略及时机应该遵循个体化原则。

参考文献

[1]中国医师协会心血管外科分会大血管外科专业委员会.急性主动脉综合征诊断与治疗规范中国专家共识(2021版)[J].中华胸心血管外科杂志, 2021, 37(5): 257-269.

[2]杨睿, 熊江, 郭伟, 等. Stanford B型主动脉夹层腔内修复术后血管重塑预测因素的研究进展[J].中国血管外科杂志, 2021, 3(13): 77-80.

[3]Jang H, Kim MD, Kim GM, et al. Risk factors for stent graft-induced new entry after thoracic endovascular aortic repair for Stanford type B aortic dissection[J]. *J Vasc Surg*, 2017, 65(3): 676-685.

[4]Bavaria JE, Brinkman WT, Hughes GC, et al. Five-year outcomes of endovascular repair of complicated acute type B aortic dissections[J]. *J Thorac Cardiovasc Surg*, 2020, 13: S0022-5223(20)31092-8.

（孔令文　谢　明）

病例11

创伤性 Stanford B 型主动脉夹层 1 例

要点： 创伤性主动脉夹层是危及患者生命的急危重症之一，约占致死性胸部外伤的10%，约90%的患者在就诊前死亡。该病主要由高速车祸伤、高处坠落伤、锐器刺伤等引起，由于症状较隐匿，临床漏诊、误诊率较高。

聂某某，男，76岁，2020年4月19日入院。

主诉： 摔倒后出现胸痛、头痛5小时。

现病史： 入院前5小时，患者不慎摔倒后出现胸部“撕裂样”疼痛，头部疼痛，左颞部活动性出血，无意识障碍，无恶心、呕吐，无咯血、呕血，无心悸、胸闷，无腹胀、腹泻，无大小便失禁，无放射性疼痛，到当地某医院就诊。行头、胸、腹 CT：主动脉夹层，右侧顶部颅脑外出血。行头部包扎止血处理后转入我院，急诊行胸腹部 CTA：Stanford B 型主动脉夹层，以“主动脉夹层”收入心胸外科。

既往史： 否认糖尿病、高血压、心脏病等病史。

个人史： 无吸烟、饮酒史。

家族史： 无心脏病家族史。

查体： 体温 36.5 ℃，脉搏 94 次/分，呼吸 20 次/分，血压 149/85 mmHg。神志清楚。左颞部见纱布覆盖，左侧眼眶青紫肿胀，双侧瞳孔等大等圆，直径约 3.0 mm，对光反射灵敏。胸廓无畸形，胸部压痛明显，无放射痛，双肺呼吸音稍粗，未闻及干湿啰音及胸膜摩擦音，心浊音界无扩大，心率 94 次/分，律齐，各瓣膜听诊区未闻及病理性杂音。腹部平坦，剑突下轻压痛，无反跳痛及肌紧张，肠鸣音正常。双下肢无水肿，四肢感觉、活动尚可。

辅助检查：

1. 入院心电图：窦性心律，不完全性右束支传导阻滞，$V_1 \sim V_5$ 导联 ST 段压低，伴 T 波倒置或低平（图 11-1）。

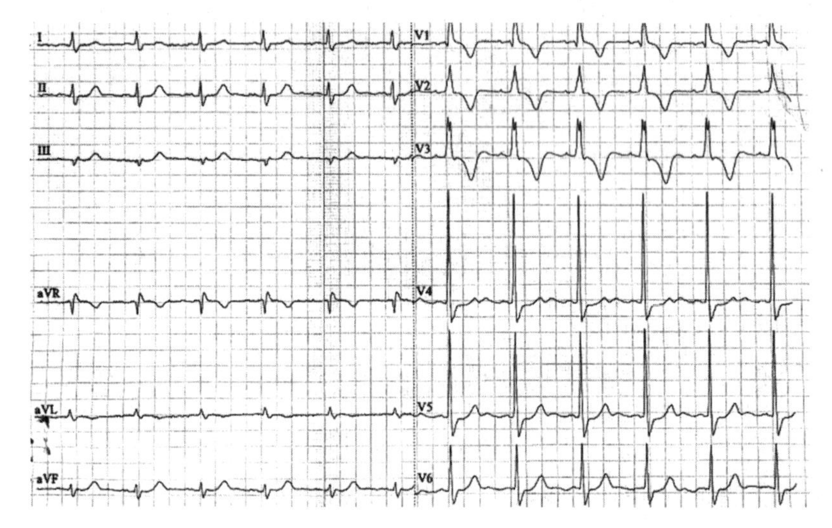

图 11-1　窦性心律，不完全性右束支传导阻滞，$V_1 \sim V_5$ 导联 ST 段压低，伴 T 波倒置或低平

2. 入院主动脉 CTA：主动脉弓-降主动脉（约平胸 10 椎体水平）内见线状低密度影，破口位于降主动脉起始处，将主动脉分为真假腔。左锁骨下动脉、左颈总动脉及头臂干、升主动脉未见受累。胸腹主动脉、双侧髂动脉及腹腔干、肠系膜上动脉、双肾动脉起始处多发混合斑块，管腔不同程度狭窄（图 11-2）。

入院诊断：

1. 急性创伤性 Stanford B 型主动脉夹层。

2. 右侧顶部硬膜下少量积血。

诊疗过程：

1. 入院予以降压、控制心率、镇痛等治疗。急诊行 TEVAR：经右

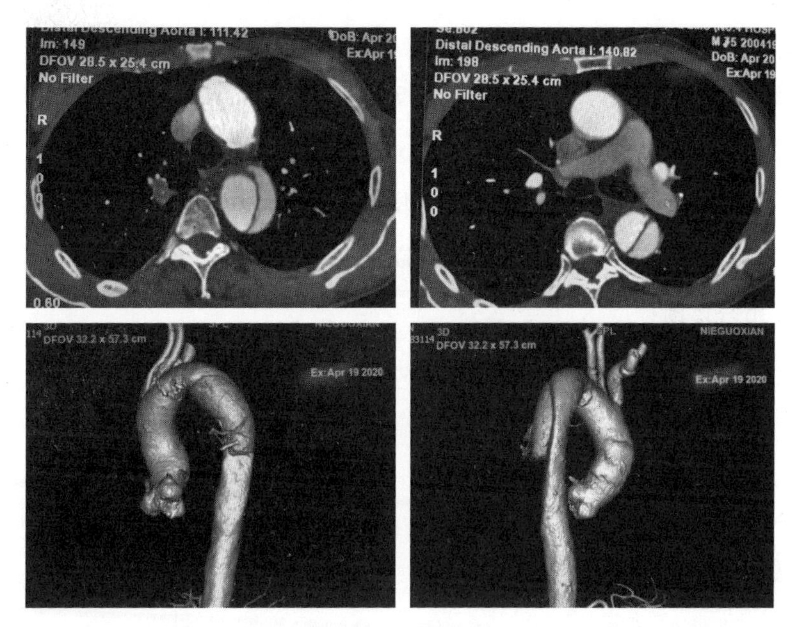

图 11-2　降主动脉内可见剥离内膜片，降主动脉分为真假两腔

侧股动脉入路，造影提示导管全程在真腔内；交换超硬导丝，植入 Lifetech Ankura™ 大动脉覆膜支架，造影提示支架贴壁好，位置满意（图 11-3）。

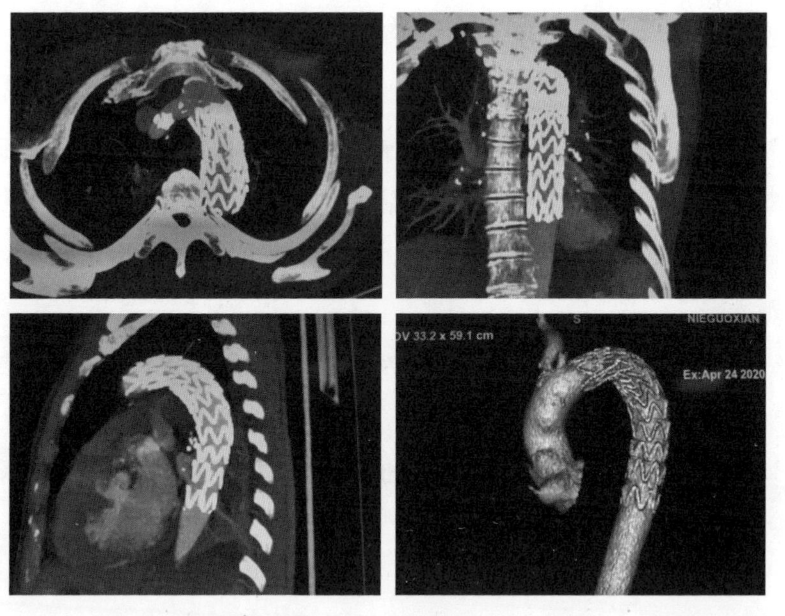

图 11-3　TEVAR 后

2. 术后继续予以控制血压、心率，镇痛等对症处理。患者胸痛逐渐缓解，生命体征平稳，于术后第 7 天好转出院。出院医嘱：（1）规律服药，目标血压控制在 120/80 mmHg 以下，目标心率控制在 60 ~ 70 次/分；（2）低盐、低脂饮食，戒烟酒，保持大便通畅，避免剧烈运动；（3）术后第 3、第 6、第 12 个月，以及之后每年复查主动脉 CTA。

出院诊断：

1. 急性创伤性 Stanford B 型主动脉夹层。

2. 右侧顶部硬膜下少量积血。

析评：创伤性主动脉夹层起病急、演变快，若不及时诊断和治疗，患者可能会因为动脉分离、破裂和出血而迅速死亡。该病 90% 的损伤部位在胸主动脉峡部，其原因与胸主动脉结构和血流动力学相关。由于动脉韧带、第 1 肋间动脉、降主动脉前筋膜及左支气管的存在固定了胸主动脉峡部，限制了降主动脉起始部的活动，使得峡部以远的降主动脉比较固定，而心脏、升主动脉及主动脉弓部活动度相对较大。机体在遭遇急减速时，由于惯性快速向前移动而形成的剪切力会导致主动脉弓部、降部连接处撕裂，进而形成主动脉夹层。同时外力对胸壁的突然撞击，易造成胸廓变形，致使胸腔内压力迅速升高，心腔内的血液被过快地挤入主动脉，引起血压骤升，冲击主动脉。主动脉弓部射向远端的血流在峡部突然改变方向，高速血流形成的切应力损伤血管内膜和中膜，致使主动脉夹层形成。

外伤后出现胸痛者，易考虑为肋骨骨折、气胸等引起，临床表现缺乏特异性；合并颅脑损伤、意识障碍的患者甚至缺乏胸痛的主诉，因此创伤性主动脉夹层容易出现误诊、漏诊的情况，进而增加死亡率。

胸片是外伤患者的常规检查，纵隔增宽、胸腔积液和主动脉影增大都提示可能有主动脉损伤。在进行常规的超声心电图检查时如能观察到主动脉内膜连续性中断或者真假双腔征则可以确诊主动脉损伤，但诊断易受肥胖、肺气肿、胸廓畸形等因素的影响。磁共振成像及食道超声在诊断主动脉病变方面具有较高的敏感性和特异性，但在急诊患者的应用中有所局限。主动脉夹层的确诊主要依靠主动脉 CTA，主动脉 CTA 有助于明确主动脉损伤的类型和程度，了解主动脉全程的形态，判断手术时机，选择治疗方案。

患者一旦确诊主动脉夹层，应绝对卧床，进行强效镇静与镇痛，必要时静脉给予吗啡或进行冬眠治疗。急性期患者无论是选择介入治疗还是手术治疗，均应强化内科药物治疗：(1) 迅速降压，将收缩压降至 100~120 mmHg，以预防夹层血肿的延伸，但须保障重要脏器的灌注，严密监测意识、尿量、血压等，警惕心包填塞、主动脉破裂大出血等严重并发症及心、脑、肾等重要脏器缺血的发生。(2) 控制心率，可使用 β 受体拮抗剂或钙通道拮抗剂等药物，使静息状态下心率控制在 60~70 次/分，以降低左心室收缩力和速率。

另外，由于外伤性主动脉夹层患者多合并有其他严重损伤，因此应适当放宽腔内治疗指征，于急性期进行干预治疗，为充分、安全救治其他损伤创造条件。腔内修复手术的创伤和风险明显降低，目前已成为 Stanford B 型主动脉夹层的主要治疗方法。

总之，外伤性主动脉夹层缺乏特征性临床表现，病情常为合并的创伤症状掩盖，所以临床医师应该提高对其的认识水平，避免漏诊。外伤性主动脉夹层患者不一定像自发性主动脉夹层患者那样发病前主动脉本身存在病变基础，其夹层相对稳定，但外伤后往往合并其他器官损伤，病情危重，故临床仍应早期诊断，积极监护治疗，预防夹层分离、动脉破裂等严重并发症的发生。

参考文献

[1]中国医师协会心血管外科分会大血管外科专业委员会. 急性主动脉综合征诊断与治疗规范中国专家共识(2021版)[J].中华胸心血管外科杂志, 2021, 37(5): 257-269.

[2]孙立忠,李建荣.我国Stanford A型主动脉夹层诊疗进展与挑战[J].中华外科杂志, 2017, 55(4): 241-244.

[3]朱中权,潘禹辰,卢水焕.创伤性主动脉夹层的诊断与治疗进展[J]. 血管与腔内血管外科杂志, 2018, 4(3): 265-269.

[4]濮欣, 黄小勇, 宁一, 等. 急诊腔内修复术治疗急性创伤性胸主动脉疾病的效果[J]. 中华心血管病杂志, 2018, 46(7): 559-563.

（孔令文　谢　明）

病例12

以腹痛为主要症状的急性 Standford A 型主动脉夹层1例

要点：主动脉夹层是指由各种原因导致的主动脉内膜、中膜撕裂，主动脉内膜与中膜分离，血液流入，致使主动脉腔被分隔为真腔和假腔的一种严重致死性疾病。近年来，随着医务人员对主动脉夹层认识的提高、各种检测技术的不断进步，主动脉夹层的检出率不断提高，手术死亡率及并发症发生率也明显下降。但早期及时的诊断和处理仍对降低该病患者猝死的发生尤为重要。

唐某某，男，37岁，2021年5月8日入院。

主诉：突发腹部“撕裂样”疼痛3小时。

现病史：入院前3小时，患者无明显诱因出现腹部持续性剧烈“撕裂样”疼痛，无放射痛，无昏迷，无呼吸困难，无心悸、气促，无恶心、呕吐，无腹胀，无大小便失禁，无肢体活动障碍等，由“120”转入我院。急诊行胸腹主动脉CTA：Standford A 型主动脉夹层，遂收入我院进一步治疗。

既往史：既往发现“血压升高”，未监测血压，未正规治疗。否认无糖尿病病史。

个人史：无吸烟史，偶有少量饮酒。

家族史：父亲因“心脏病”去世，具体不详。

查体：体温36.5 ℃，脉搏116次/分，呼吸20次/分，血压151/77

mmHg（双上肢血压基本对称）。神清，双侧瞳孔等大等圆，直径约3 mm，对光反射灵敏；气管居中，颈静脉无怒张。双肺呼吸音清晰，未闻及明显干湿啰音。心浊音界无扩大，心率116次/分，律齐，各瓣膜听诊区未闻及病理性杂音。腹部稍膨隆，肠鸣音弱，叩诊无移动性浊音，腹软，无压痛及反跳痛。双侧足背动脉搏动减弱。

辅助检查：

1. 心电图示窦性心动过速，Ⅱ、Ⅲ、aVF导联T波低平（图12-1）。

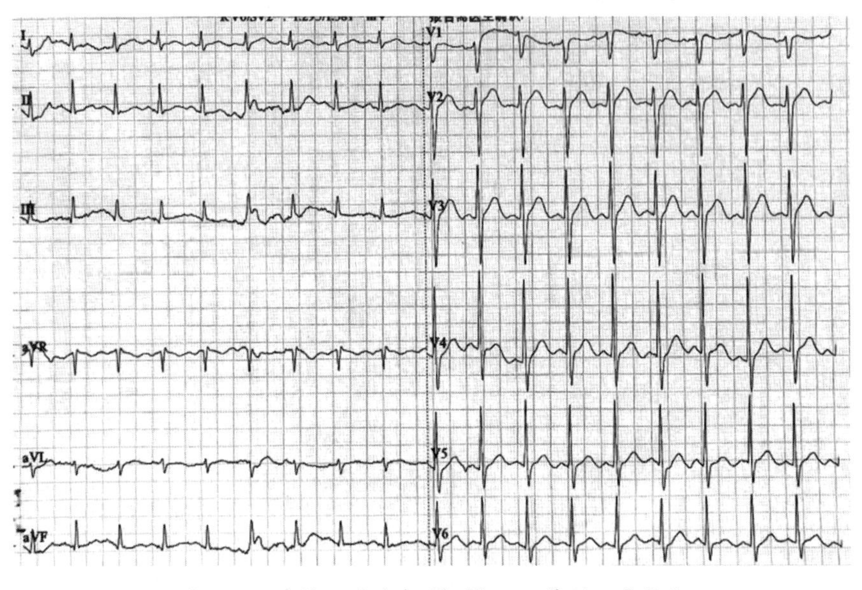

图12-1　窦性心动过速，Ⅱ、Ⅲ、aVF导联T波低平

2. 血常规：RBC 4.97×10^{12}/L，Hb 141g/L，PLT 280×10^{9}/L。

血栓弹力图：未见异常。血生化、肝功能、肾功能、凝血功能、血气分析、心肌酶谱、肌钙蛋白等指标未见明显异常。

3. 入院急诊胸腹主动脉CTA：升主动脉、主动脉弓部、降主动脉、腹主动脉及两侧髂动脉显示良好。主动脉根部至双侧髂内、外动脉腔内见线条状低密度内膜片，将主动脉分成真假两个腔，病灶累及腹腔干、肠系膜上动脉及双肾动脉。双肾动脉起自真腔，腹腔干、肠系膜上动脉起自假腔。肠系膜上动脉远端及右髂外动脉见低密度充盈缺损（图12-2）。

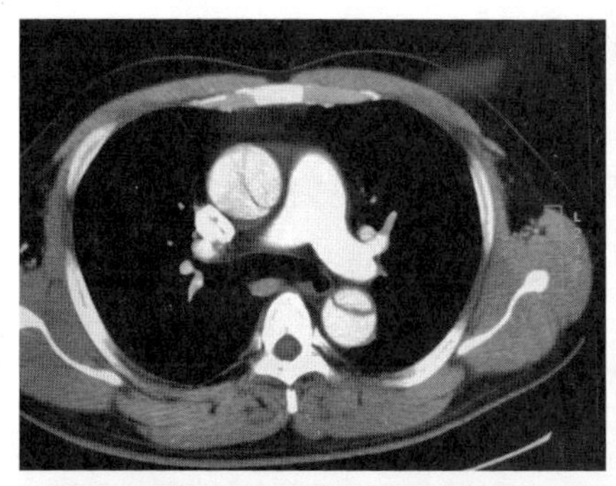

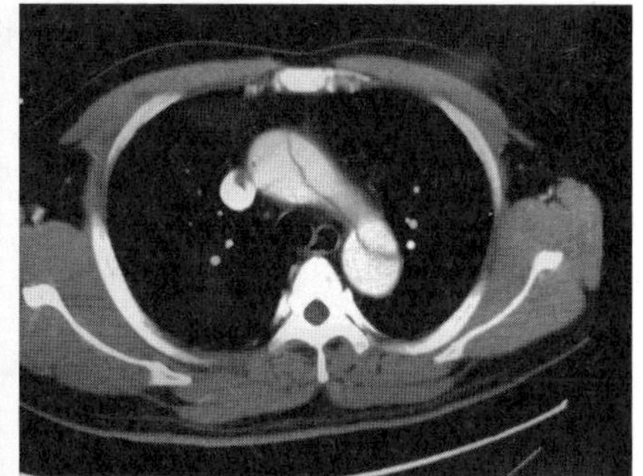

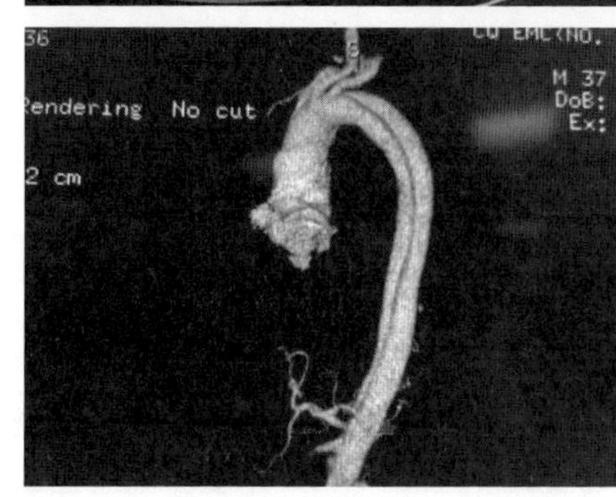

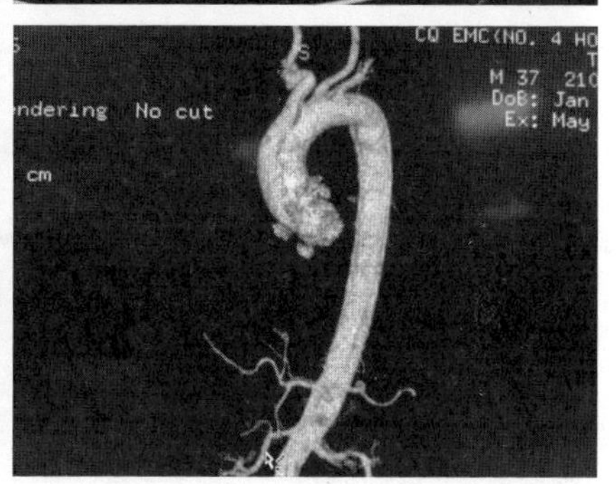

图 12-2　主动脉弓及肺动脉横断面重建:升主动脉、主动脉弓及降主动脉可见剥离内膜片,显示为无强化的线条状低密度影

4. 超声心电图：(1) 升主动脉内径增宽；(2) 主动脉瓣轻度反流；(3) 二尖瓣轻度反流；(4) 左室舒张功能减退。

入院诊断:

1. 急性 Standford A 型主动脉夹层。

2. 高血压病，很高危。

诊疗过程:

1. 入院急诊行升主动脉+全主动脉弓人工血管替换术，降主动脉术中支架植入术。

术中探查见：心包腔少量淡黄色积液，升主动脉增粗，主动脉壁内少量血栓形成，破口位于升主动脉后壁，大小约 1 cm，无冠窦及左右冠窦交界处撕脱，主动脉瓣对合可，无明显反流，左右冠状动脉开口未受累。

2. 术后转入 ICU，予呼吸机辅助呼吸，止血，预防感染，控制血压、心率，维持循环等治疗。术后第 3 天病情稳定后转回普通病房。

复查胸腹主动脉 CTA：主动脉弓至降主动脉（约平胸第 7 椎体上缘）见支架影。降主动脉（胸第 8 椎体水平）管腔见内膜片撕脱，撕裂内膜累及双肾动脉、双侧髂总动脉、双侧髂内外动脉；腹腔干、肠系膜上动脉、肠系膜下动脉由真腔供血，双肾动脉由真假腔同时供血。肠系膜上动脉、右髂外动脉管腔周围见弧形低密度影（图 12-3）。

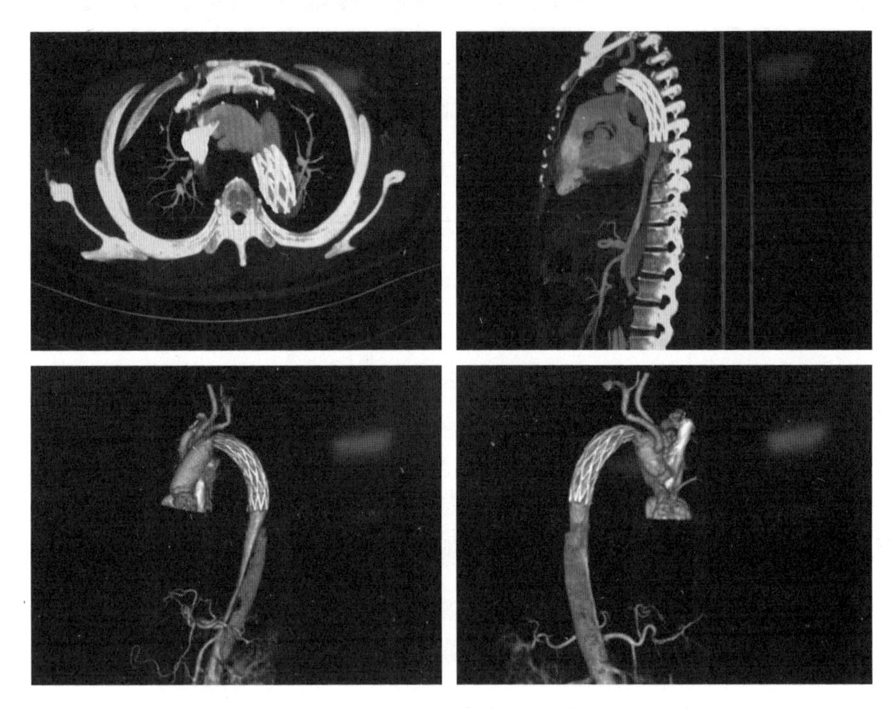

图 12-3　升主动脉+全主动脉弓人工血管替换术、降主动脉术中支架植入术后

3. 术后第 15 天患者病情稳定，好转出院。出院医嘱：（1）规律服药，目标血压控制在 120/80 mmHg 以下，目标心率控制在 60 ~ 70 次/分；（2）低盐、低脂饮食，戒烟酒，保持大便通畅，避免剧烈运动；（3）术后第 3、第 6、第 12 个月，以及之后每年复查主动脉 CTA。

出院诊断：

1. 急性 Standford A 型主动脉夹层。

2. 高血压病，很高危。

析评：主动脉夹层是一种严重威胁生命的危重心血管疾病。我国主动脉夹层的病因以高血压为主，发病高峰年龄较国外小10余岁。根据升主动脉是否受累，主动脉夹层可分为Stanford A型、Stanford B型两型。凡夹层累及升主动脉者为Stanford A型，夹层仅累及胸降主动脉及其远端者为Stanford B型。

目前认为主动脉夹层的发病主要和以下危险因素有关：(1) 增加主动脉壁张力的各种因素，如高血压、主动脉缩窄、外伤等；(2) 导致主动脉壁结构异常的因素，如动脉粥样硬化、遗传性结缔组织疾病（如Marfan综合征、Loeys-Dietz综合征、Ehlers-Danlos综合征等）、家族遗传性主动脉夹层或主动脉瘤、大动脉炎等；(3) 其他因素如妊娠、医源性主动脉夹层等。国内多中心研究表明，高血压、Marfan综合征、吸烟、饮酒、主动脉瓣二叶畸形、动脉粥样硬化等是国人主动脉夹层发病的主要独立危险因素。影响急性主动脉夹层自然病程和预后的主要因素有病变分型、病变范围和程度、有无并发症及血流动力学变化情况。患者死亡的主要原因有主动脉破裂、急性心包压塞、急性心肌梗死、卒中、腹腔脏器缺血、肢体缺血等。

心脏是Stanford A型主动脉夹层最常受累的器官。主动脉夹层可导致心脏正常解剖结构遭到破坏或心脏活动受限从而引起相关症状：(1) 夹层导致主动脉根部扩张、主动脉瓣对合不良等，可引起主动脉瓣关闭不全，轻者无明显临床表现，重者可出现心力衰竭甚至心源性休克；(2) 夹层累及冠状动脉开口可导致急性心肌梗死、心力衰竭或恶性心律失常，患者可表现为典型的冠状动脉综合征，如胸痛、胸闷和呼吸困难，心电图ST段抬高和T波改变；(3) 夹层假腔渗漏或夹层破入心包可引起心包积液或心包压塞。急性主动脉瓣关闭不全、急性心肌缺血或梗死及心包压塞常表现为心力衰竭。

对于诊断主动脉夹层的患者，应积极有效镇痛、控制心率及血压。急性 Stanford A 型主动脉夹层患者，一经确诊，若无禁忌证，应积极外科手术治疗。Stanford A 型主动脉夹层的治疗仍以开胸手术为主。“孙氏分型”又将 Stanford 分型进行了细化，以指导主动脉夹层治疗方案的制定。据统计，未经治疗的急性 Stanford A 型主动脉夹层发病 24 小时内死亡率每小时增加 1%～2%，发病 1 周死亡率超过 70%，死亡风险极高。因此，主动脉夹层的早期诊治尤为重要。对于有高危病史、高危胸痛症状以及高危体征者应立即行主动脉 CTA。Stanford A 型主动脉夹层围术期并发症主要有肺部感染、神经系统并发症、出血、肾功能不全等。因此，术后应采取相应措施，如积极抗感染、早期拔管、术中脑保护、减少体外循环时间等，以减少并发症的发生。

该患者入院时主动脉 CTA 提示肠系膜上动脉为假腔供血，且远端分支造影剂充盈不良，须警惕肠道缺血坏死可能，一旦发生小肠坏死，死亡率极高。该患者入院时无明显腹部体征，CT 未见小肠扩张、积气等坏死表现，故考虑积极手术开通真腔以改善肠道供血，避免小肠坏死等严重并发症。术中须尽可能缩短体外循环时间，术中及术后密切监测血乳酸变化情况；若术后出血风险低，可尽早予以抗凝治疗，避免肠系膜上动脉假腔内血栓形成压迫真腔。若术后考虑有肠道坏死可能，在患者条件允许的情况下应尽早行剖腹探查。若术前即有肠道缺血表现，须优先介入手术重建肠系膜上动脉血供，再视患者情况决定外科手术时机；若有条件者可在杂交手术室完成手术。

参考文献

[1]丘俊涛，罗新锦，常谦，等.主动脉夹层阜外分型的临床应用[J]. 中华胸心血管外科杂志，2020，36(12)：709-715.

[2]中国医师协会心血管外科分会大血管外科专业委员会. 急性主动脉综合征诊断与治疗规范中国专家共识(2021版)[J]. 中华胸心血管外科杂志, 2021, 37(5): 257-269.
[3]黄建华, 王伟, 刘睿. 复杂胸主动脉病变的腔内治疗策略[J]. 中国普通外科杂志, 2017, 26(6): 675-679.

(孔令文　谢　明)

病例13

创伤性血气胸致急性胸痛1例

要点： 创伤性血气胸为外伤所致胸壁、胸腔脏器或胸腹联合损伤而引起的胸腔积气及积血。该类疾病的致伤机制分为钝性损伤和穿透性损伤，往往伤情较重，严重时可危及患者生命。在治疗上，根据不同的受伤机制及伤情严重程度采取不同的救治策略。在治疗合并损伤的同时，行胸腔闭式引流术是处理创伤性血气胸简单有效的方式之一。持续大量出血或漏气则须要行外科手术治疗。

程某某，男，53岁，2019年10月18日入院。

主诉： 高处坠落致胸痛2天。

现病史： 入院前2天，患者在工地作业时不慎从高处坠地受伤，高约1.5米，具体坠落原因不详。患者伤后昏迷了4～5分钟，清醒后诉右胸部及背部疼痛，伴四肢乏力，喘累不适。就诊于当地医院，行胸部CT：右侧气胸，右叶压缩约10%，右肺下叶基底段肺挫伤，右侧胸腔少量积液，右第5～11肋骨折。行右侧胸腔穿刺置管引流术及对症治疗（具体不详）。因患者诉胸部疼痛进一步加重，伴发热，咳嗽、咳黄脓痰，遂呼“120”转我院进一步治疗，急诊以“高处坠落伤：右侧血气胸，右侧多发肋骨骨折，右肺挫伤”收入胸外科住院治疗。

既往史： 否认高血压、糖尿病等病史。

个人史： 无吸烟、饮酒史。

家族史： 无早发心脏病家族史。

查体： 体温 38.2 ℃，脉搏 116 次/分，呼吸 26 次/分，血压 151/102 mmHg。呼吸急促，呼吸动度大致正常，气管居中，无颈静脉怒张。右侧胸廓稍塌陷，胸壁无肿块，肋间隙正常，胸廓挤压试验阳性，右胸壁压痛。右侧语颤稍减弱，右肺叩诊呈过清音，右肺呼吸音稍减低，双肺闻及散在湿啰音。右侧胸腔闭式引流管通畅，见少许血性液体引出，未见明显的气泡溢出。心前区无异常隆起，心尖搏动正常，心率 116 次/分，律齐，各瓣膜听诊区未闻及病理性杂音。腹平软，全腹部无压痛、反跳痛及肌紧张，肝脾肋缘下未扪及，Murphy 征阴性，腹部血管杂音阴性，移动性浊音阴性，双肾区无叩痛。双下肢无水肿，病理征阴性。

辅助检查：

1. 心电图：窦性心动过速，$V_1 \sim V_3$ 导联 R 波递增不良，Ⅱ、Ⅲ、aVF、$V_4 \sim V_6$ 导联 T 波低平（图 13-1）。

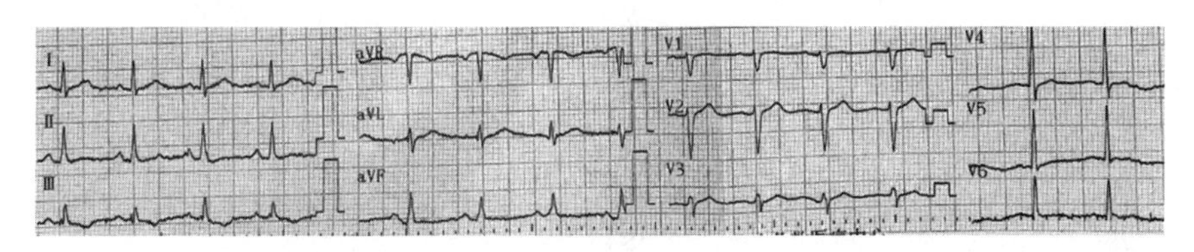

图 13-1　窦性心动过速，$V_1 \sim V_3$ 导联 R 波递增不良，Ⅱ、Ⅲ、aVF、$V_4 \sim V_6$ 导联 T 波低平

2. 外院胸部 CT：右侧气胸，右叶压缩约 10%，右肺下叶基底段肺挫伤，右侧胸腔少量积液。右侧第 5 ~ 11 肋骨骨折。

3. 腹部彩超：（1）胆囊壁毛糙；（2）左肾上极实质回声欠均质；（3）左肾周积液；（4）双侧胸腔积液。

4. 超声心动图：（1）心脏各房室腔形态大小正常；（2）三尖瓣轻度反流；（3）心动过速；（4）左室舒张功能减退，EF 63%。

5. 入院第 3 天胸部 CT：（1）双肺多发渗出性病变，双肺下叶部分膨胀不全，双侧胸腔少量积液，右侧胸腔引流术后改变；（2）右侧多根肋骨骨折内固定术后改变，右侧胸壁少量积气；（3）双肺上叶轻度气肿（图 13-2）。

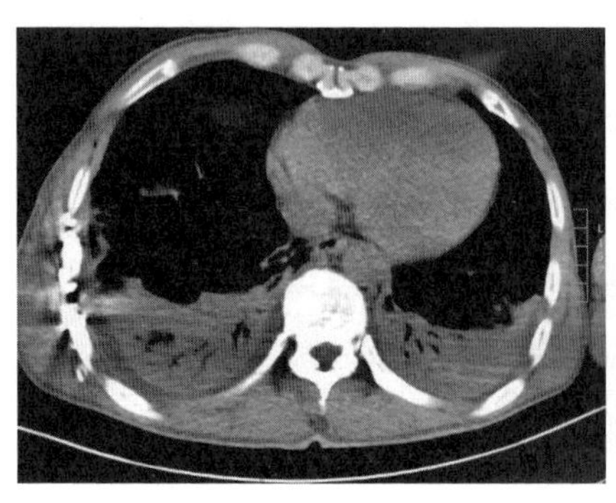
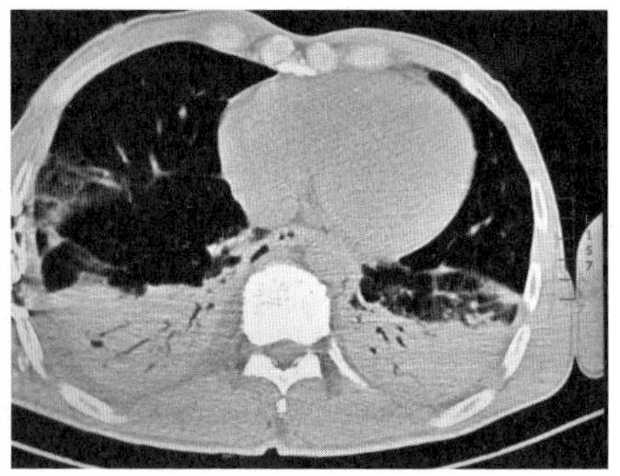

图 13-2　左侧肋骨骨折术后，双侧胸腔少量积液，双下肺可见大片膨胀不全的肺组织影

入院诊断：

1. 右侧多发肋骨骨折（右侧第 5～11 肋）。

2. 右侧血气胸。

3. 右肺挫伤。

诊疗过程：

1. 入院急诊行右侧多发肋骨骨折切开复位内固定术。术中见：右侧胸壁淤血挫伤较重，局部塌陷，右侧第 5～11 肋骨骨折，断端错位重叠，胸膜未破，未见重要血管、神经损伤。钝性剥离肋骨断端肋间肌及骨膜，予以解剖复位，植入 TiNi 环抱式接骨板（西脉）共 6 枚，其中第 5、第 6、第 7、第 8、第 9、第 10 肋各 1 枚，固定牢靠，重塑胸廓形态满意。于右侧腋中线第 7 肋间安置切口负压引流管 1 根。

2. 术后第 1 天，患者顺利脱机拔管，有咳嗽、咳黄脓痰，听诊双肺可闻及少许湿啰音，白细胞、PCT 及 C 反应蛋白指标升高，考虑肺部感染，及时调整抗生素用药方案，并给予解痉平喘药雾化吸入对症治疗。

3. 术后第 2 天，患者咳嗽，咳黄痰，无明显畏寒、发热，无明显胸闷及呼吸困难。患者因卧床，下肢静脉血栓的风险较高，给予低分子肝素钙抗凝，同时使用肢体气压治疗以预防深静脉血栓形成。

4. 术后第 3 天，患者咳嗽，咳淡黄色痰，痰量较多稍黏稠，无明显发热、盗汗，无明显胸闷及呼吸困难。切口引流管引流液较少，拔除切口引流管。

5. 术后第 6 天，停用静脉用抗生素，改为口服抗生素。嘱患者加强咳嗽、排痰，促进肺复张，控制肺部感染。

6. 术后第 18 天，患者未再出现咳嗽、咳痰，无胸痛、呼吸困难，复查胸部 CT：（1）双肺散在粟粒状结节影及斑片状磨玻璃影，考虑感染性病变，较前片病灶有所减少；原双肺下叶部分膨胀不全病灶已基本恢复，双侧胸腔少量积液已基本吸收。（2）右侧多根肋骨骨折内固定术后改变；原右侧胸壁积气已基本吸收（图 13–3）。

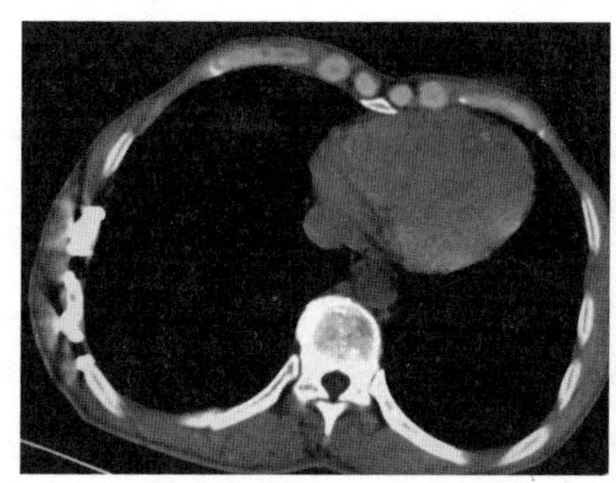
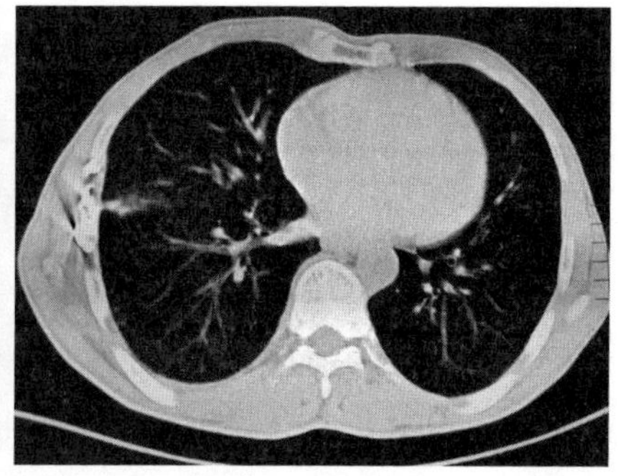

图 13–3　双侧胸腔积液基本吸收，膨胀不全肺组织复张

患者病情稳定好转出院。出院医嘱：嘱患者 1 个月后复查胸部 X 线或 CT；加强呼吸功能锻炼，主动咳嗽排痰，预防呼吸道感染；建议 1 年左右取出内固定材料。

出院诊断：

1. 右侧多发肋骨骨折（右侧第 5 ~ 11 肋骨）。

2. 右侧血气胸。

3. 右肺挫伤。

析评： 交通伤、高处坠落伤等高能量损伤往往合并严重的胸部创伤，且伤情重、死亡率高，临床上要高度重视。

创伤性气胸在严重情况下可能危及生命，须紧急处理。一般来说，气胸分为三种情况：（1）闭合性，肺压缩小于 30% 无须特殊处理，大于30%则须要穿刺抽气，并使用抗生素预防感染；(2) 开放性，须紧急处理，使其转为闭合性气胸，并行胸腔闭式引流术；(3) 张力性，这是非常紧急的一种情况，须要紧急排气，否则会危及生命。

患者发病前有高处坠落伤史，继之胸部疼痛、呼吸困难，胸部CT提示右侧多发肋骨骨折、气胸、肺挫伤、胸腔积液，“右侧多发肋骨骨折，右侧血气胸，右肺挫伤”诊断明确。肋骨骨折常合并血气胸及肺挫伤、挫伤区域的肺间质或肺泡水肿，甚至诱发急性呼吸窘迫综合征或多器官功能衰竭而危及患者生命。胸腔闭式引流术是治疗多发肋骨骨折合并血气胸常用的有效治疗手段之一，可迅速排出积气和积血，改善患者呼吸、循环功能，缓解临床症状。在关注创伤性气胸的同时，须积极处理肋骨骨折，避免肋骨断端再次对胸腔内脏器及血管造成损伤。当多发肋骨骨折移位明显时，还可能引起胸壁塌陷、反常呼吸等，而反常呼吸运动可导致纵隔摆动，影响血液回流，造成循环功能障碍，引起休克。另外，对于严重胸部损伤须长期卧床的患者，应高度警惕深静脉血栓的形成。

近年来，随着胸腔镜的发展，胸腔镜手术以其创伤小、定位准确、手术视野佳等优势，在临床上得到广泛使用。对于肋骨骨折合并血气胸的患者，手术时使用胸腔镜辅助，可以缩短手术时间，更好地找出病灶，减少对周围组织的损伤，同时减少术后出血，促进肺康复，降低并发症的发生。胸腔镜手术还能够经胸腔或胸壁切口辅助肋骨骨折内固定，且定位精确，大大避免了切口延伸，减少了对患者的生理屏障损害；而开胸手术探查须将患者的肋骨撑开，很容易导致继发性损伤甚至医源性肋骨骨折。

参考文献

[1]任清泉，郭建峰，杨扬，等. 不同手术时间对创伤性多发肋骨骨折内固定术后预后的影响[J]. 创伤外科杂志，2020，22(6):451-453.

[2]陈前顺，黄彬，赵力澜，等.胸腔镜联合穿刺定位内固定治疗多发肋骨骨折合并血气胸的疗效[J].中华创伤杂志，2020，36(7):614-618.

[3]Zhang J, Hong Q, Mo X, et al. Complete Video-assisted Thoracoscopic Surgery for Rib Fractures: Series of 35 Cases[J]. *Ann Thorac Surg*, 2022, 113(2): 452-458.

（孔令文　谢　明）

病例 14

自发性血气胸致急性胸痛 1 例

要点：自发性血气胸是由非创伤性或其他明显外因引起的胸膜腔积气和积血，大部分患者伴有明确胸痛、呼吸困难，发生率约占所有血气胸的 1%~12%，在心胸外科急症中并非少见。大量血气胸如不及时治疗可危及生命，死亡主要原因是失血性休克和猝死。

钱某某，男，27 岁，2020 年 1 月 11 日入院。

主诉：突发胸痛 2 天，加重 1 天。

现病史：入院前 2 天，患者无明确诱因突发胸痛，疼痛较轻微，尚可忍受，无畏寒、发热，无咳嗽、咳痰、咯血、呼吸困难，无心悸、气促，无心前区压榨性疼痛及肩背部放射痛，无恶心、呕吐，无腹胀、腹痛等不适，未就医。入院前 1 天，患者感胸痛加重伴胸闷、气促，遂就诊于当地某医院，胸片提示“右侧液气胸”，予以右侧胸腔闭式引流术，引出大量血性液；血压进行性下降并出现休克，予以输血、补液、升压等抗休克治疗，生命体征稍稳定后转入我院。

既往史：否认高血压、心脏病、糖尿病、慢性支气管炎、肺结核等病史。

个人史：无吸烟、饮酒史。

家族史：无早发心脏病家族史。

查体：体温 36.5 ℃，脉搏 129 次/分，呼吸 28 次/分，血压 129/64

mmHg。精神萎靡。睑结膜、口唇苍白。无颈静脉怒张。气管稍左偏，右侧胸廓稍饱满，呼吸动度减弱，右胸第2肋间锁骨中线留置胸引管1根，见血性液体引出，右胸语颤减弱，叩诊浊音，呼吸音降低。心浊音界无扩大，心率129次/分，律齐，各瓣膜听诊区未闻及病理性杂音。腹平软，全腹部无压痛、反跳痛及肌紧张，肝脾肋缘下未扪及，Murphy征阴性，腹部血管杂音阴性，移动性浊音阴性，双肾区无叩痛。双下肢无水肿，病理征阴性。

辅助检查：

1. 入院心电图：窦性心律，正常心电图（图14–1）。

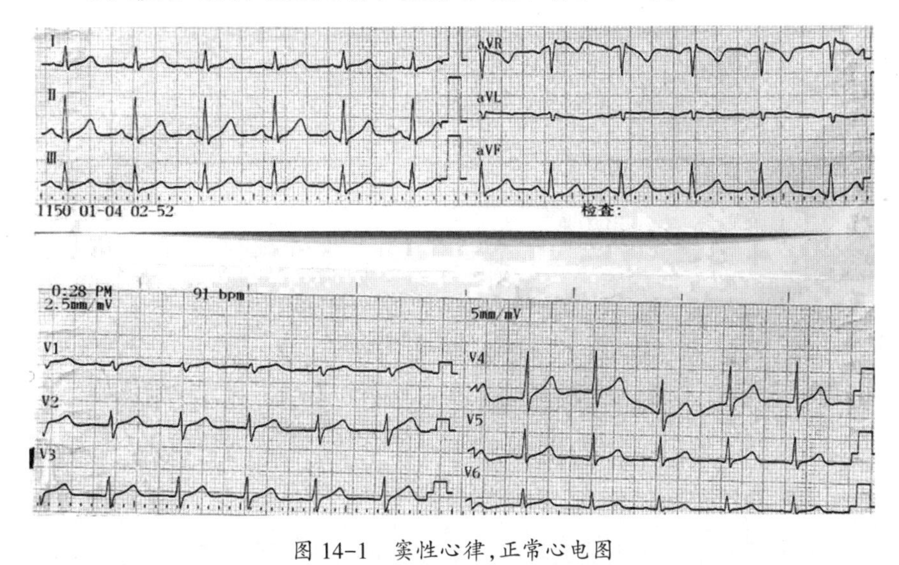

图14–1　窦性心律，正常心电图

2. 入院血常规：WBC 7.5×10^9/L，Hb 75 g/L，RBC 2.97×10^{12}/L，PLT 280×10^9/L。

3. 急诊胸部CT：右侧胸廓稍膨隆，气管及纵隔稍左移。右侧胸腔外缘见弧形无肺纹理透光区，前纵隔密度稍增高，纵隔少量积气。右侧胸腔见大量液性密度影，密度不均，CT值约33 ~ 74 HU，其前方见楔形软组织密度影。右侧胸腔见引流管影，右侧胸壁皮下见气体影。

纵隔窗：右侧胸腔叶间裂，肺底大量积液，肺组织基本压缩萎陷（图14–2）。

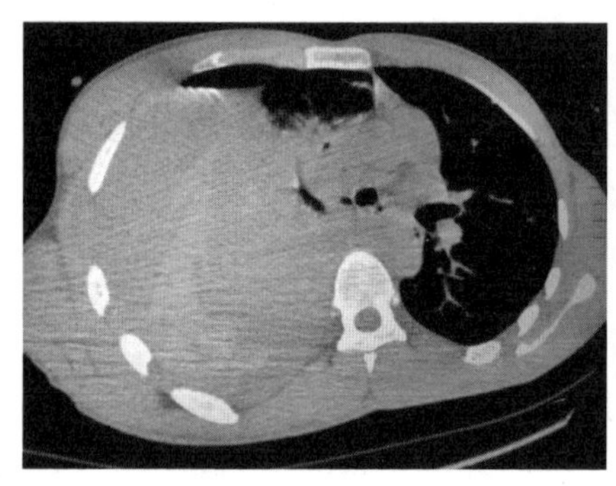
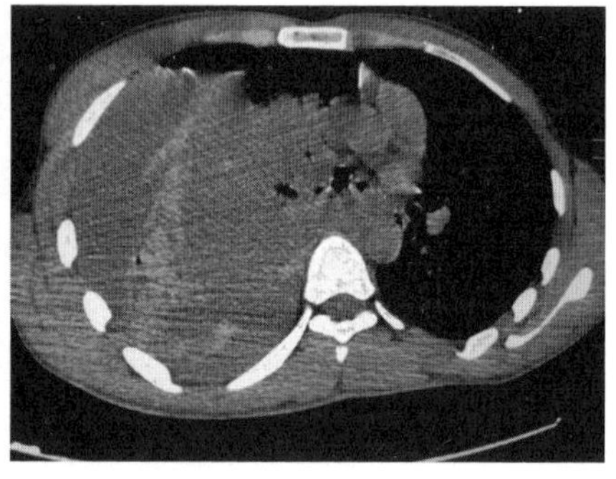

图 14-2　右侧胸腔叶间裂，肺底大量积液，肺组织基本压缩萎陷

入院诊断：

1. 右侧自发性血气胸。

2. 失血性贫血。

3. 失血性休克。

诊疗过程：

1. 入院在全身麻醉和胸腔镜下急诊行右侧剖胸探查、血胸清除、粘连带烙断、肺大疱切除术。术中探查见：右侧胸腔暗红色积血约 3800 mL，血凝块约 400 g，胸顶及后背部见两处粘连带撕裂，活动性出血，肺尖处见 2 ~ 3 个直径约 2 cm 肺大疱，其余未见明确异常。清除胸腔积血及血凝块，胸顶及后背部断裂出血粘连带予以电凝确切止血，使用直线切割吻合器切除肺大疱。

2. 术后给予呼吸机辅助呼吸、胸腔闭式引流、预防感染、补充循环容量等治疗。

3. 入院第 5 天复查胸部 CT：右侧胸腔外缘见弧形低密度无肺纹理区，邻近肺组织压缩不足 10%。双侧胸腔见弧形液性密度影，其前方见楔形软组织密度影。右侧胸腔见引流管影，右侧胸壁皮下见气体影（图 14-3）。患者无胸痛、呼吸困难、咳嗽、咳痰、畏寒发热等，生命体征平稳，病情稳定。

4. 入院第 9 天复查胸片：右侧自发性血气胸术后，右肺基本复张，双肺纹理清晰，未见明显异常密度影，两膈光整，右侧肋膈角稍变钝。

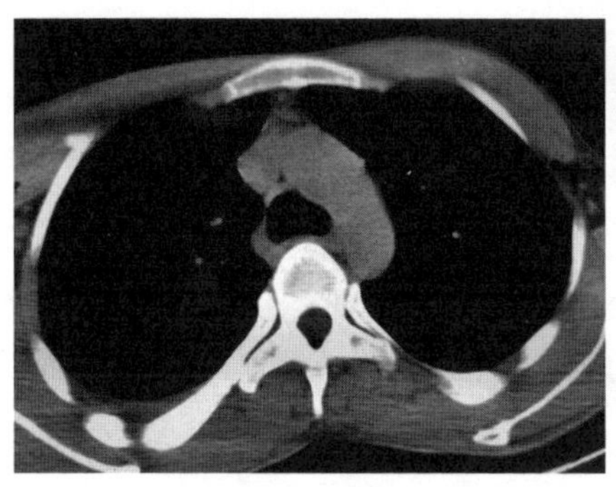
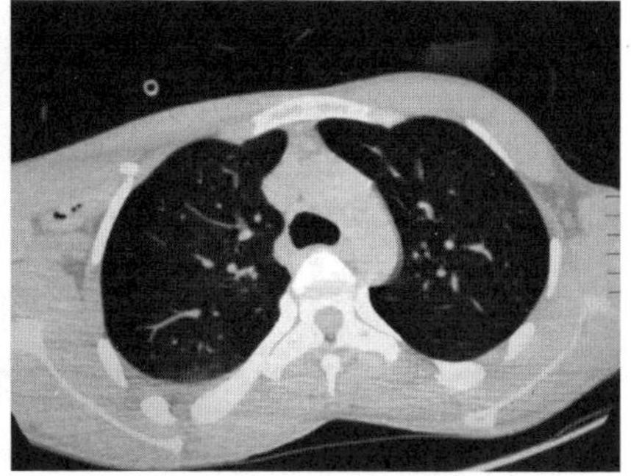

图 14-3　胸腔积液、积气基本吸收完全，右侧胸腔见引流管影，右侧胸壁皮下见气体影

患者未诉胸闷、胸痛、呼吸困难，无咳嗽、咳痰、畏寒、发热，病情稳定，治愈出院。

出院诊断：

1. 右侧自发性血气胸。
2. 失血性贫血。
3. 失血性休克。

析评：自发性血气胸是指既往没有任何外伤病史的气胸患者胸膜腔出血量大于 400 mL。自发性血气胸是血胸最常见的原因，好发于 15～45 岁男性患者，左侧多于右侧。少量的血气胸无明显症状，中量以上的血气胸可影响通气功能，造成呼吸功能障碍，压迫纵隔，造成血液回流受阻；同时机体持续失血，会加重循环功能障碍，导致血压下降甚至休克。胸部 X 线或 CT 是诊断血气胸最主要的方法。自发性气胸引起的反应性胸水一般都发生在发病 3 天以后，若气胸患者数小时或 1～2 天内胸腔内即出现大量积液，特别是患者出现皮温低、出冷汗、血压下降及血色素降低等出血性休克表现时应考虑血气胸可能，如胸腔穿刺抽出血液或胸液与外周血比值 >0.5 即可确诊。

自发性血气胸的出血原因：（1）胸腔内含血管的粘连带断裂出

血；(2) 肺大疱破裂出血；(3) 壁层胸膜与肺大疱之间形成的异常血管断裂出血。其中以胸腔内粘连带断裂出血最为常见。对粘连带血管蒂标本进行病理检查可发现：血管无肌层，仅由内皮与瘢痕组织构成，因而断裂时不能正常收缩止血；且新生血管的血液供应在胸顶部多来自锁骨下动脉分支，属于体循环，压力较高，同时胸腔内是负压，因此出血较迅速且不易停止，容易形成大量血胸。

因此，目前主流观点认为，自发性血气胸一经确诊就应积极手术治疗，其原因主要有：(1) 自发性血气胸出血迅速且不易停止，单纯的止血保守治疗效果不佳，引流不通畅时会延误病情观察，导致不可挽回的后果；(2) 自发性血气胸出血迅速，去纤维化作用不全，可形成血凝块，附在胸膜上的纤维素和血凝块可逐渐机化形成纤维板，限制胸壁的活动幅度，压迫肺组织，影响肺复张，损害气体交换功能；(3) 血液是细菌繁殖的良好培养基，多次胸腔穿刺或较长时间胸腔闭式引流，易造成细菌侵入，导致胸腔感染；(4) 肺大疱破裂导致的自发性气胸的保守治疗有较高的复发率，虽然欧美等国外的指南和共识都不建议对首次发作的原发性自发性气胸进行手术干预，但对伴发血胸者推荐手术治疗。

该病例入院立即行胸腔镜手术治疗，术后相关并发症发生率低，疗效好。胸腔镜手术治疗自发性血气胸已逐渐成为外科手术止血的首选术式。相比传统的开胸手术，胸腔镜手术具有创伤小、术后疼痛轻、恢复快、住院时间短等优点，为治疗自发性血气胸的首选术式。

参考文献

[1]刘昱兵, 陈开林, 罗经文, 等. 肺动静脉瘘囊瘤破裂致自发性血胸1例[J]. 中华胸部外科电子杂志, 2020, 7(1): 64-66.

[2]陈伟.急诊电视胸腔镜在血气胸诊治中的临床应用[J].实用临床医药杂志, 2010,

14(11): 33-36.
[3]赵明月,安振月,英静静. 中心静脉导管置管引流治疗自发性血气胸的临床效果分析[J]. 中国医学前沿杂志(电子版), 2016, 8(7): 91-94.
[4]Inafuku K, Maehara T, Yamamoto T, et al. Assessment of spontaneous hemopneumothorax: Indications for surgery[J]. *Asian Cardiovasc Thorac Ann*, 2015, 23(4): 435-438.

(孔令文　谢　明)

病例 15

自发性气胸致胸痛 1 例

要点：自发性气胸是指因肺实质或脏层胸膜在无外源性或介入性因素下出现破裂，引起气体在胸膜腔内蓄积。根据肺部是否存在基础病变，自发性气胸分为原发性和继发性，常见于男性青壮年或患有慢性支气管炎、肺气肿、肺结核者。该病属于呼吸科急诊之一，严重者可危及生命，及时处理者可痊愈。

梅某某，男，32 岁，2021 年 4 月 4 日入院。

主诉：胸痛、胸闷 3 小时。

现病史：入院前 3 小时，患者因用力咳嗽后突然出现右侧胸部疼痛，伴胸闷，活动后加重，无肩背部放射痛，无发热、咳嗽、咳痰，无咯血、呕血，无心悸、心前区压榨感，无恶心、呕吐，无腹胀、腹痛等不适。即到我院急诊科就诊，完善胸部 CT：右侧气胸，急诊以“右侧自发性气胸”收治入院。

既往史：平素体健，否认高血压、糖尿病、冠心病、肺结核等病史，无粉尘接触史。

个人史：无吸烟、饮酒史。

家族史：家族中无类似病史。

查体：体温 36.6 ℃，脉搏 85 次/分，呼吸 20 次/分，血压 126/78 mmHg。瘦高体型，气管稍偏左，无颈静脉怒张。右侧胸廓稍饱满，呼吸动度减弱，双肺未闻及明显干湿啰音及胸膜摩擦音。心率 85 次/分，心律齐，各瓣膜听诊区未闻及病理性杂音。腹平软，全腹部无压痛、反跳痛及肌紧张，肝脾肋缘下未扪及，Murphy 征阴性，腹部血管杂音阴性，移动性浊音阴性，双肾区无叩痛。双下肢无水肿，病理征阴性。

辅助检查：

1. 心电图：窦性心动过速（图 15-1）。

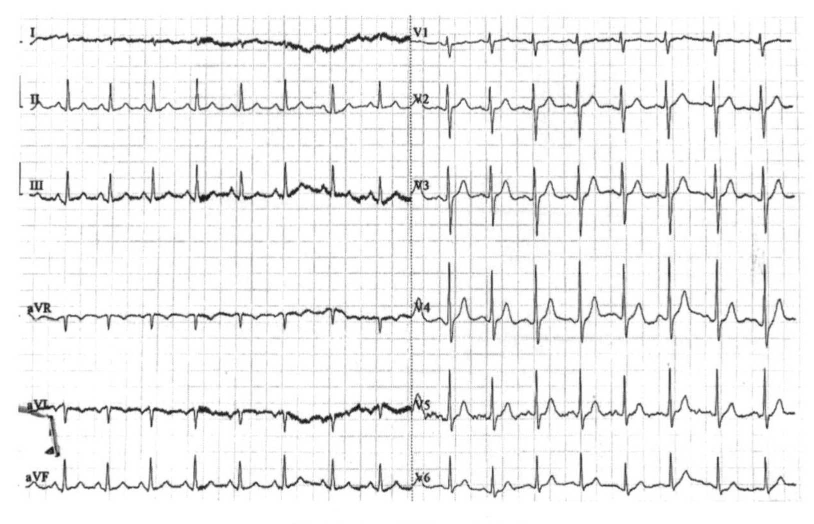

图 15-1　窦性心动过速

2. 急诊胸部 CT：右侧气胸，肺组织压缩约 80%（图 15-2）。

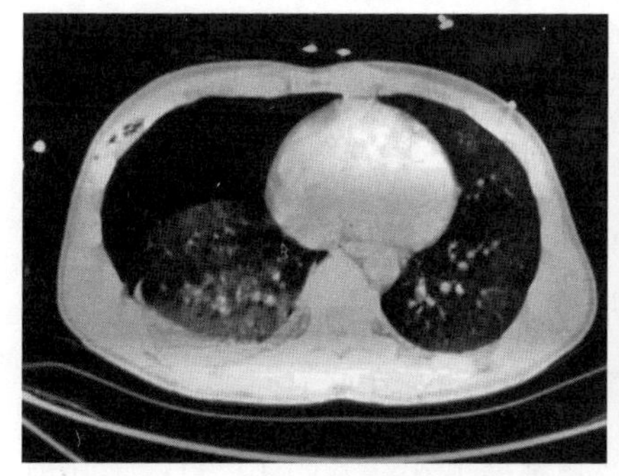

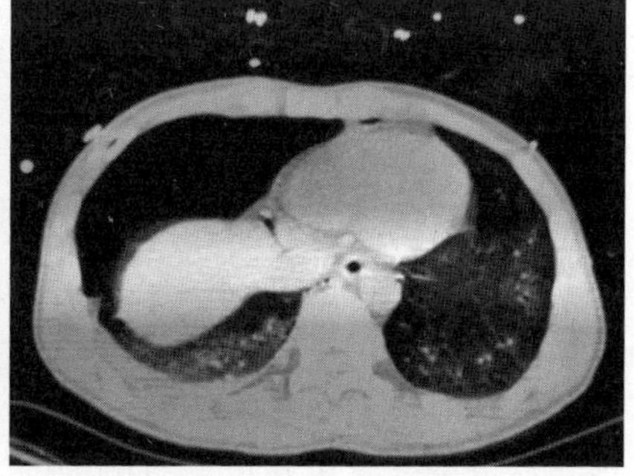

图 15-2　右侧胸膜腔大量积气，肺组织压缩，下肺少许炎症

3. 血常规：WBC 11.52×10^9/L，N 90.4%，Hb 151 g/L，PLT 108×10^9/L，hsCRP 2.73 mg/L。血生化、凝血功能、心肌酶谱、肌钙蛋白、肝功能未见明显异常。

4. 入院第 5 天复查血常规：WBC 12.12×10⁹/L，N 71.4%，Hb 142 g/L，PLT 224×10⁹/L。hsCRP 7.98 mg/L。血生化、肝功能未见明显异常。

入院诊断：右侧自发性气胸。

诊疗过程：

1. 入院立即行右侧胸腔闭式引流术，可见大量气体溢出(图 15-3)。

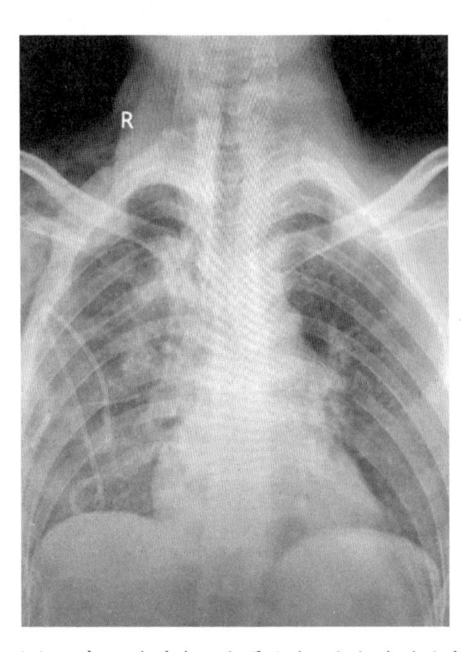

图 15-3　右侧颈部及胸壁皮下大量积气，右上胸膜腔内可见积气

2. 入院第 2 天行胸腔镜右侧肺大疱切除术。术中探查见：胸膜腔无粘连，无积液，右肺尖部见数个直径约 1.0 ~ 2.0 cm 肺大疱。用直线型切割吻合器切除肺大疱，试水膨肺无漏气。

3. 术后予以预防感染、祛痰等治疗。术后第 2 天复查胸部 CT：右侧胸腔见引流管留置，少量气胸（肺组织压缩<10%），未见明确肺大疱，双侧胸腔少量积液，右侧颈部、胸壁皮下积气（图 15-4），胸腔引流管无明显漏气。拔除引流管。

出院前胸片：右侧肺大疱术后，右侧少量气胸（肺组织压缩<10%），未见明确肺大疱，双侧胸腔少量积液，右侧颈部，胸壁皮下少量积气（图 15-5）。

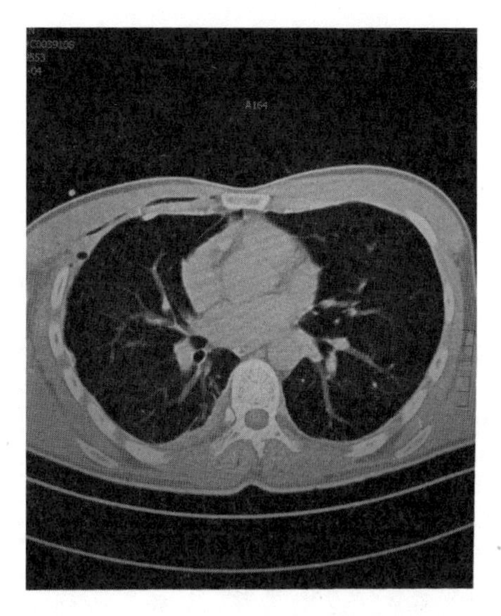

图 15-4　右侧气胸吸收，右肺复张，右侧胸腔少量积液，胸壁残留少许气体

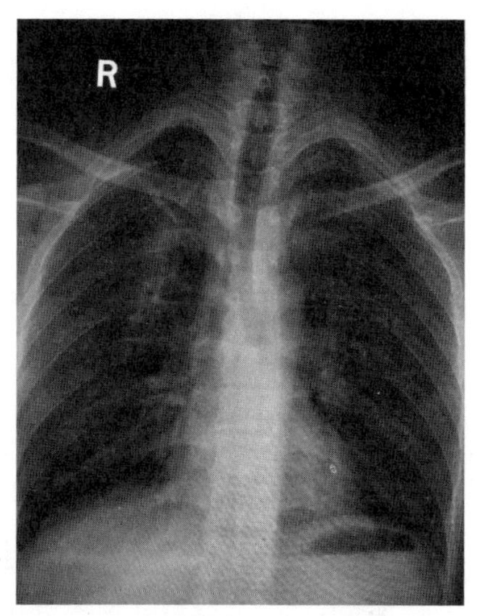

图 15-5　右肺肺大疱切除术后，右肺肺尖胸膜腔内残留少许积气

患者未再出现胸痛，无呼吸困难，好转出院。出院医嘱：（1）注意休息，短期内避免重体力活动，避免潜水、乘坐飞机等；（2）2～4 周复查，出现呼吸困难等不适时及时就诊；（3）戒烟。

出院诊断： 右侧自发性气胸。

析评： 胸膜腔是脏层、壁层胸膜间的一个闭合腔，由于肺的弹性回缩力而形成负压腔，当某种诱因引起肺泡内压急剧升高时，病损的胸膜发生破裂，胸膜腔与大气相通，气流便进入胸腔而形成自发性气胸。自发性气胸大部分是继发性的。自发性气胸多见于瘦高体型的男性青壮年，患者多表现为呼吸困难、胸痛、刺激性咳嗽等。大量气胸时，气管向健侧移位，呼吸运动与触觉语颤减弱，叩诊呈过清音或鼓音，听诊呼吸音减弱或消失。

自发性气胸的发病机制：人体在非特异炎症状态下，可引发细支气管纤维组织增生、瘢痕形成，肺弹力纤维先天发育不良、萎缩、弹性下降等情况，因此易形成肺大疱；在体型偏瘦偏高的患者群体中，则是因胸顶部组织承受压力较大，导致肺大疱的形成率高于正常体型群体；遗传因素则考虑与患者携带的疾病基因相关。而小气道阻塞、炎症细胞介入等情况，也会导致小气道出现气肿样改变，增加气胸形成概率。

X 线是诊断气胸最可靠的方法，可显示肺萎陷的程度、有无胸腔积液及纵隔移位等情况。CT 对胸腔内少量气体的诊断较为敏感，胸膜腔造影及胸腔镜手术更易于明确气胸病因。该病还须注意与肺大疱相鉴别。位于肺周边的肺大疱，尤其是巨大型肺大疱可被误认为气胸，如误对肺大疱行抽气测压，易引起气胸。

治疗上，自发性气胸的治疗方式主要分为保守治疗、胸腔闭式引流和胸腔镜外科手术治疗。当患者的气胸范围较小，积气量少于该侧胸腔积液的 20%，且无呼吸困难症状时，可考虑保守治疗，一般在 2 周内气胸可自行吸收，但患者须严格卧床；可适当予以镇静、镇痛药物，但患者须要定期复查，在症状加重时须及时就医。大量气胸须行胸膜腔穿刺抽尽积气，或行闭式胸腔引流术，以减轻积气对肺及纵隔的压迫，促进肺尽早膨胀，同时应用抗生素预防感染。此外，随着医疗技术的发展，胸腔镜技术已经在气胸的治疗中占据明显优势，对于胸腔闭式引流仍不能治愈或者反复气胸的患者，须考虑行胸腔镜手术切除肺大疱。

本例患者为青年男性，用力咳嗽后出现左侧胸痛，行心电图未见明显异常，结合胸片及胸部 CT 结果诊断右侧自发性气胸明确，予以胸腔闭式引流处理后症状得以缓解。因此，对于青壮年男性，既往无高血压、冠心病等病史的突发胸痛者，须警惕自发性气胸可能。为预防气胸复发，患者应避免用力、屏气、剧烈咳嗽，戒烟，保持大便通畅，适当补充营养，加强锻炼；如有肺大疱、肺结核、慢性阻塞性肺疾病等原发疾病，应积极治疗，防止并发气胸或气胸再发。

参考文献

[1]李仁鹏, 黎琰, 胡文滕, 等. 无管化单孔胸腔镜肺大疱切除术治疗自发性气胸18例[J]. 中国微创外科杂志, 2019, 19(10): 942-944.

[2]张真榕, 冯宏响, 肖飞, 等. 不同手术方式治疗原发性自发性气胸的效果比较[J]. 中国胸心血管外科临床杂志, 2017, 24(12): 952-956.

[3]郑骥成. 双孔VATS治疗青年人自发性气胸的效果探讨[J]. 当代医学, 2020, 26(22): 129-130.

（孔令文　谢　明）

病例16

自发性纵隔气肿致胸痛1例

要点：纵隔气肿为临床多见病，是指纵隔内气体的异常聚集。该病按病因分类可分为自发性纵隔气肿、创伤性纵隔气肿和医源性纵隔气肿。自发性纵隔气肿常表现为胸痛、咳嗽、胸闷、呼吸困难等症状。纵隔气肿的原因多样，由于该疾病并无特异性的临床表现，容易被医生忽略。如果不及时进行确诊、干预及治疗，会导致严重后果发生，不利于患者身体康复。

王某某，女，21岁，2020年9月2日入院。

主诉：突发胸痛10小时，加重1小时。

现病史：入院前10小时，患者大量快速喝水后出现持续性胸部隐痛，伴胸闷、吞咽梗阻感，无放射疼痛，无畏寒、发热，无咳嗽、咯血、呼吸困难，无恶心、呕吐等，未到医院就诊。入院前1小时，患者自觉胸痛症状加重，到当地医院就诊，行胸部CT：纵隔气肿。急诊转入我院，以“自发性纵隔气肿”收入胸心外科。

既往史：否认高血压、糖尿病、冠心病等病史。

个人史：无吸烟、饮酒史。

家族史：无家族遗传倾向及传染性疾病史。

查体：体温36.4 ℃，脉搏84次/分，呼吸18次/分，血压105/72 mmHg。颈根部可触及皮下捻发感，气管居中，胸廓对称，双侧呼吸动度一致，语颤对称，双肺叩诊清音对称，双肺呼吸音清晰，未闻及干湿啰音。心率 84 次/分，律齐，各瓣膜听诊区未闻及病理性杂音。腹平软，全腹部无压痛、反跳痛及肌紧张，肝脾肋缘下未扪及，Murphy 征阴性，腹部血管杂音阴性，移动性浊音阴性，双肾区无叩痛。双下肢无水肿，病理征阴性。

辅助检查：

1. 心电图：窦性心律，正常心电图（图 16–1）。

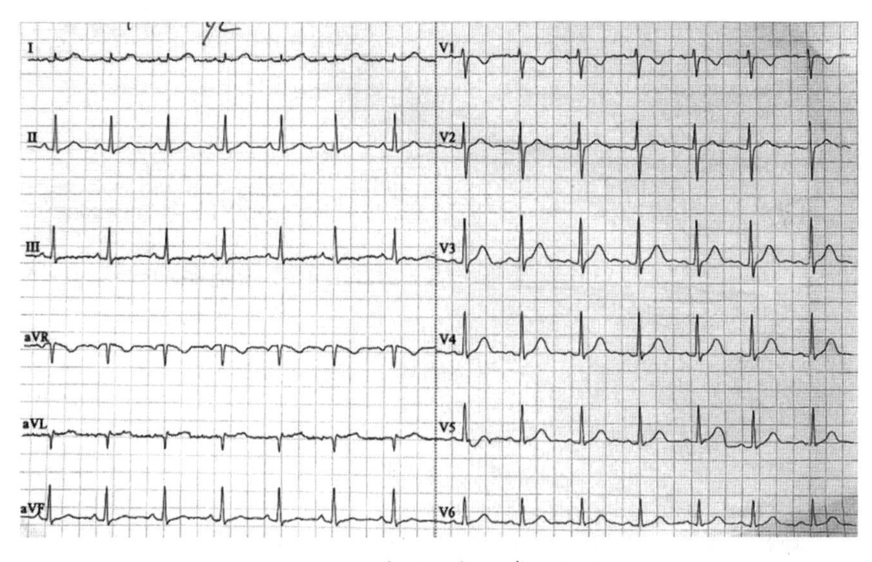

图 16–1　窦性心律，正常心电图

2. 外院 CT：纵隔内由颈部甲状腺后缘向下至左心房后缘散在多发含气腔隙，纵隔气肿原因不明。

3. 腹部彩超：肝脏、胆囊、胰腺、脾脏、肾脏未见明显异常。

4. 超声心电图：静息状态下心脏结构及血流未见明显异常。

5. 入院胸部 CT：两侧胸廓对称，气管居中，双肺支气管血管束分布未见明显异常，双肺实质未见明显异常，段及段以上支气管未见明显异常，双侧肺门不大，纵隔居中，其内未见肿大淋巴结。纵隔积气，未见确切食管内造影剂外溢征象。前纵隔高密度影（未完全退化胸腺组织），心脏不大，未见心包积液，未见胸腔积液，双侧胸膜未见增厚（图 16–2）。

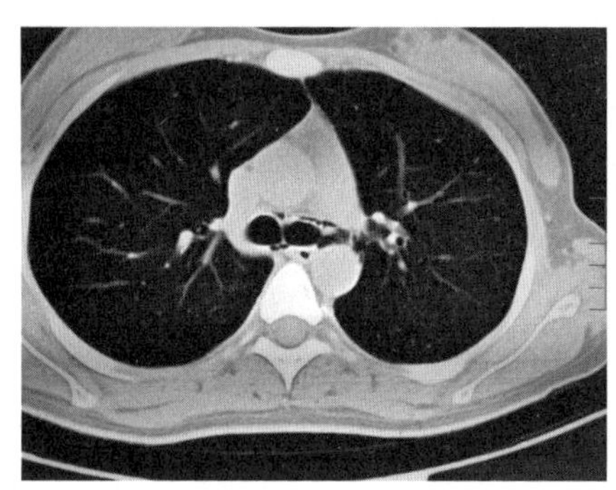
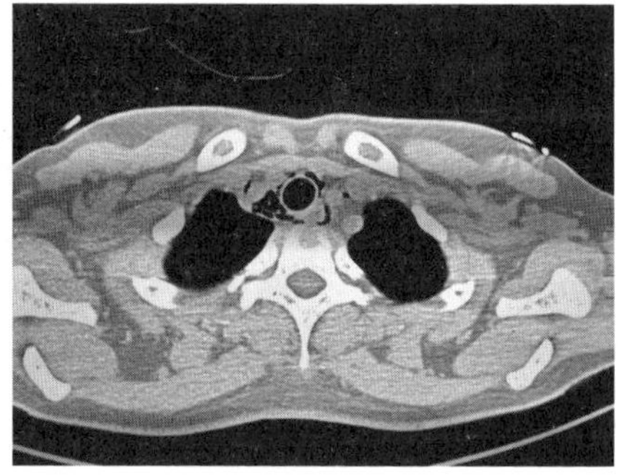

图 16-2　纵隔内气管周围较多散在的游离气体影

入院诊断：自发性纵隔气肿。

诊疗过程：

1. 吸氧，严密监测，必要时行胃镜、纤维支气管镜检查。

2. 入院第 2 天，患者诉胸痛不适明显好转，无呼吸困难、胸闷，无恶心、呕吐等不适。

3. 入院第 3 天完善纤维支气管镜检查：隆突两侧支气管黏膜异常，左主支气管内侧壁黏膜可见四处小憩室，考虑原发性纵隔气肿可能性大。

治疗后复查胸部 CT：纵隔居中，其内未见肿大淋巴结，纵隔气肿明显减少。前纵隔见高密度影（未完全退化胸腺组织）（图 16-3）。

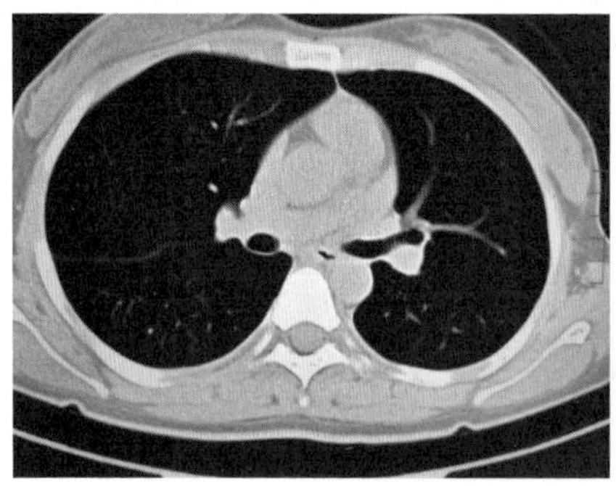
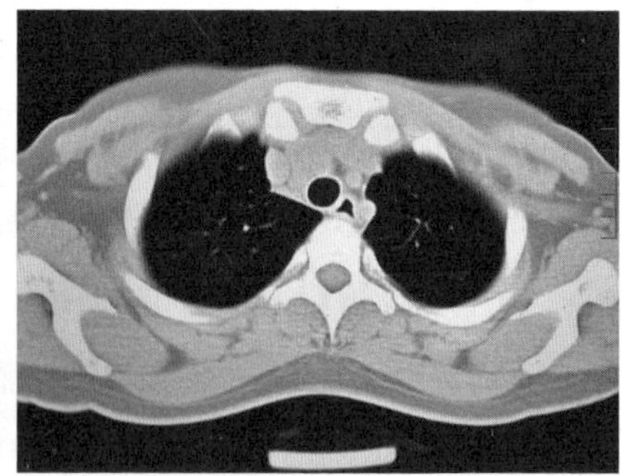

图 16-3　纵隔内未见明显游离气体影

患者未诉胸闷、胸痛，无呼吸困难，无咳嗽、咳痰、畏寒、发热，病情稳定，好转出院。出院医嘱：（1）注意休息，短期内避免重体力活动，避免潜水、乘坐飞机等；（2）2～4 周复查，出现呼吸困难等不适时及时就诊。

出院诊断：自发性纵隔气肿。

析评：纵隔气肿是指纵隔内气体集聚。在临床工作中纵隔气肿其实并不少见。纵隔前方为胸骨，后面为脊柱，两侧有纵隔胸膜包绕，上与颈部、下与腹腔相连通，两侧通过肺根与肺相连接，其内有气管、食管、心脏、大血管等重要组织和脏器。纵隔内气体集聚是一种病理状态，气体的来源有气管、支气管、肺、食管、口咽部以及纵隔内感染的产气细菌等。外伤是纵隔气肿的常见病因，多合并肋骨骨折、肺挫裂伤、血气胸等，外伤所致张力性气胸多合并有纵隔气肿。医源性纵隔气肿多见于气管插管、机械通气、内窥镜检查、胸部及邻近部位的手术等。非外伤性、非医源性的纵隔气肿通常称自发性纵隔气肿，其常见诱因为咳嗽和剧烈活动，且多发生在年轻群体中，这与原发性自发性气胸的诱因极为相似。

自发性纵隔气肿大多继发于原有肺部疾患，常见的发病机制是在炎症、机械阻塞等因素的长期作用下，肺泡壁变薄、肺泡壁破坏、肺大疱形成，各种诱因如咳嗽、哮喘、呕吐、便秘、剧烈运动等导致肺泡内压力急剧上升，肺泡壁突然破裂，肺泡内的气体溢出进入肺间质，肺间质内的游离气体不断增加，压力逐渐升高，气体在自身张力及呼吸动作的挤压下沿着血管、支气管间隙通过肺门进入纵隔，即所谓的 Macklin 效应。与此同时，如果肺的脏层胸膜也发生破裂，则气体进入胸膜腔，形成气胸。

根据有无张力又可将纵隔气肿分为张力性纵隔气肿和非张力性纵隔气肿。非张力性纵隔气肿一般症状轻、病情平稳，治疗简单，可经药物治疗或仅行观察获愈，但也有可能发展成张力性纵隔气肿。因纵隔内的腔静脉血管壁薄，压力低，张力性纵隔气肿可压迫腔静脉，影响其回流，使回心血量减少，心排出量降低，导致循环衰竭。同时肺间质气肿以及纵隔气肿也可压迫肺组织及肺血管，影响肺灌注及肺静脉回流，引起肺充血水肿，造成低氧血症，诱发呼吸功能衰竭。纵隔内的气体在压力的作用下向上可延伸至颈部、头面部，向下可弥散至腹膜后间隙甚至阴囊，故张力性纵隔气肿的患者还可出现全身广泛的皮下气肿及软组织间隙积气。

根据明确的诱因，胸痛、皮下气肿等临床症状，并结合X线、CT等影像学检查，纵隔气肿的诊断一般并无困难。纵隔气肿的X线片主要表现为与纵隔走形一致的条带状低密度透亮区，而CT片可清晰显示纵隔内的气体以及可能合并的其他病变情况。CT检查分辨率更高，在显示纵隔少量气肿以及气肿的范围、程度方面有着不可比拟的优势。

在治疗上，大部分轻症纵隔气肿患者经卧床休息、吸氧、对症治疗，1周左右气肿可完全吸收，预后良好。纵隔积气较多，有压迫症状者经一般处理仍不好转的，以及张力性纵隔气肿者，须尽早行纵隔切开减压术，并积极治疗原发肺部疾病，减少各种诱因，避免复发。本病例患者因快速大量喝水后感明显胸部疼痛，经胸部CT明确纵隔气肿，经积极对症处理后恢复。在临床上，只要做到早期诊断、早期综合治疗，患者就能够痊愈。而对于有基础肺部病变的患者，应有效控制原发病，减少各种诱因，避免复发。

参考文献

[1]李东旭,李旭,马建强. 自发性纵隔气肿的诊治及管理流程[J]. 临床肺科杂志, 2019, 24(4): 747-751.

[2]罗斌, 张财宝, 章锐, 等. 自发性纵隔气肿11例临床分析[J]. 临床误诊误治, 2016, 29(S1): 28-29.

[3]Storz MA, Heymann EP, Exadaktylos AK. Diffuse Subcutaneous Emphysema and Pneu-

momediastinum Secondary to a Minor Blunt Chest Trauma[J]. *Case Rep Emerg Med*, 2017, 2017: 7589057.

（孔令文　谢　明）

病例17

纵隔畸胎瘤致胸痛伴发热1例

要点：畸胎瘤来源于生殖细胞，是前纵隔肿瘤中最常见的一种。畸胎瘤早期常无明显症状，当肿瘤增大压迫周围组织时，患者可出现胸痛、胸闷、咳嗽、呼吸困难等症状。纵隔畸胎瘤偶尔可穿破气管，表现为患者咳出豆渣样皮脂或毛发或牙齿等；穿破心包可造成急性心包填塞；穿破纵隔胸膜可造成胸腔积液。纵隔畸胎瘤多为良性，恶性者只占10%左右，及时手术治疗一般预后较好。

赵某某，男，23岁，2020年1月27日入院。

主诉：反复胸痛1年，加重伴发热3天。

现病史：入院前1年，患者无明显诱因反复出现右胸前隐痛，感冒时加重，自服头孢类或青霉素类抗生素后可缓解，无肩背部放射痛，无发热、畏寒，无呼吸困难，无咳嗽、咳痰，无肢体乏力、眼睑下垂等。在当地医院就诊，胸部X线检查提示纵隔病变，未进一步检查明确诊断。入院前3天，患者自觉胸痛较前加重伴发热，体温最高达38.5 ℃。在当地医院行胸部CT：前纵隔占位性病变，考虑胸腺瘤伴病灶中心坏死，边缘点状钙化可能，右侧少量胸腔积液。到另一家医院复诊，行胸部增强CT：右前上纵隔及右肺中叶内侧段异常密度影，考虑感染性病变伴脓肿形成可能，右侧少量胸腔积液。为明确诊断，到我院就诊。

既往史：否认高血压、糖尿病、冠心病等病史。

个人史：吸烟，6～7支/天，偶少量饮酒。

家族史：家族中无类似病史。

查体：体温37.5 ℃，脉搏87次/分，呼吸20次/分，血压122/80 mmHg。全身浅表淋巴结未扪及肿大。颈静脉无怒张。气管居中，胸廓对称无畸形，无胸壁浅表静脉扩张，双侧呼吸动度一致，双肺语颤对称，叩诊呈清音，双肺呼吸音清晰，未闻及干湿啰音及胸膜摩擦音。心浊音界无扩大，心率87次/分，律齐，各瓣膜听诊区未闻及病理性杂音。腹平软，全腹部无压痛、反跳痛及肌紧张，肝脾肋缘下未扪及，Murphy征阴性，腹部血管杂音阴性，移动性浊音阴性，双肾区无叩痛。双下肢无水肿，病理征阴性。

外院辅助检查：

1. 当地医院胸部CT：前纵隔占位性病变，考虑胸腺瘤伴病灶中心坏死，边缘点状钙化可能，右侧少量胸腔积液。

2. 另一家医院胸部增强CT：右前上纵隔及右肺中叶内侧段异常密度影，考虑感染性病变伴脓肿形成可能；右侧少量胸腔积液。

入院辅助检查：

1. 心电图：窦性心律，正常心电图（图17-1）。

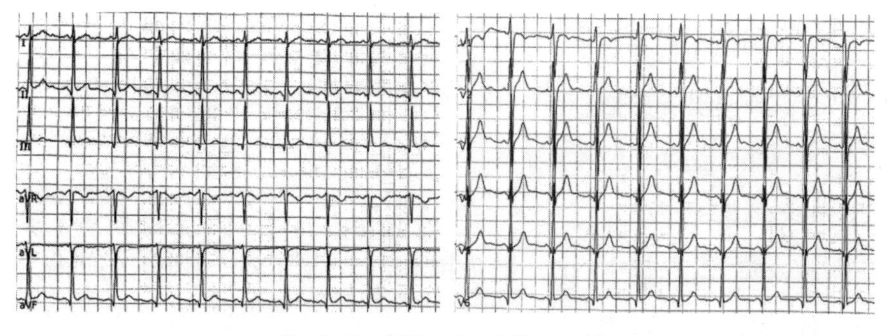

图17-1　窦性心律，正常心电图。

2. 血常规：WBC 9.68×10^9/L，N 83.2%，RBC 5.02×10^{12}/L，Hb 149 g/L，PLT 210×10^9/L，hsCRP 108.7 mg/L，PCT 0.186 ng/mL。

3. 肿瘤标志物：AFP 1.37 ng/mL，CEA 0.61 ng/mL，CA 19～919.89

U/mL，NSE 23.53 ug/L，总 PSA 0.4 ng/mL，fPSA 0.12 ng/mL，fPSA/tPSA 0.30，SF 1144 ng/mL，TSGF 74 U/mL。

4. 自身免疫抗核抗体谱 15 项均为阴性。

5. 超声心电图：心脏各房室腔形态大小正常。心脏各结构连续完整。室间隔与左室后壁不厚，左室整体收缩功能正常。各心瓣膜启闭良好。未见心包积液，EF64%。

6. 我院胸部 CT：前中上纵隔及纵隔右侧旁异常密度影，考虑囊肿伴感染可能，囊性胸腺瘤或其他待排，右侧胸腔少量积液伴右肺下叶部分膨胀不全（图 17-2）。

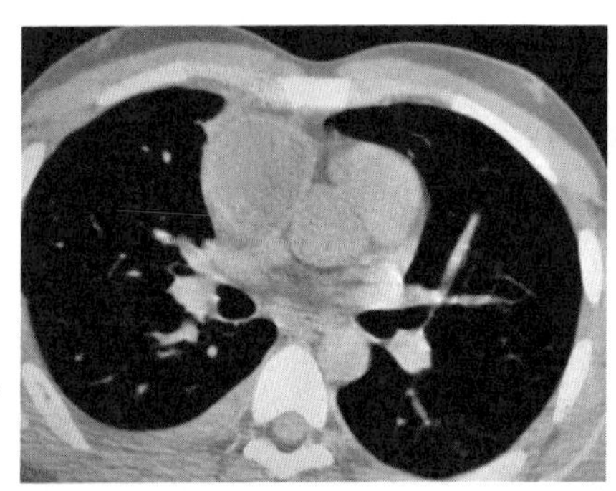
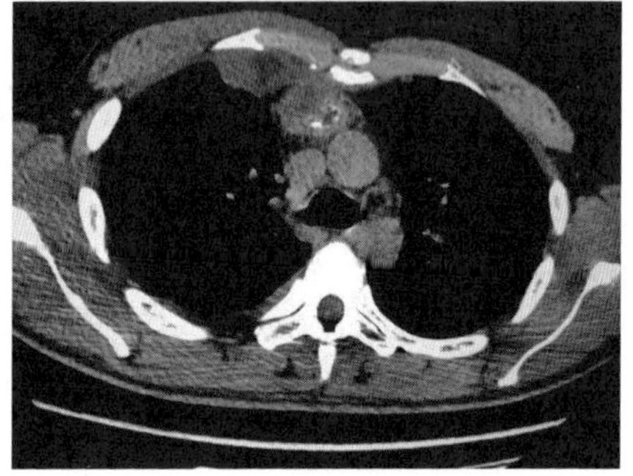

图 17-2 前纵隔偏右侧可见 2 个囊状影，囊壁可见钙化，囊内密度较均匀

入院诊断：

1. 前纵隔占位性病变。

2. 胸腺囊肿伴感染？

3. 感染性病变伴脓肿？

诊疗过程：

1. 入院予以抗感染治疗，感染相关指标有所下降，但患者仍间断发热，体温最高达 37.9 ℃。

2. 术前评估后考虑前纵隔病变，胸腺囊肿伴感染可能性大，有手术指征，经积极抗感染治疗后于入院第 8 天行前纵隔病灶摘除术。术中探查：病灶位于前上纵隔，大部分位于右侧纵隔面；病灶与胸骨、右侧肋骨、无名静脉致密粘连，大小约 7 cm × 5 cm，囊性，囊壁厚，包膜完整。未累及心包、大血管、双肺、神经。沿心包表面、双侧膈神经内侧逐步游离，完整切除整个病灶组织。术中剖开病灶，其内可见毛发等坏死组织，考虑畸胎瘤可能性大。术后病检报告：前纵隔成熟性囊性畸胎瘤。

3. 术后继续抗感染、加强呼吸功能锻炼等治疗。复查胸部 CT：（1）胸骨呈术后改变，前纵隔积液（并少许积血可能），周围间隙模糊，考虑术后改变；（2）右肺下叶内侧基底段小片状磨玻璃灶，考虑炎症，较前为新增；（3）双肺下叶、右肺上叶前段、中叶内侧段（纵隔旁）膨胀不全，双侧胸腔少量积液，较前双肺下叶膨胀不全肺组织增多，左侧胸腔积液为新增（图 17–3）。

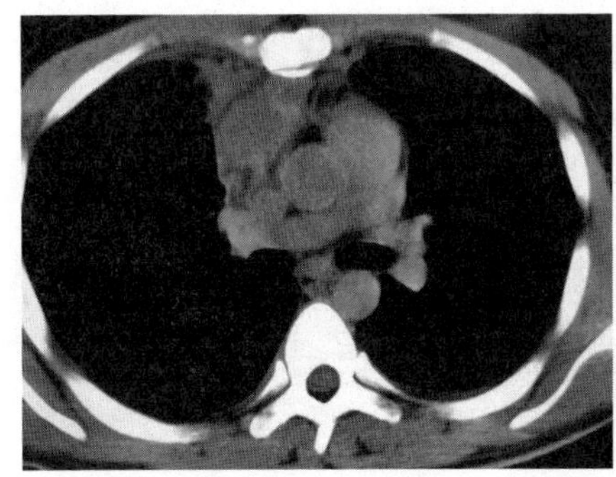
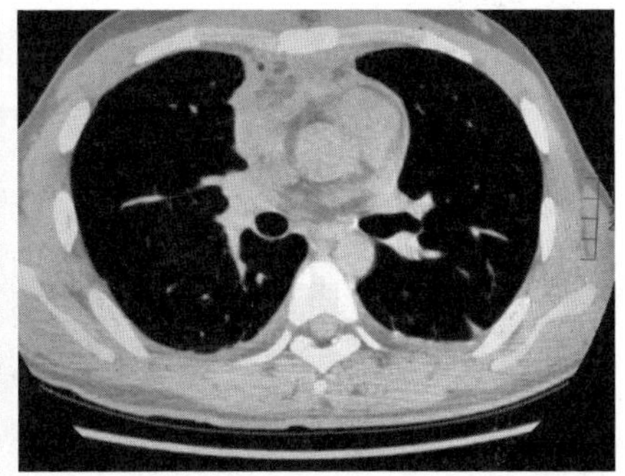

图 17–3　原有病灶大部分均已清除

患者未再出现胸痛，无呼吸困难，无咳嗽、咳痰，无畏寒、发热，病情稳定好转出院。嘱患者院外：（1）休息 3 个月；（2）低脂、高蛋白饮食，戒烟酒；（3）3 个月内避免扩胸运动；（4）出院后第 1、第 3 个月门诊随访胸部 CT。

出院诊断：前纵隔成熟性囊性畸胎瘤。

析评：畸胎瘤起源于原始生殖细胞，分为成熟畸胎瘤和未成熟畸胎瘤。尽管畸胎瘤大多数发生在年轻人中，但研究发现 7 个月的婴儿乃至 65 岁的老年人都可发病。男女发病率无明显差别，发病者没有发现易感条件或者相关异常。畸胎瘤最常发生在卵巢，其次为睾丸，亦可发生于沿人体中轴线的骶尾部、腹膜后、纵隔及颅内等部位。但发生在纵隔的良性畸胎瘤是非常少见的，约占纵隔肿瘤的3%～12%。大约95%的良性畸胎瘤发生在前纵隔，其余发生在后纵隔，该患者为前纵隔畸胎瘤。

纵隔畸胎瘤是由于胚胎时期部分鳃裂组织随着膈肌下降进入纵隔而形成的，是源自于胚胎时期的一种多功能细胞。大多数纵隔畸胎瘤生长非常缓慢，不会引起症状，待长到一定程度致邻近结构受压时会产生一系列症状。当出现症状时，胸骨后胸痛和呼吸困难是最常见的。该病亦可并发感染、上腔静脉阻塞综合征、心包填塞甚至恶变，且有粘连和破溃入支气管及气管的危险。大多数破裂畸胎瘤可出现肺萎陷、邻近肺组织实变、胸腔积液或心包积液等征象。畸胎瘤破裂后引起的胸腔积液多为淡黄色渗出液，合并感染时可出现脓胸，但自发破裂引起血胸的较少见。关于畸胎瘤自发破裂引起胸腔积液的原因目前尚不清楚，既往研究提示其发生的机制可能包括：(1) 肿瘤内的成熟胰腺、涎腺及肠上皮组织等分泌消化酶，溶解周围组织或引起非感染性炎症，检验发现囊液中，或其破溃后引起的胸腔积液或心包积液中的胰淀粉酶和蛋白酶含量较高；(2) 肿瘤的皮脂类物质引起黄色肉芽肿样反应；(3) 肿瘤长期压迫导致慢性缺血性坏死继发破裂等。

对于成熟畸胎瘤的诊断，临床医生可根据典型的影像学表现作出初步判断，但最终诊断依赖于组织病理学。成熟性畸胎瘤呈囊性，大多数直径为4～15 cm，少数为1～2 cm或更大，约93%～96%的肿瘤内可见脂肪密度组织。成熟性畸胎瘤的X线片可能有骨骼、牙齿的阴影，其CT检查的特征性表现是以脂肪密度为主的肿块，内含钙化的实体结节，或肿块合并部分液化。脂肪组织在MRI上表现为T2W1、T1W1高信号，更易发现。影像资料上的骨、牙齿、脂肪及毛发表现可为成熟畸胎瘤的诊断提供重要依据。而该病例标本为灰褐色软组织块，以囊实性组织为主，其内可见毛发等组织，符合典型畸胎瘤的表现。

急性胸腹痛本是临床工作中最常见的症状，其病因复杂。最常见的疾病包括急性心肌梗死、主动脉夹层、肺栓塞、张力性气胸、食管破裂、肺炎及恶性肿瘤等。而该患者为年轻男性，既往没有基础疾病，经抗感染治疗胸痛可有缓解，惯性思维认为胸痛发作可能与呼吸系统感染有关，以至于延误诊治。

纵隔畸胎瘤的临床症状不典型，早期诊断须结合临床表现及CT等辅助检查，一经诊断应尽快行手术摘除。早期手术容易摘除，若肿瘤继发感染或恶变，手术难度明显增大，甚至难以切除；若为恶性肿瘤，术后应行放疗、化疗等综合治疗。

参考文献

[1]樊涛,郭利锋,刘平. 前纵隔肿瘤的影像学与临床病理对照分析[J]. 现代肿瘤医学, 2015, 23(20): 3038-3042.

[2]于军.胸腔镜手术与开胸手术治疗纵隔肿瘤的效果对比[J]. 实用癌症杂志, 2016, 31(9): 1515-1517.

[3]Xu Y, Wang J, Peng Y, et al. CT characteristics of primary retroperitoneal neoplasms in children[J]. *Eur J Radiol*, 2010, 75(3): 321-328.

（孔令文　谢　明）

病例 18

急性肺栓塞致胸痛 1 例

要点： 肺栓塞是以各种栓子栓塞肺动脉或其分支为发病原因的一组疾病或临床综合征的总称，可导致以肺循环和呼吸功能障碍为主要临床表现和病理生理特征的疾病，包括肺动脉血栓栓塞症、脂肪栓塞综合征、空气栓塞、羊水栓塞等。该病例中的栓塞考虑血栓栓塞可能性较大，但来源不明。肺栓塞的发病率及病死率均极高，因症状缺乏特异性，确诊需要特殊的检查技术，故检出率偏低，临床上仍存在较严重的漏诊和误诊现象。

蔡某某，男，51 岁，2021 年 5 月 10 日入院。

主诉： 活动后胸闷痛、气促 2 小时。

现病史： 入院前 2 小时，患者活动后出现胸闷痛、气促，以心前区憋闷痛为主，休息可缓解，伴咽喉部紧缩感、大汗淋漓，伴头晕、黑蒙，症状持续数秒可自行缓解，无咳嗽、咳痰，无咯血，无发热、畏寒，即到我院急诊科就诊，急诊以“胸痛待查”收入心内科治疗。

既往史： 有多年消化道溃疡病史，否认冠心病、糖尿病、慢性支气管炎、高血压等慢性病史。

个人史： 吸烟 20 年余，约 20 支/天，无饮酒史。

家族史： 无心脏病家族史。

查体： 体温 36.5 ℃，脉搏 117 次/分，呼吸 23 次/分，血压 120/70

mmHg。平卧位，颈静脉稍有怒张，双肺呼吸音清晰，未闻及干湿啰音。心浊音界无扩大，心率 117 次/分，律齐，各瓣膜听诊区未闻及病理性杂音。腹平软，全腹无压痛、反跳痛及肌紧张，肝脾肋缘下未扪及，Murphy 征阴性，腹部血管杂音阴性，移动性浊音阴性，双肾区无叩痛。双下肢无水肿，病理征阴性。

辅助检查：

1. 入院时心电图：窦性心动过速，$S_{Ⅰ}Q_{Ⅲ}T_{Ⅲ}$，Ⅱ、Ⅲ、aVF、V_1 ~ V_6 导联 T 波低平、倒置（图 18-1）。

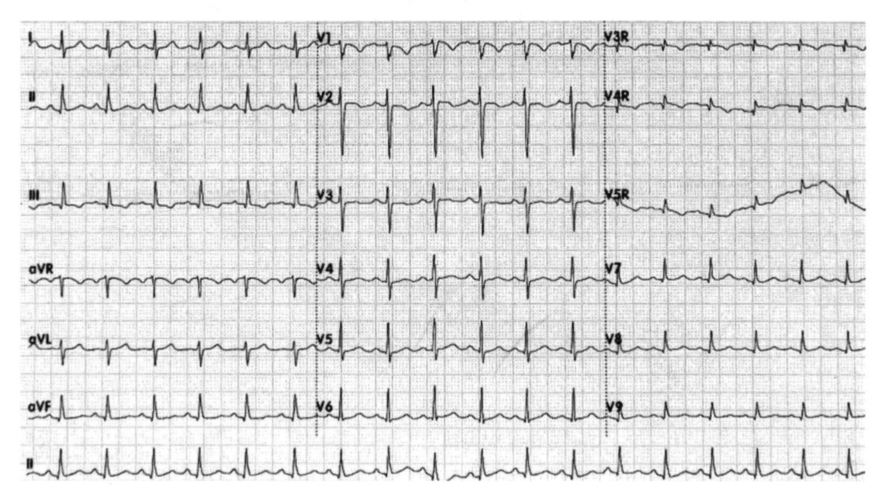

图 18-1　窦性心动过速，$S_{Ⅰ}Q_{Ⅲ}T_{Ⅲ}$，Ⅱ、Ⅲ、aVF、V_1 ~ V_6 导联 T 波低平、倒置

2. 血气分析：PCO_2 30 mmHg，PO_2 62 mmHg，血氧饱和度 96.5%。心肌标志物：cTnI 0.045 μg/L，CK-MB 2.9 U/L。

3. 入院 D-二聚体动态变化：14.4 μg/mL（入院第 1 天）→大于 30 μg/mL（入院第 2 天）→5.99 μg/mL（入院第 3 天）→3 μg/mL（入院第 5 天）→2.45 μg/mL（入院第 7 天）→1.98 μg/mL（入院第 8 天）→1.04 μg/mL（出院前）。

4. 入院急诊胸部 CT：（1）左肺上叶前段，右肺中叶外侧段及右水平裂区实性小结节；（2）左肺上叶下舌段节段性不张；（3）心包少量积液（图 18-2）。

5. 超声心电图：（1）右心增大；（2）肺动脉高压；（3）三尖瓣重度反流；（4）肺动脉瓣轻度反流；（5）左室舒张功能减退。

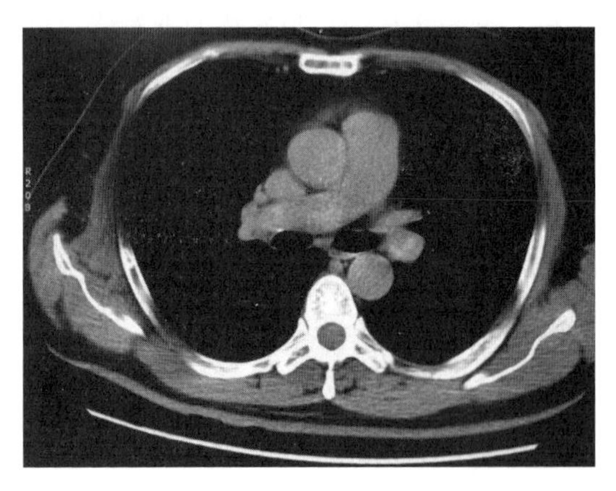

图 18-2　CT 平扫未见明显异常

双下肢血管彩超：（1）双下肢股动脉、腘动脉、胫前动脉、胫后动脉内膜毛躁；（2）双下肢股静脉、腘静脉、胫前静脉、胫后静脉未见明显异常。

6. 入院第 2 天肺动脉 CTA：左右肺动脉主干，右肺上中下叶肺动脉及左肺上下叶肺动脉分支腔内见低密度充盈缺损，部分肺动脉闭塞（图 18-3）。

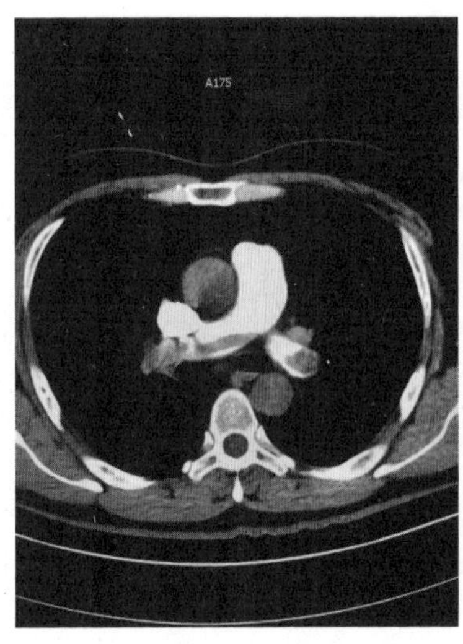

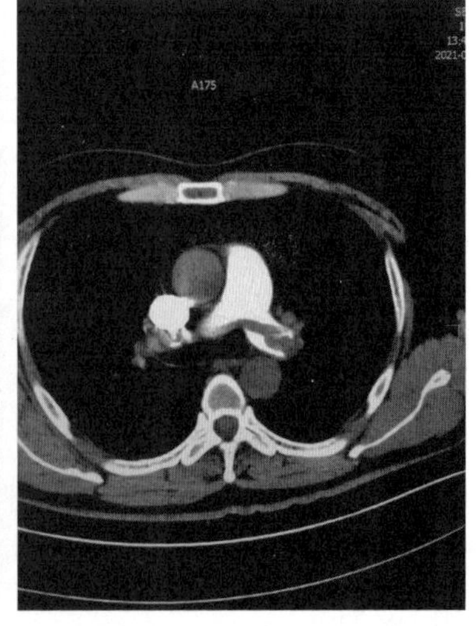

图 18-3　双侧肺动脉内可见充盈缺损的软组织影

入院诊断：胸闷痛原因待查：（1）急性冠状动脉综合征？（2）心律失常？（3）胃心综合征？（4）肺动脉栓塞？

诊疗过程：入院给予硝酸甘油改善循环，低分子肝素钙抗凝，美托洛尔控制心室率等治疗，胸痛、气促症状缓解不明显。入院第 2 天患者突发剧烈胸痛，呈心前区紧缩感，伴大汗，乏力。查体：呼吸 21 次/分，血压 123/70 mmHg，氧饱和度 95%。双肺呼吸音粗，未闻及明显干湿啰音，心率 90 次/分，各瓣膜听诊区未闻及病理性杂音。复查血气分析提示严重低氧血症及 D–二聚体明显升高，急诊肺动脉 CTA 提示双侧肺动脉栓塞。根据肺动脉 CTA 检查，目前肺动脉栓塞诊断明确，给予抗凝等治疗后胸痛和呼吸困难症状缓解不明显，入院第 3 天行肺动脉造影术，术中发现：左右肺动脉主干及其部分主分支可见充盈缺损，行肺动脉捣栓术及肺动脉溶栓术（图 18–4）。再次造影显示肺动脉充盈缺损较前明显较少，术后给予抗凝治疗，监测血气分析，氧分压逐渐恢复正常，D–二聚体逐渐下降并恢复正常，复查心电图：窦性心律，Ⅰ导联未见 S 波，Ⅱ、Ⅲ、aVF、V_1 ~ V_6导联 T 波低平、倒置（图 18–5）。

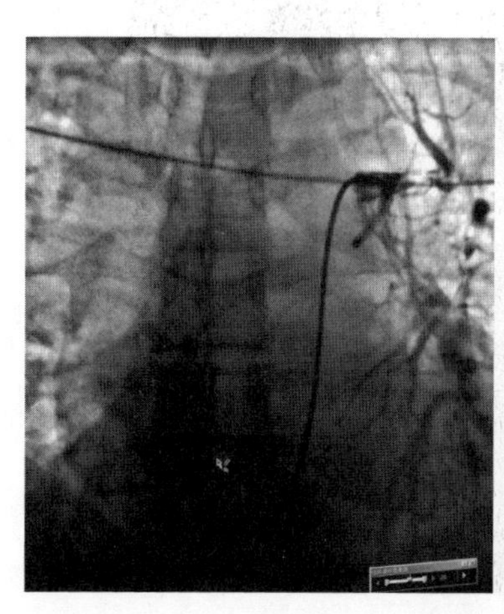
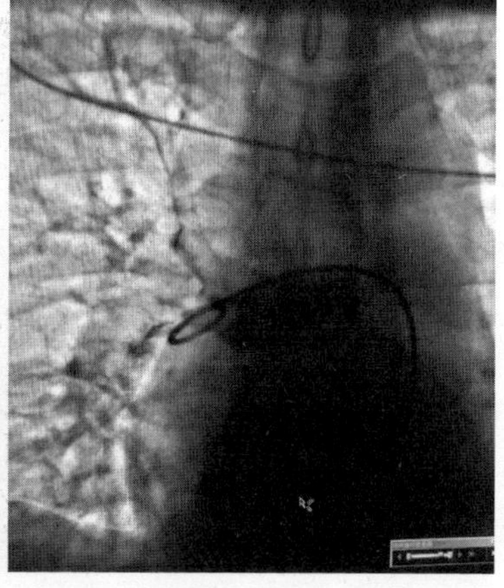

图 18–4　*左右肺动脉捣栓术及溶栓术*

患者未再出现呼吸困难、胸痛，无咳嗽、咳痰、畏寒发热，病情稳定，于入院第 16 天好转出院。出院医嘱：（1）继续服药治疗，利伐沙班片 15 mg/日；（2）在专科医生的指导下调整药物，患者为急性肺栓

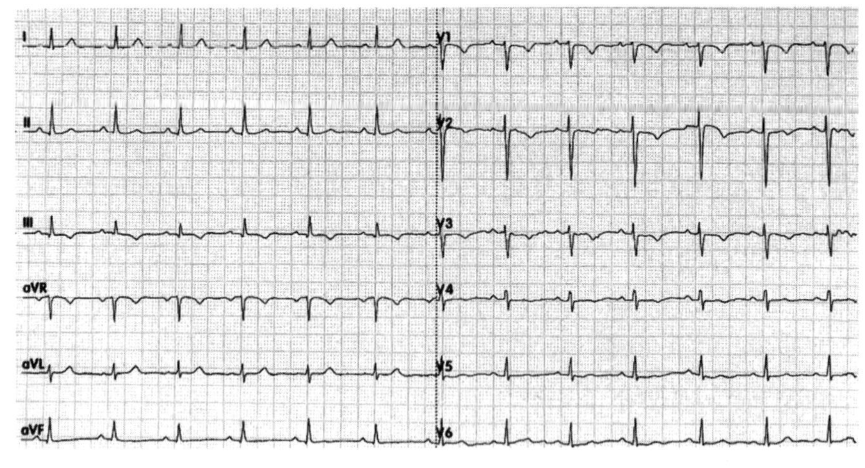

图 18-5 肺动脉介入术后：窦性心律，Ⅰ导联未见 S 波，Ⅱ、Ⅲ、aVF、V_1 ~ V_6 导联 T 波低平、倒置

塞，须口服抗凝药至少 3 个月，门诊随访明确是否须继续抗凝治疗；（3）定期复查血气分析、肝功能、肾功能、凝血功能、D-二聚体；（4）随访心脏彩超、下肢血管彩超、肺部 CTA 等。

出院诊断：急性肺栓塞，肺动脉捣栓术、溶栓术后。

析评：肺栓塞是指因各种栓子阻塞肺动脉或其分支而引起肺循环和右心功能衰竭的临床综合征，包括肺动脉血栓栓塞症、脂肪栓塞综合征、空气栓塞、羊水栓塞及肿瘤栓塞等。下肢深静脉血栓是肺动脉血栓栓塞症血栓的主要来源，而肺动脉血栓栓塞症和下肢深静脉血栓是静脉血栓栓塞症在不同部位、不同阶段的两种临床表现形式。通常所称的急性肺栓塞即肺动脉血栓栓塞症，为肺栓塞最常见的类型，是一种发病急、猝死率高的疾病，因此快速有效的治疗对于急性肺动脉血栓栓塞症患者至关重要。

肺栓塞的典型临床表现为呼吸困难、胸痛、咯血，主要取决于栓子直径的大小、被栓塞的部位、被栓塞的速度及临床严重程度以及是否并存其他心肺基础疾病。目前研究表明，在实际的临床工作中单一表现为呼吸困难或者胸闷、胸痛症状的肺栓塞比例偏高。其中约 80%～90%的肺栓塞患者只呈现出单一的呼吸困难症状。对于既往有肺部疾病或心力衰竭的患者，可能仅表现出原有的呼吸困难症状加重。肺栓塞后残余肺血管阻塞、低氧血症致肺动脉高压，右心负荷增加，患者可出现进行性呼吸困难、运动耐力减低。

肺栓塞的不典型临床表现包括：心悸、胸闷、气促、咳嗽（咳痰）、头晕、晕厥等，而低血压状态、休克和猝死等情况相对少见。心悸、胸闷、气促等症状亦是心内科常见疾病的临床表现，不具备特异性。该病例中患者以胸闷、气促为表现，发病时血气分析及D-二聚体均正常，且无血栓形成相关高危因素，故未将肺栓塞考虑为第一诊断。后病情加重，并发剧烈胸痛，心电图及心肌酶谱排除急性心肌梗死，另外心电图提示 $S_1Q_{III}T_{III}$ 征，同时合并严重的低氧血症及 D-二聚体明显升高，超声心电图提示右心增大、肺动脉高压，故考虑急性肺栓塞，行肺动脉 CTA 确诊。

因肺栓塞缺乏特异性表现，所以通过患者的临床症状与生命体征诊断疾病不太现实。既往临床多采用 X 线扫描诊断，但只有患者存在胸腔积液，肺栓塞才能得到确诊。多层螺旋 CT 可清晰、直接、准确地显示人体肺动脉及肺动脉分支中的栓子，并且可通过联合成像明确栓塞的详细情况，为临床提供更为精准的诊断证据。再者，CT 扫描的覆盖范围较广，可进行高质量三维图像重建，诊断敏感性、特异性与准确性较高。

急性肺栓塞的治疗主要有抗凝、溶栓、介入等方法。该病例中患者为肺栓塞中危组，不推荐常规溶栓，于是首先给予抗凝治疗，但经积极抗凝治疗后患者症状无缓解。患者虽无行肺动脉栓塞溶栓治疗指征，但系肺动脉主干血栓，病变影响范围较大，遂行肺动脉介入治疗。术后患者胸闷、气促症状明显缓解。通过本例患者的成功诊治，我们体会到对于中危肺栓塞患者，若存在肺动脉主干或主要分支血栓，经积极内科治疗无效，可行导管介入治疗；且患者有多年消化道溃疡病史，导管直接溶栓优于系统性溶栓，可降低出血风险；而对于突发胸痛的高危患者，须要争分夺秒排除高危胸痛：急性心肌梗死、急性肺栓塞、主动脉夹层、张力性气胸等，并按照相关疾病的抢救流程进行治疗，以降低致残率、死亡率。

肺栓塞与心血管事件有着相似的病理生理学过程。若来诊患者同时合并高血压、冠心病、心房颤动、心力衰竭等基础疾病，或者正处于心血管介入手术的围手术期内，当出现现有诊断不能解释的呼吸困难、胸闷、胸痛、咯血、晕厥等肺栓塞的不典型症状时，临床一线医生应跳出固有思维模式，全面分析患者病情。对于低度可疑的肺栓塞患者应先进行经年龄矫正的D-二聚体检查来协助排除诊断；对于伴有右心功能不全的高危肺栓塞患者应完善心电图、胸部X线、超声心电图、放射性核素显像、右心导管检查等检查。血流动力学稳定的高度疑诊肺栓塞患者可完善CT肺动脉造影、磁共振肺动脉造影等检查以确诊。在积极治疗其他基础疾病的同时，尽快对肺栓塞患者进行适当的危险分层，并依据不同的危险分层结果给予不同的治疗方案，以期降低患者的病死率，改善患者的远期预后。

参考文献

[1]赵智慧，王勇，罗勤，等.球囊肺动脉成形术治疗慢性血栓栓塞性肺动脉高压的安全性和有效性分析[J].中国循环杂志，2019，34(6)：563-567.

[2]中华医学会呼吸病学分会肺栓塞与肺血管病学组，中国医师协会呼吸医师分会肺栓塞与肺血管病工作委员会，全国肺栓塞与肺血管病防治协作组.肺血栓栓塞症诊治与预防指南[J].中华医学杂志，2018，98(14)：1060-1087.

[3]朱杰，许小毛.老年恶性肿瘤合并静脉血栓栓塞症患者的临床特点及预后分析[J].中华老年医学杂志，2020，39(2)：176-181.

[4]中华医学会呼吸病学分会肺栓塞与肺血管病学组，中国医师协会呼吸医师分会肺栓塞与肺血管病工作委员会，全国肺栓塞与肺血管病防治协作组，全国肺动脉高

压标准化体系建设项目专家组.中国肺动脉高压诊断与治疗指南(2021版)[J].中华医学杂志, 2021, 101(1): 11-51.

[5]顾瑞林.肺栓塞患者行多层螺旋CT诊断的临床应用价值研究[J].影像研究与医学应用, 2020, 4(10): 115-116.

[6]Williams MC, Morley NCD, Muir KC, et al. Coronary artery calcification is associated with mortality independent of pulmonary embolism severity: a retrospective cohort study [J]. *Clin Radiol*, 2019, 74(12): 973.e7-973.e14.

(马 渝 肖 骏)

病例19

急性胸膜炎致胸痛1例

要点：胸膜炎是发生在胸膜腔内的炎症，可由多种因素引起。胸膜腔是胸膜的脏层和壁层在肺根处相互转折移行所形成的一个密闭的潜在腔隙，左右各一，互不相通。腔内没有气体，仅有少量浆液，可减少呼吸时的摩擦；腔内为负压，有利于肺的扩张，有利于静脉血与淋巴液回流。胸膜炎为细菌、结核菌侵犯胸膜，或者自身免疫性疾病、恶性肿瘤导致的一系列炎症反应，常伴胸腔积液，症状以发热、咳嗽、胸痛、呼吸困难为主，多数胸膜炎预后较好，但癌性胸膜炎预后较差。

李某某，男，39岁，2020年7月3日入院。

主诉：左侧胸痛1周，加重6小时。

现病史：入院前1周，患者无明显诱因出现左前胸壁疼痛，表现持续疼痛，深呼吸时加重，不伴发热畏寒，不伴喘累、心悸不适，不伴咯血，无腹胀、腹痛。于当地医院就诊，考虑诊断“急性冠状动脉综合征”，即转入我院进一步治疗。急诊查心肌酶谱、肌钙蛋白、超声心电图等指标基本正常，胸部CT：双下肺感染性病灶，左前胸膜炎，陈旧性肋骨骨折。急诊以“胸膜炎，肺炎”收入胸外科住院治疗。

既往史：否认糖尿病、高血压、冠心病等病史。

个人史：无吸烟、饮酒史。

家族史：无心脏病家族史。

查体：体温 36.8 ℃，脉搏 71 次/分，呼吸 20 次/分，血压 146/100 mmHg。急性面容，颈静脉无怒张。左肺触诊语颤减弱，左下肺叩诊实音，右下肺呼吸音稍粗，左下肺呼吸音低，双肺可闻及少量湿啰音，未闻及哮鸣音。心前区无异常隆起，心浊音界正常，心率 71 次/分，律齐，各瓣膜听诊区未闻及病理性杂音。腹平软，全腹部无压痛、反跳痛及肌紧张，肝脾肋缘下未扪及，Murphy 征阴性，腹部血管杂音阴性，移动性浊音阴性，双肾区无叩痛。双下肢无水肿，病理征阴性。

辅助检查：

1. 心电图：窦性心律，Ⅲ、aVF 导联异常 Q 波（图 19-1）。

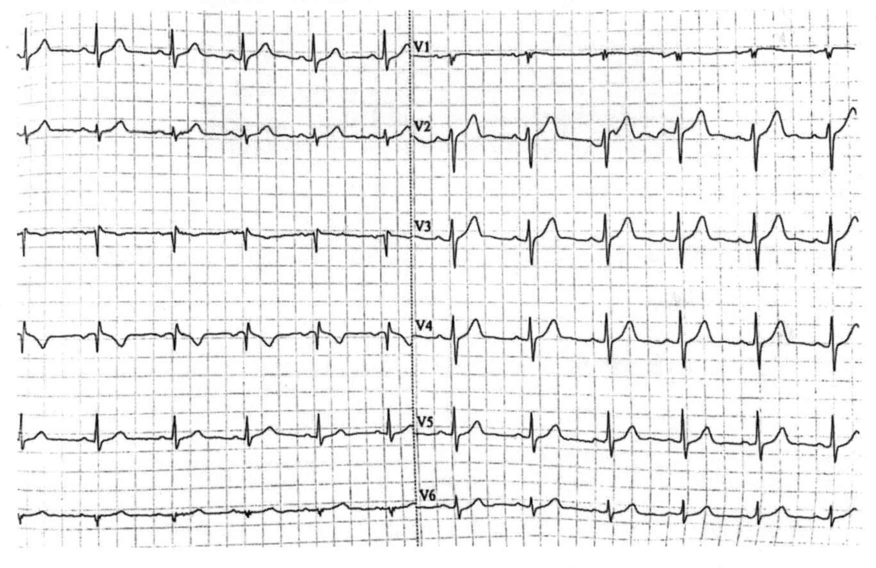

图 19-1 窦性心律，Ⅲ、aVF 导联异常 Q 波

2. 急诊胸部 CT 平扫：（1）左肺上叶舌段、右肺中叶及双肺下叶少许节段性肺不张；（2）左侧第 5 ~ 7 肋骨骨折，部分骨痂形成；双侧多根后肋局部皮质稍毛糙，请结合病史及随诊除外不全性骨折（图 19-2）。

3. 血常规：WBC 10.07×10^9/L，N 70%，RBC 5.09×10^{12}/L，Hb 153 g/L，PLT 229×10^9/L。

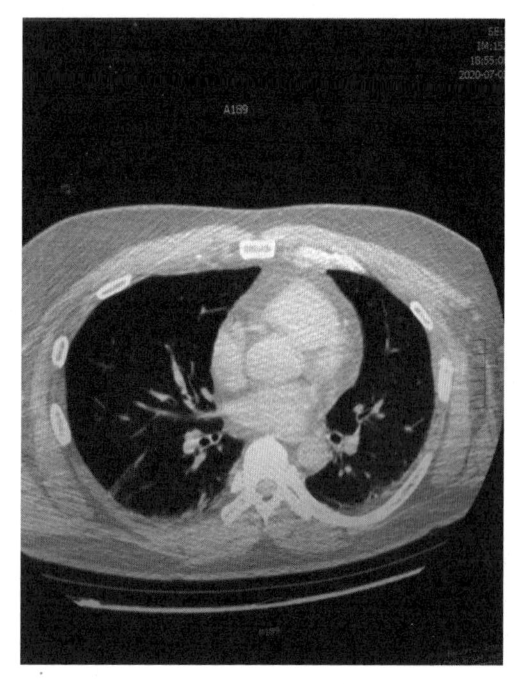

图 19-2　治疗前双下肺少许炎症

4. 结核杆菌 γ-干扰素释放试验（T-N）114.95 pg/mL，结核杆菌感染 T 细胞检测阳性。

5. 超声心电图：静息状态下心脏结构及血流未见明显异常。

6. 腹部 B 超：（1）脂肪肝；（2）餐后胆囊，胆泥形成，必要时请空腹随诊；（3）胰腺、脾脏、肾脏显示部分未见明显异常。

入院诊断：

1. 左侧急性胸膜炎。

2. 肺部感染。

3. 双肺节段性肺不张。

诊疗过程：入院积极给予抗感染、雾化祛痰等治疗，加强咳嗽、咳痰和呼吸功能锻炼。患者胸壁疼痛逐渐好转，无发热、畏寒，无咯血等。复查胸部 CT：右肺下叶、双肺后叶少许节段性肺不张及膨胀不全，较前大部分复张（图 19-3）。患者好转出院，嘱回当地医院继续排除结核相关疾病。

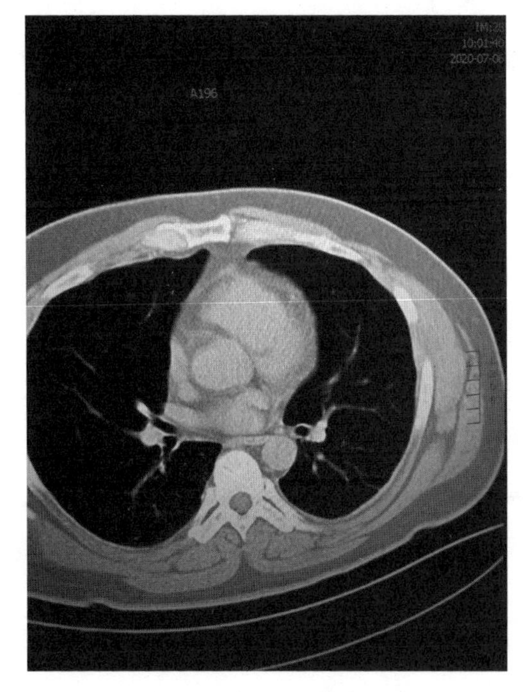

图 19-3　治疗后双下肺炎症吸收

出院诊断：

1. 左侧急性胸膜炎。

2. 肺部感染。

3. 双肺节段性肺不张。

析评：胸膜炎是指由致病因素（通常为病毒或细菌）刺激胸膜所致的胸膜炎症，又称“肋膜炎”。胸膜腔是胸膜的脏层和壁层在肺根处相互转折移行所形成的一个密闭的潜在的腔隙，左右各一，互不相通，腔内没有气体，仅有少量浆液，可减少呼吸时的摩擦，腔内为负压，有利于肺的扩张，有利于静脉血与淋巴液回流。根据胸腔内是否伴液体积聚分为渗出性胸膜炎和干性胸膜炎。炎症控制后，胸膜功能可恢复至正常，少数可发生两层胸膜相互粘连。该病多见于青年人和儿童。

胸痛是胸膜炎最常见的症状，常突然发生，疼痛程度差异较大，可伴不适感或严重的刺痛，或仅在患者深呼吸或咳嗽时出现，也可持续存在并因深呼吸或咳嗽而加剧。胸痛是由壁层胸膜的炎症引起的，出现于正对炎症部位的胸壁，也可表现为腹部、颈部或肩部的牵涉痛。深呼吸可致疼痛，引起呼吸浅快，患侧肌肉运动较对侧弱。若发生大量积液，可致两层胸膜相互分离，则胸痛可消失。大量胸腔积液可致呼吸时单侧或双侧肺活动受限，发生呼吸困难。查体可闻及胸膜摩擦音。

临床诊治胸痛患者时，最常考虑的原因是心肌梗死、肺栓塞、主动脉夹层等疾病。但该患者无冠心病、血栓形成的高危因素，心肌酶谱、肌钙蛋白均正常，既往无高血压病史，血压无明显升高，因此不考虑以上疾病。患者为青壮年，胸痛与呼吸相关，须考虑呼吸系统疾病，如气胸、肺炎、胸膜炎等，且患者胸部 CT 提示胸膜炎，诊断明确。胸膜炎特别是干性胸膜炎须要与其他常见胸痛疾病鉴别，否则容易误诊、漏诊。

针对胸膜炎，须进一步明确病因，如病原体感染（如结核性、真菌性）、恶性肿瘤（如胸肺部恶性肿瘤侵犯胸膜）、自身免疫病（如系统性红斑狼疮）等。胸膜炎的治疗以对因治疗为主，结合合理的对症治疗：(1) 如为渗出性胸膜炎，应卧床休息，采取患侧卧位，使健侧肺发挥代偿作用，加强营养。(2) 抗生素治疗。(3) 止痛：胸痛剧烈时可使用止痛药。(4) 激素治疗，对于自身免疫性胸膜炎伴高危因素的患者，可适当使用激素类药物；对于急性结核性渗出性胸膜炎，可予肾上腺皮质激素与抗结核药联用。(5) 手术治疗，渗出性胸膜炎或大量胸腔积液，纵隔或心脏受压，明显呼吸困难，积液久治不吸收者须要胸腔穿刺抽液，缓解症状并行病理检查有助于明确病因，以及感染病灶较大且集中，内科治疗效果不佳时可行感染病灶切除术。(6) 针对病因治疗，若为结核引起，须正规抗结核治疗；若为恶性肿瘤导致，须放化疗、手术等治疗。胸膜炎早期积极治疗，可以治愈，一般预后良好。

参考文献

[1]中国恶性胸腔积液诊断与治疗专家共识组.恶性胸腔积液诊断与治疗专家共识[J].中华内科杂志, 2014, 53(3): 252-256.

[2]Reamy BV, Williams PM, Odom MR. Pleuritic Chest Pain: Sorting Through the Differential Diagnosis[J]. *Am Fam Physician*, 2017, 96(5): 306-312.

[3]Chan KP, Fitzgerald DB, Lee YCG. Emerging concepts in pleural infection[J]. *Curr Opin Pulm Med*, 2018, 24(4): 367-373.

[4]Shaw JA, Irusen EM, Diacon AH, et al. Pleural tuberculosis: A concise clinical review [J]. *Clin Respir J*, 2018, 12(5): 1779-1786.

[5]Feller-Kopman DJ, Reddy CB, DeCamp MM, et al. Management of Malignant Pleural Effusions. An Official ATS/STS/STR Clinical Practice Guideline[J]. *Am J Respir Crit Care Med*, 2018, 198(7): 839-849.

[6]Saunders J, Ashton M, Hall C, et al. Pain management in patients with malignant mesothelioma: challenges and solutions[J]. *Lung Cancer (Auckl)*, 2019, 10: 37-46.

（汪　浩　岳瑞华）

病例 20

阻塞性睡眠呼吸暂停低通气综合征致反复胸闷、心悸 1 例

要点：胸闷、心悸最常见的病因为心脏疾病，如冠心病、心律失常等，贫血、感染、甲亢等也可引起胸闷、心悸。该患者既往有糖尿病病史、吸烟史，这些均为冠心病高危因素，且冠状动脉造影提示冠心病诊断明确，但在针对冠心病进行治疗后症状无缓解，此时须考虑其他疾病所致的胸闷、心悸，最终明确因气道堵塞引起呼吸暂停与低通气，导致胸闷、心悸。

张某某，男，43 岁，2021 年 2 月 27 日入院。

主诉：胸闷、心悸 2 小时。

现病史：入院前 2 小时，患者突发胸闷、心悸，气促不适，呈心前区持续性紧缩感及压榨感，伴大汗淋漓，无肩背部放射痛，无持续性“撕裂样”疼痛，无咯血、呕血，无咳嗽、咳痰，遂于当地医院就诊，心电图提示“心房颤动，多导联 ST 段压低”，考虑“急性冠状动脉综合征，心房颤动”，予以对症处理（具体不详）后症状无明显缓解，转入我院治疗。我院急诊心电图提示“心房颤动，多导联 ST 段压低，室性期前收缩”。心肌损伤标志物：肌钙蛋白 0.028 ng/mL，CK-MB 正常，Myo 正常，K^+ 2.9 mmol/L。以“急性冠状动脉综合征”收入心内科住院治疗。

既往史：2 型糖尿病病史 5 年，口服“二甲双胍 500 mg，qd”控制血糖。间断测血糖，空腹血糖波动在 8 ~ 9 mmol/L。否认冠心病、高血

压等病史。

个人史：吸烟 20 年，约 20 支/天，无饮酒史。

家族史：无早发心脏病家族史。

查体：体温 36.6 ℃，脉搏 112 次/分，呼吸 20 次/分，血压 122/57 mmHg。平卧位，无颈静脉怒张，肝颈静脉回流征阴性，双肺呼吸音清晰，未闻及干湿啰音。心浊音界无扩大，心率 112 次/分，各瓣膜听诊区未闻及病理性杂音。腹平软，全腹部无压痛、反跳痛及肌紧张，肝脾肋缘下未扪及，Murphy 征阴性，腹部血管杂音阴性，移动性浊音阴性，双肾区无叩痛。双下肢无水肿，病理征阴性。

辅助检查：

1. 我院急诊心电图：心房颤动，多导联 ST 段压低，T 波双向、倒置（图 20-1）。

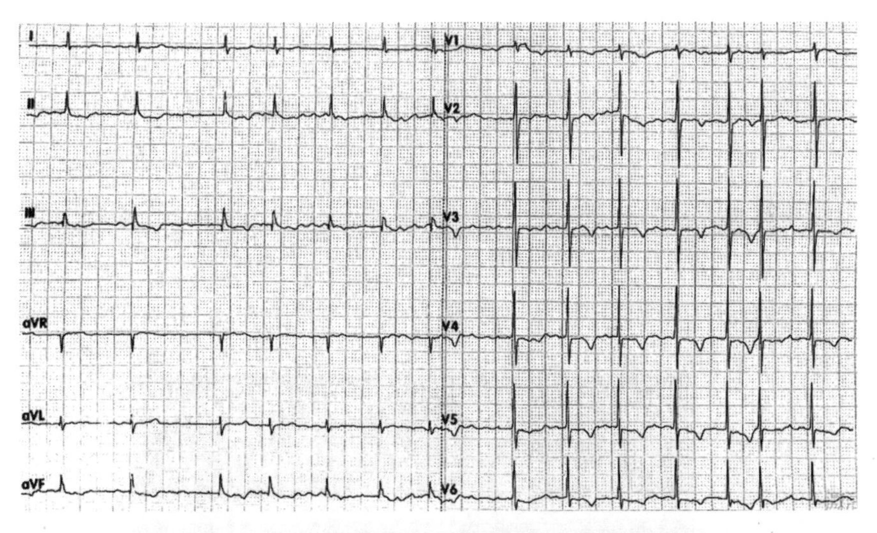

图 20-1　心房颤动，多导联 ST 段压低，T 波双向、倒置

入院复查心电图：窦性心律，房性早搏，多导联 ST 段压低，伴 T 波低平、倒置（图 20-2）。

2. 血气分析：pH 7.51，PCO_2 24 mmHg，PO_2 116 mmHg。电解质：K^+ 2.9 mmol/L，Ca^{2+} 1.05 mmol/L，GLU 9.6 mmol/L。

3. 血脂：TC 4.67 mmol/L，LDL-c 3.1 mmol/L，K^+ 3.3 mmol/L。

NT-proBNP 未见明显异常。CK-MB 18 U/L，cTnI 0.047 ng/mL。

4. 胸部 CT 平扫：（1）肺气肿；（2）双肺后份胸膜下弧形模糊影，考虑坠积效应。

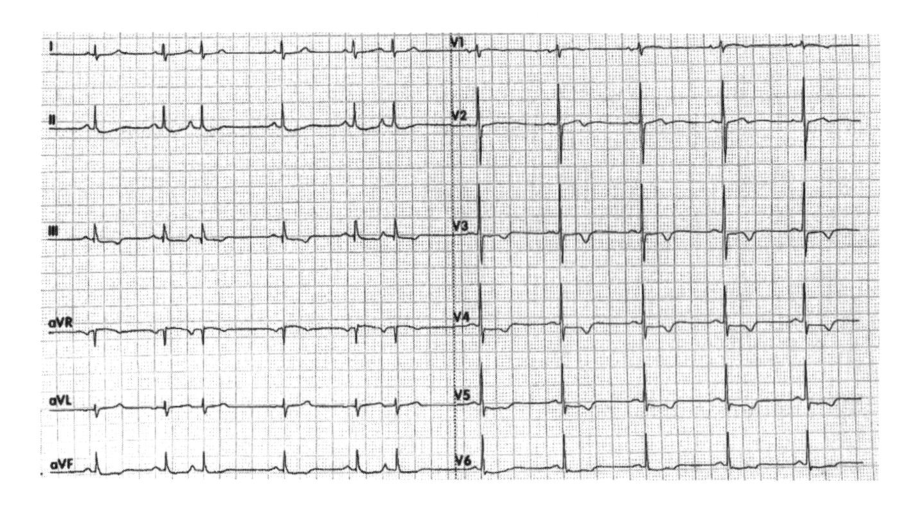

图 20-2　窦性心律，房性早搏，多导联 ST 段压低，伴 T 波低平、倒置

5. 超声心电图：（1）左室壁增厚；（2）左心功能减低。

6. 心肌 ECT：静息状态下，左心室下壁中段心肌轻度缺血改变，下壁基底段重度缺血；左心室收缩功能减低，EF 47%；左心室间隔中段及基底段、下壁中段及基底段近间壁处运动重度减弱（图 20-3、图 20-4、图 20-5）。

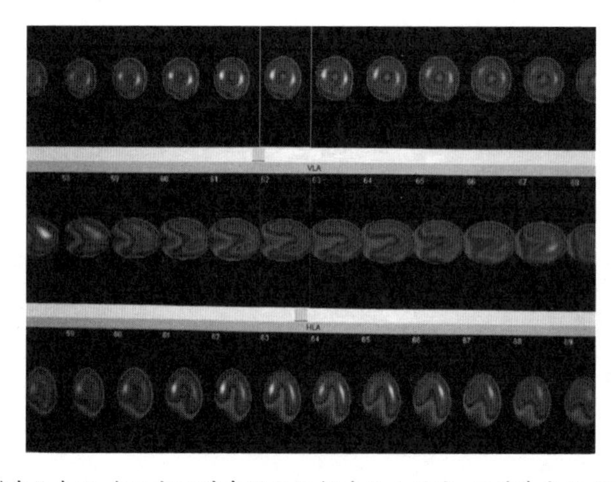

图 20-3　静息状态下，左心室下壁中段心肌轻度缺血改变、下壁基底段重度缺血

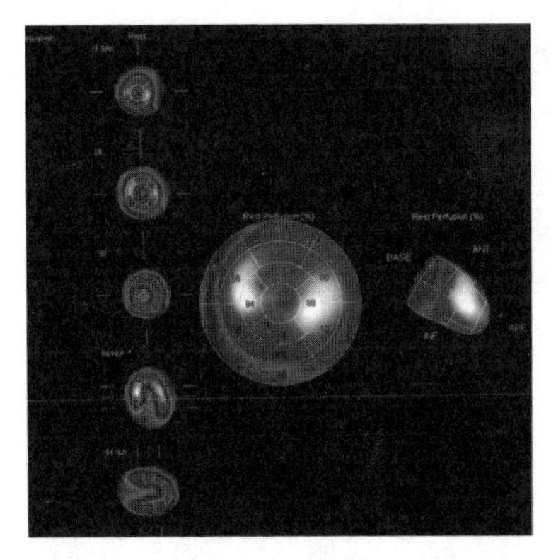

图 20-4　左心室收缩功能减低，EF 47%

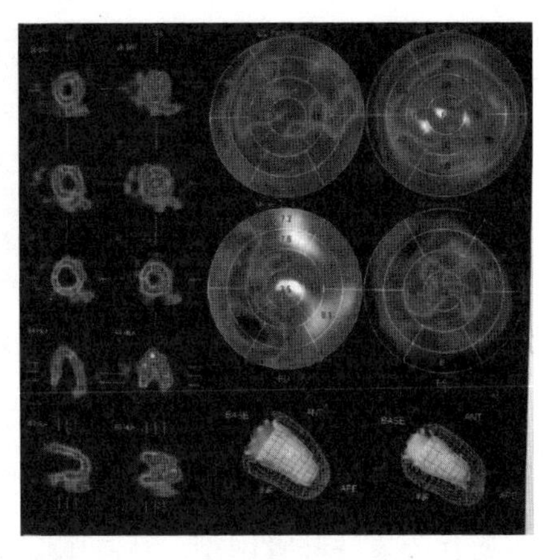

图 20-5　左心室间隔中段及基底段、下壁中段及基底段近间壁处运动重度减弱

7. 入院第 11 天行颈部增强 CT：左侧声门上区软组织结节凸起，倾向于良性可能（息肉?），肿瘤待排，鼻咽顶后壁软组织增厚，考虑腺样体增生。

入院诊断：

1. 胸闷、心悸待查：（1）冠状动脉粥样硬化性心脏病，急性冠状动脉综合征，阵发性房颤，Killip Ⅰ级；（2）消化性溃疡?

2. 2 型糖尿病。

诊疗过程：

1. 入院予以改善循环、抗凝、双联抗血小板聚集、调脂、稳定斑块、控制心率、降低心肌氧耗、营养心肌、改善心肌能量代谢、补钾等治疗。

2. 入院第 2 天行冠状动脉造影：左冠状动脉前降支管壁轻度瘤样扩张，中段局限性狭窄 30%；左冠状动脉回旋支中段弥漫性狭窄 30% ~ 50%，TIMI 血流 3 级；右冠状动脉全程瘤样扩张，未见明显狭窄，TIMI 血流 3 级（图 20-6）。

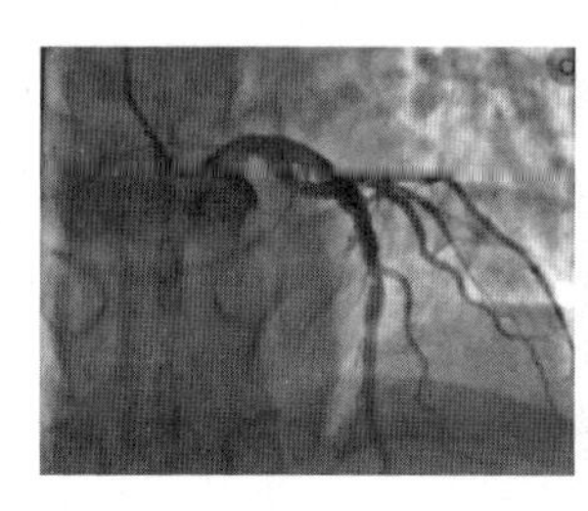
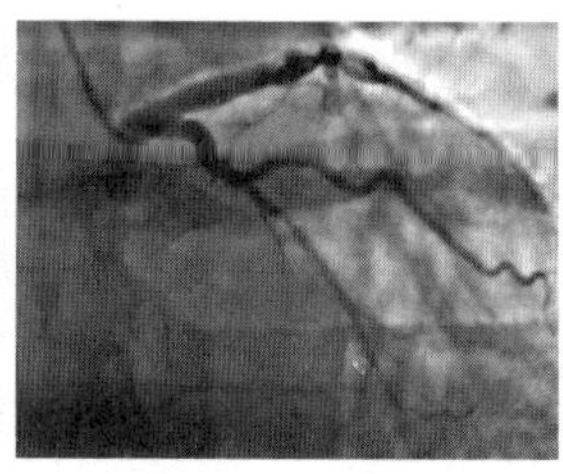
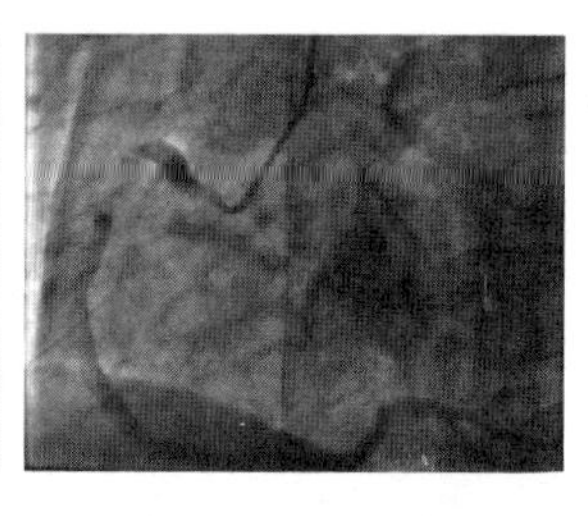

图 20-6　左冠状动脉前降支管壁轻度瘤样扩张，中段局限性狭窄；左冠状动脉回旋支中段弥漫性狭窄；右冠状动脉全程瘤样扩张，未见明显狭窄

3. 患者仍诉间断性咽喉干痒、憋气，心悸、胸闷，咳嗽不适，且时打鼾伴阵发性呼吸困难。行睡眠呼吸监测提示轻度阻塞性睡眠呼吸暂停低通气综合征，轻度睡眠期低氧血症。耳鼻喉专科会诊见：左侧声带后端团块样淡红色新生物，阻塞部分声门区，左侧声带固定，新生物表面欠光滑；发音时右侧声带向左侧靠拢，双侧声带闭合差，声嘶症状明显。行纤维鼻咽喉镜检查见：鼻咽顶壁膨隆，表面附着大量黏性分泌物；左侧声带下缘见团块样新生物，阻塞部分气道，左侧声带固定动度差（图 20-7）。

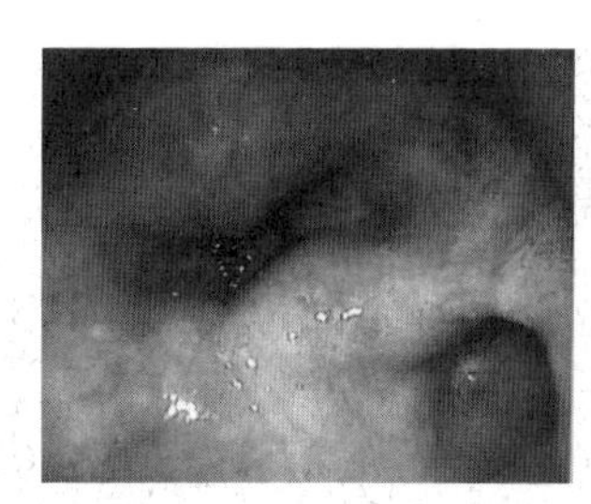
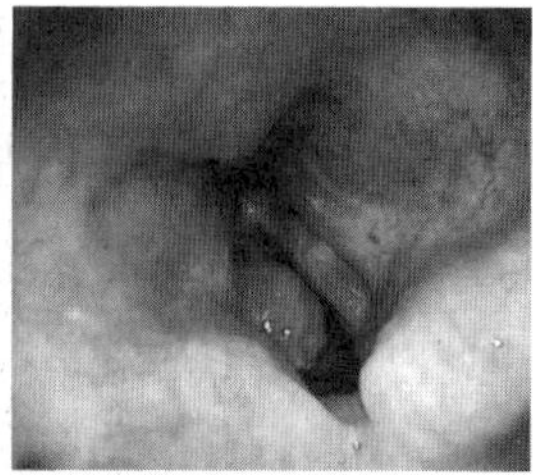
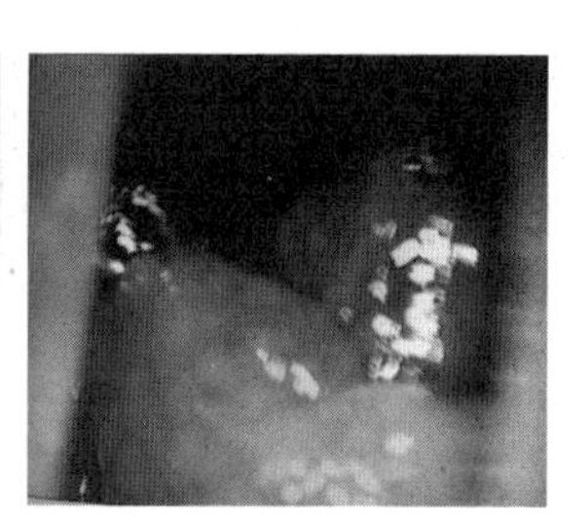

图 20-7　纤维鼻咽喉镜见：左侧声带新生物，阻塞部分气道

4. 结合患者辅助检查结果，考虑胸闷、憋气感由声带下缘见团块样新生物堵塞气道所致，建议手术治疗。患者最终选择保守治疗，要求出院。

出院诊断：

1. 阻塞性睡眠呼吸暂停低通气综合征。

2. 冠状动脉瘤样扩张。

3. 2 型糖尿病。

析评：阻塞性睡眠呼吸暂停低通气综合征主要以睡眠过程中出现反复上气道塌陷为特征，可致患者呼吸暂停及低通气，造成与缺血再灌注损伤机制相似的间歇性低氧，从而引发全身氧化应激反应、炎症反应，引起交感神经兴奋性持续增强，产生一系列病理生理改变，导致身体多系统、多器官损伤，为高血压、心绞痛、脑卒中、心脏骤停及猝死的危险因素之一。

阻塞性睡眠呼吸暂停低通气综合征是常见的睡眠呼吸障碍疾病，随着生活水平的提升及肥胖人口的增多，该病的发病率呈逐年上升趋势。因可致多器官功能障碍并与心脑血管疾病、代谢性疾病、猝死等多系统损害密切相关，该病成为全球研究者关注的热点问题。

反复呼吸暂停可导致慢性间歇性缺氧、二氧化碳潴留等。阻塞性睡眠呼吸暂停低通气综合征的进展可导致交感神经持续紧张、氧化应激反应加重、自由基生成增加和炎症反应加重。该病长期发展可导致血管内皮功能障碍、血液黏度升高、内分泌代谢异常等病理改变，进而导致多器官功能改变。

阻塞性睡眠呼吸暂停低通气综合征的诊断依据：睡眠时反复呼吸暂停、打鼾，伴有注意力不集中、白天嗜睡、情绪障碍等临床表现，可合并2型糖尿病、缺血性心脏病、高血压、脑卒中等；多导睡眠监测低通气指数（AHI）≥5次/时，并以阻塞性呼吸事件为主。OSAHS病情严重程度与低氧血症程度的判断可根据AHI评估，并标明低氧血症程度，轻度：AHI为5～15，低血氧饱和度85%～90%；中度：AHI为16～30，低血氧饱和度65%～84%；重度：AHI>30，低血氧饱和度<65%，若合并相关疾病，应按照重度治疗。

关于阻塞性睡眠呼吸暂停低通气综合征的治疗：（1）内科治疗，戒烟酒、避免服用镇静安眠药物、减肥、改变睡姿以及药物治疗，但目前药物治疗疗效不明确。（2）器械治疗，主要为气道正压通气及使用口腔矫治器。气道正压通气是通过管道经鼻腔作用于咽腔，增加咽腔的正压以对抗吸气负压、减少吸气阻力，使上气道扩张肌的张力增加，防止上气道塌陷，保持上气道开放，同时消除局部组织水肿，从而终止呼吸暂停，改善症状，提高生活质量。(3）外科治疗，主要为腭垂腭咽成形术、正颌外科治疗、气管切开术及射频消融术，射频消融术具有简便、省时、术后并发症少、痛苦小、不影响吞咽和讲话、康复快、手术安全性高等优点，是中重度阻塞性睡眠呼吸暂停低通气综合征患者的有效治疗方法。(4）中医治疗，以健脾益气、化痰除湿为主。近年来对于该病的治疗，手术治疗已不大推荐，而主要是气道正压通气治疗，以及结合患者戒烟酒、减肥等改变生活方式的内科治疗，疗效显著。

本病例患者以胸闷、心悸为主要表现，既往有糖尿病病史、吸烟史，且冠状动脉造影提示冠心病诊断明确，但在针对冠心病进行治疗后症状无缓解，此时须考虑其他疾病所致的胸闷、心悸，最终明确是因气道堵塞引起呼吸暂停与低通气导致的胸闷、心悸，予以吸氧、改变睡姿、正压通气等对症处理后症状好转。在临床工作中，若患者有不能解释的胸闷、心悸表现，须考虑阻塞性睡眠呼吸暂停低通气综合征可能。

参考文献

[1]中国医师协会睡眠医学专业委员会.成人阻塞性睡眠呼吸暂停多学科诊疗指南[J].中华医学杂志, 2018, 98(24): 1902-1914.

[2]中国儿童OSA诊断与治疗指南制订工作组, 中华医学会耳鼻咽喉头颈外科学分会小儿学组, 中华医学会儿科学分会呼吸学组, 等. 中国儿童阻塞性睡眠呼吸暂停诊断与治疗指南(2020)[J]. 中华耳鼻咽喉头颈外科杂志, 2020, 55(8): 729-747.

[3]王乐, 张静, 王彦, 等. 整夜睡眠血氧饱和度低于90%时间占总监测时间的百分比与阻塞性睡眠呼吸暂停低通气常见合并症的关系[J].中华结核和呼吸杂志, 2020, 43(1): 63-67.

[4]Kapur VK, Auckley DH, Chowdhuri S, et al. Clinical Practice Guideline for Diagnostic Testing for Adult Obstructive Sleep Apnea: An American Academy of Sleep Medicine Clinical Practice Guideline[J]. *J Clin Sleep Med*, 2017, 13(3): 479-504.

[5]Muraki I, Wada H, Tanigawa T. Sleep apnea and type 2 diabetes[J]. *J Diabetes Investig*, 2018, 9(5): 991-997.

[6]Dunietz GL, Chervin RD, Burke JF, et al. Obstructive sleep apnea treatment and dementia risk in older adults[J]. *Sleep*, 2021, 44(9): zsab076.

（隆雪原　张　颖）

病例 21

左上肺癌致胸痛 1 例

要点：胸痛是临床上常见的症状，主要由胸部疾病所致，少数由其他疾病引起，如心血管疾病、呼吸系统疾病等。心血管疾病中的心绞痛主要表现为劳累后胸闷、心前区疼痛，有时伴左肩背部放射痛。其疼痛与肺癌疼痛难以鉴别，尤其是伴有高血压、糖尿病、吸烟等冠心病危险因素的老年人。有些患者患肺癌的同时合并心绞痛，更难以鉴别心前区不适是由肺癌引起，还是由心绞痛引起的，须尽早行冠状动脉 CTA 或造影检查以明确是否合并冠状动脉病变所导致的胸痛。

吕某某，男，68 岁，2020 年 11 月 4 日入院。

主诉：反复胸痛 10 年，再发加重个 2 月。

现病史：入院前 10 年，患者活动后出现胸痛，呈心前区隐痛不适，伴肩背部放射痛，休息后可缓解，疼痛持续 20 分钟左右，以后反复发作，多于活动后发作。病程中患者逐渐出现爬坡后感心悸、气促，呈进行性加重，否认双下肢水肿及夜间阵发性呼吸困难。期间曾行冠状动脉造影：左冠状动脉主干短，管壁光滑，未见明显狭窄，TIMI 血流 3 级；左冠状动脉前降支第一对角支分出处局限性狭窄约 80%，第二对角支分出处局限性狭窄约 80% ~ 90%，前降支中段肌桥形成，收缩期狭窄约 40%，前降支远段肌桥形成，收缩期狭窄约 50%，TIMI 血流 3 级；左冠状动脉回旋支近段节段性狭窄约 30% ~ 40%，TIMI 血流 3 级；右冠状动脉未见明显狭窄，TIMI 血流 3 级，冠状动脉分布为右冠优势型。明确诊断为“冠心病”，未予以支架植入，院外长期抗血小板、调脂、抑制心室重构等治疗。2 个月前自觉胸闷痛加重，伴心前区压榨感，无“撕裂样”疼痛，无头昏、晕厥，无腹痛，无恶心、呕吐，无畏寒、发热，休息后可稍缓解，为求进一步治疗，遂至我院就诊，门诊以“冠心病”收治入院。

既往史：有消化道溃疡及慢性胃炎病史，近 2 个月间歇性感剑突下隐痛不适。肺气肿病史 1 年。否认高血压、糖尿病等病史。

个人史：既往吸烟，已戒烟 6 年。否认饮酒史。

家族史：无早发心脏病家族史。

查体：体温 36.6 ℃，脉搏 60 次/分，呼吸 20 次/分，血压 143/57 mmHg。平卧位，肝颈静脉回流征阴性，双肺呼吸音清晰，未闻及干湿啰音。心率 60 次/分，律齐，各瓣膜听诊区未闻及病理性杂音。腹平软，剑突下压痛，全腹无反跳痛、肌紧张。双下肢无水肿，病理征阴性。

辅助检查：

1. 入院心电图：窦性心律，可见室性早搏，$V_1 \sim V_3$ 呈 QS 型，伴 ST 段抬高，$V_1 \sim V_5$ 导联 T 波正负双向、低平（图 21-1）。

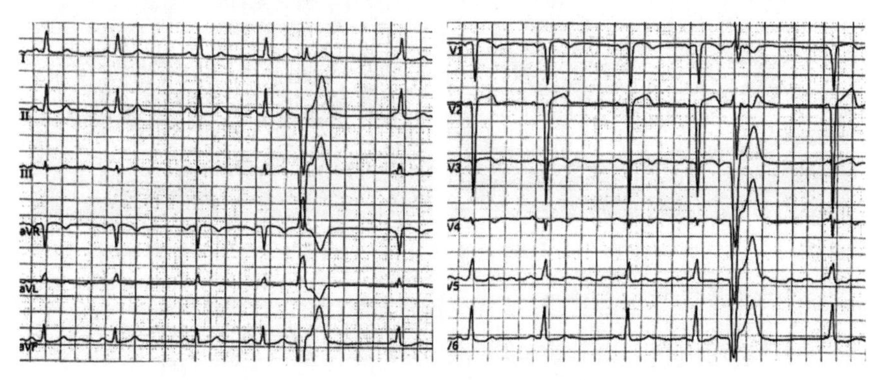

图 21-1　窦性心律，可见室性早搏，$V_1 \sim V_3$ 呈 QS 型，伴 ST 段抬高，$V_1 \sim V_5$ 导联 T 波正负双向、低平

2. 血常规：WBC 6.03×10^9/L，N 3.68×10^9/L，Hb 147 g/L。血糖、凝血功能、D-二聚体、心肌酶谱、肌钙蛋白、甲状腺功能、NT-proBNP、

肝功能、肾功能、电解质未见明显异常。肿瘤标志物：fPSA/tPSA 0.26。

3. 双下肢血管彩超：（1）双下肢股动脉、腘动脉、胫前动脉、胫后动脉硬化；（2）双下肢股静脉、腘静脉、胫前静脉、胫后静脉未见明显异常。

腹部彩超：（1）脂肪肝，肝内稍高回声区，血管瘤？脂肪浸润不均？（2）胆囊、胰腺、脾脏、肾脏未见明显异常。

4. 超声心电图：主动脉瓣钙化伴轻度反流，主动脉硬化，二尖瓣、三尖瓣轻度反流，室壁节段运动异常（前壁），左室顺应性稍下降。

颈动脉彩超：左侧颈总及颈内动脉粥样斑形成（硬斑、软斑、无明显狭窄）。

5. 胸部 CT 平扫：（1）双肺间质性改变，肺气肿；（2）左肺上叶前段实性结节，考虑肿瘤性病变？（3）主动脉及冠状动脉硬化。

胸部增强 CT：左肺上叶前段胸膜下实性结节，考虑肿瘤性病变（图 21-2）。

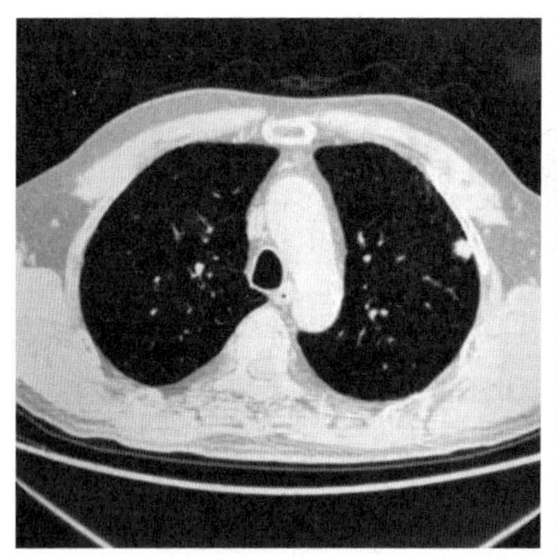
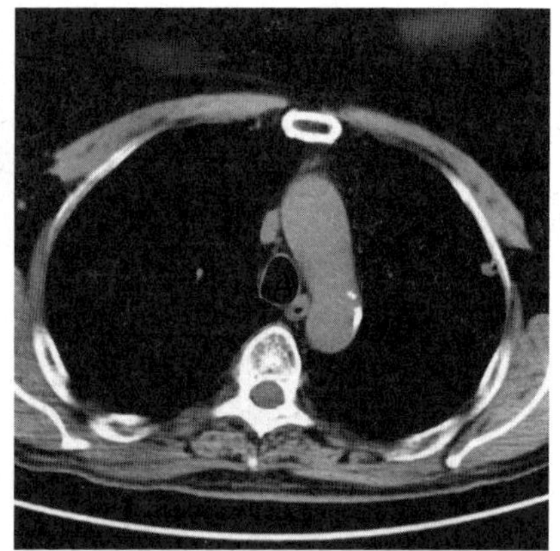

图 21-2 左上肺胸膜下一结节影，边缘分叶，可见短毛刺，与胸膜分界不清，局部胸膜增厚

6. 动态心电图：（1）窦性心律；（2）多见室性早搏，有 1 次成对室性早搏；（3）偶发室上性早搏；（4）$V_1 \sim V_3$ 导联呈 QS 型，陈旧性心梗？ST-T 改变。

24 小时动态血压监测：最高血压 149/77 mmHg，最低血压 84/40 mmHg；夜间血压负荷值增高，血压昼夜节律消失。

入院诊断：

1. 冠状动脉粥样硬化性心脏病；不稳定心绞痛型；心功能Ⅱ-Ⅲ级（CCS分级）。

2. 左上肺癌？

诊疗过程：入院给予扩血管、改善循环、抗血小板聚集、调脂等治疗，患者胸痛仍反复发作。行冠状动脉造影：左冠状动脉主干短，管壁光滑，未见明显狭窄，TIMI血流3级；左冠状动脉前降支开口局限性狭窄约70%，近段局限性狭窄约60%，左冠状动脉前降支中段肌桥形成，收缩期狭窄约40%，左冠状动脉前降支远段肌桥形成，收缩期狭窄约50%，TIMI血流3级；左冠状动脉回旋支近段节段性狭窄约30%~40%，TIMI血流3级；右冠状动脉未见明显狭窄，TIMI血流3级，冠状动脉分布为右冠优势型（图21-3）。

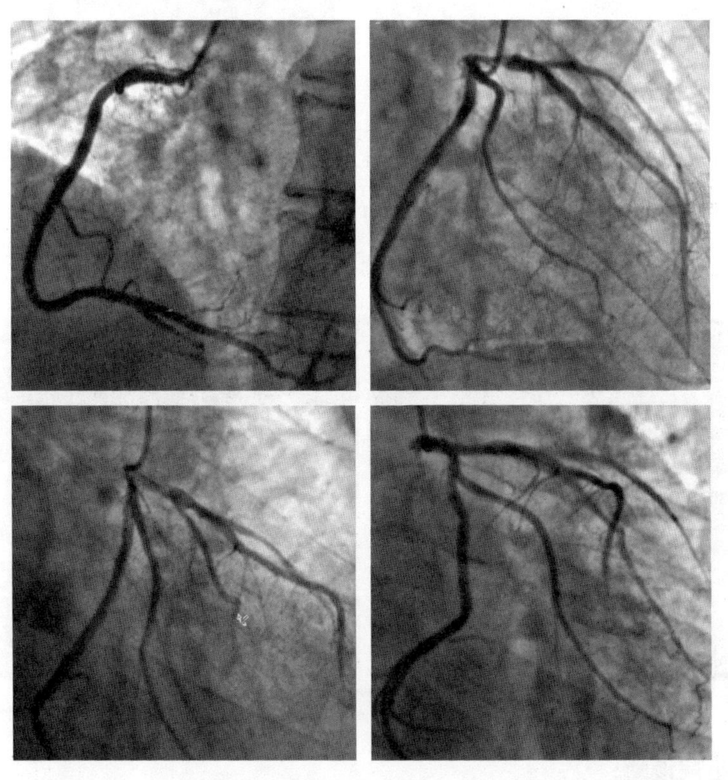

图21-3 左冠状动脉前降支开口局限性狭窄70%，左冠状动脉回旋支近段局限性狭窄约30%，右冠状动脉无明显狭窄

结合患者冠状动脉造影结果及胸痛性质，暂排除心源性胸痛可能，因胸部CT提示左上肺实性结节，不排除肺源性胸痛可能，转胸心外科行腔镜辅助下左上肺叶楔形切除术。术中探查发现：胸腔内少量膜状粘连，无积液，肿瘤位于左肺上叶前段，约1 cm×1 cm大小结节，伴胸膜皱缩征；未累及壁层胸膜及周围器官。术中冰冻检查提示：左肺上叶鳞癌（图21-4、图21-5）。

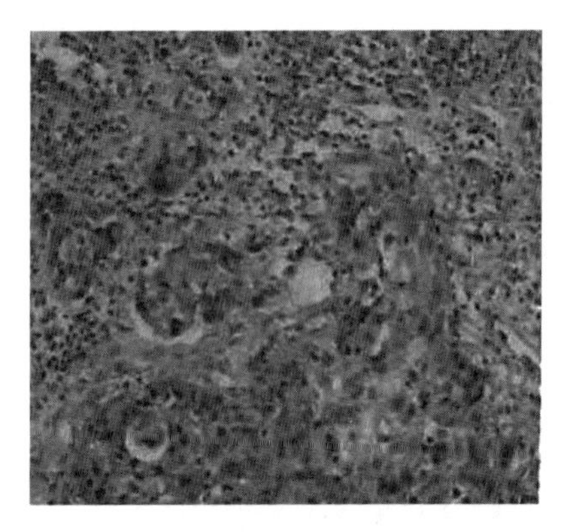

图21-4　鳞癌组织，癌周见炎症细胞反应

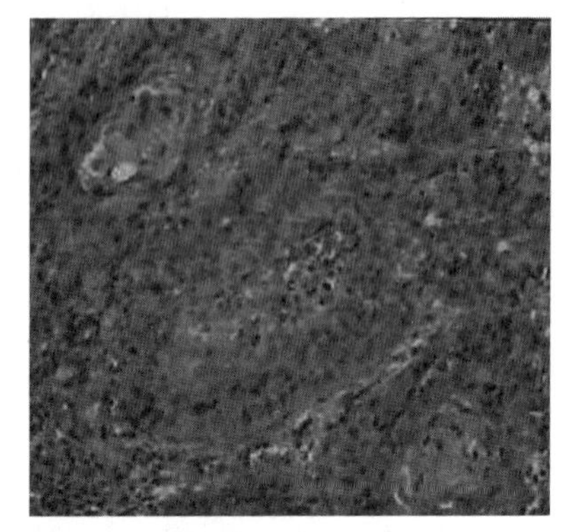

图21-5　角化型鳞状细胞癌，可见角化珠

术后给予预防感染、祛痰平喘及抗肿瘤等治疗。患者症状明显缓解，未再出现胸闷胸痛、复查胸部CT示双侧胸腔少量积液（图21-6），拔出胸腔引流管。病情稳定，好转出院。

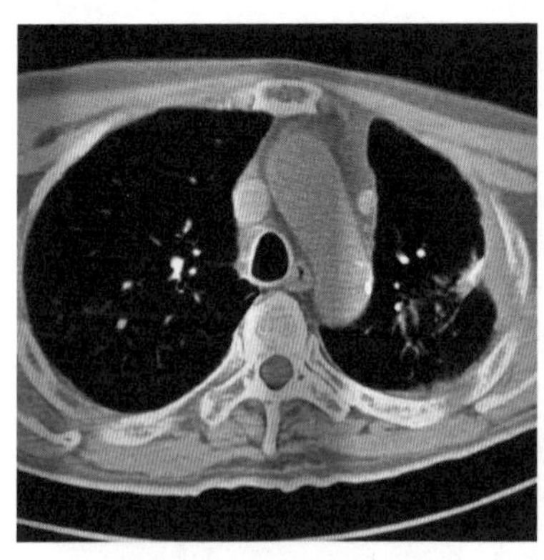

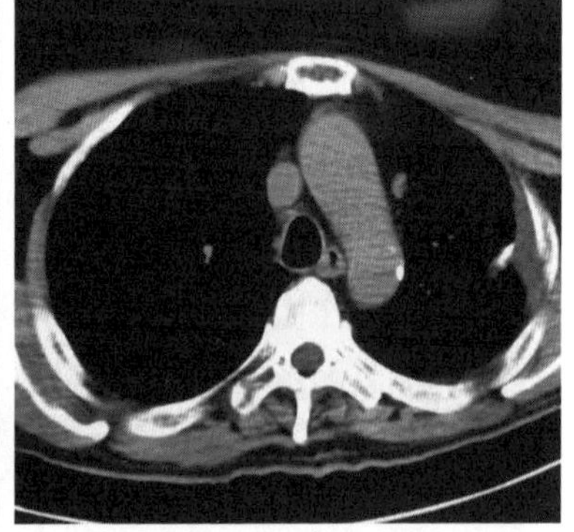

图21-6　左肺肿块清除术后局部残留少许瘢痕灶

出院诊断：

1. 冠状动脉粥样硬化性心脏病；稳定型心绞痛；心功能Ⅱ级（CCS

分级）。

2. 左上肺癌。

析评： 胸痛是肺癌常见的三大症状之一，有29.2%～39%的肺癌患者会发生胸痛。肺癌引起的胸痛持续时间较长，或出现持续性胸闷，大多数与呼吸有关，有时伴有后背部疼痛。心绞痛引起的胸痛一般持续时间较短，为5～10分钟，最多不超过30分钟，胸痛与呼吸无关，不会出现刺激性干咳，比肺癌疼痛要剧烈。

肺癌患者的胸痛大多是因肿瘤细胞快速生长，压迫周围组织或浸润和转移而引起的，定位多不准确，且常为持续性隐痛、闷痛，如侵及胸膜、胸壁时，可有尖锐的胸部刺痛。心绞痛是由于冠状动脉狭窄，局部缺血引起的，大多数与劳累有关。但有些患者因为年龄较大，或因为糖尿病等原因，本身对疼痛的敏感性与正常人不同，描述疼痛性质时不准确，时而描述为刺痛，时而描述为休息痛，时而描述为隐痛，疼痛持续时间差异较大。还有一些肺癌患者合并心绞痛，肺癌疼痛发作时，更加重冠状动脉缺血，此时心绞痛发作与正常典型心绞痛明显不同。除以上因素外，某些低年资临床医师或专科医师本身对两种疾病认识不足，尤其是现在临床医学专科化较细，许多医师只对科内疾病了解较细致，对本来就鉴别比较困难的肺癌和心绞痛更缺乏认识。

对于年龄较大、有肺癌危险因素的患者，当出现呼吸系统临床表现时，要及时行肺部CT，提高肺癌的早诊率。同时对于不能用肺癌解释的胸痛，我们要加强与心绞痛的鉴别。对于少部分合并心绞痛的肺癌患者，可行抗血小板聚集、调脂、扩冠、减轻心脏负荷等治疗，必要时行冠状动脉CT或冠状动脉造影检查，以明确诊断。

参考文献

[1]中华医学会肿瘤学分会，中华医学会杂志社.中华医学会肿瘤学分会肺癌临床诊疗指南(2021版)[J].中华医学杂志，2021，23：1725-1757.

[2]赫捷，李霓，陈万青，等.中国肺癌筛查与早诊早治指南(2021，北京)[J].中国肿瘤，2021，30(2)：81-111.

[3]马景涛，刘敬，郭丽敏，等.术前冠脉造影及其临床干预在降低胸科恶性肿瘤并冠心病患者围手术期心脏事件的临床研究[J].中国肿瘤，2017，26(4)：321-326.

[4]Tailor TD, Chiles C, Yeboah J, et al. Cardiovascular Risk in the Lung Cancer Screening Population: A Multicenter Study Evaluating the Association Between Coronary Artery Calcification and Preventive Statin Prescription[J]. *J Am Coll Radiol*, 2021, 18(9): 1258-1266.

[5]Mazzone PJ, Silvestri GA, Souter LH, et al. Screening for Lung Cancer: CHEST Guideline and Expert Panel Report[J]. *Chest*, 2021, S0012-3692(21)01307-6.

[6]Roy-Chowdhuri S. Molecular Pathology of Lung Cancer[J]. *Surg Pathol Clin*, 2021, 14(3): 369-377.

[7]Nishikawa T, Morishima T, Okawa S, et al. Multicentre cohort study of the impact of percutaneous coronary intervention on patients with concurrent cancer and ischaemic heart disease[J]. *BMC Cardiovasc Disord*, 2021, 21(1): 177.

[8]Iannaccone M, D'Ascenzo F, Vadala P, et al. Prevalence and outcome of patients with cancer and acute coronary syndrome undergoing percutaneous coronary intervention: a BleeMACS sub study[J]. *Eur Heart J Acute Cardiovasc Care*, 2018, 7: 631-638.

[9]Landes U, Kornowski R, Bental T, et al. Long-term outcomes after percutaneous coronary interventions in cancer survivors[J]. *Coron Artery Dis*, 2017, 28: 5-10.

[10]Nakatsuma K, Shiomi H, Morimoto T, et al. Influence of a history of cancer on long-term cardiovascular outcomes after coronary stent implantation (an observation from Coronary Revascularization Demonstrating Outcome Study-Kyoto Registry Cohort-2)[J]. *Eur Heart J Qual Care Clin Outcomes*, 2018, 4: 200-207.

[11]Potts JE, Iliescu CA, Lopez Mattei JC, et al. Percutaneous coronary intervention in cancer patients: a report of the prevalence and outcomes in the United States[J]. *Eur Heart J*, 2019, 40: 1790-1800.

[12]Quintana RA, Monlezun DJ, Davogustto G, et al. Outcomes following percutaneous coronary intervention in patients with cancer[J]. *Int J Cardiol*, 2020, 300: 106-112.

[13]Roule V, Verdier L, Blanchart K, et al. Systematic review and meta-analysis of the prognostic impact of cancer among patients with acute coronary syndrome and/or percutaneous coronary intervention[J]. *BMC Cardiovasc Disord*, 2020, 20: 38.

(黄杰涛　李　俊)

病例22

支气管异物致胸痛1例

要点： 气管、支气管异物多发生于儿童。但近年来国内外相关文献报道成人气管、支气管异物发生率有所增多。隐匿发病的成人气管、支气管异物患者，若不能提供明确异物坠积相关病史，且胸部影像学检查无明确异物表现，则极易被误诊、漏诊，延误治疗时机。

罗某某，女，48岁，2017年4月25日入院。

主诉： 反复咳嗽、咳痰、咯血伴胸痛1年，复发1个月。

现病史： 入院前1年，患者无明显诱因出现咳嗽、咳痰，咳脓性痰，间歇性咯血，不伴畏寒、发热，不伴呼吸困难，伴胸痛、心悸等不适。患者于我院就诊，胸部CT提示“右肺下叶占位病变，考虑良性病变”，给予对症止血等治疗后患者咯血、胸痛缓解出院。入院前1个月，患者再次出现咯血，量多，再次来我院就诊，在DSA下行支气管动脉栓塞术后好转出院。出院后患者未再咯血，反复咳大量脓痰，以晨间为著，为黄绿色痰液，不伴痰中带血，伴胸痛，无呼吸困难；再次来院就诊，门诊以“右肺下叶肿块待查”收入胸心外科。

既往史： 既往有进食呛咳史。否认高血压、冠心病、糖尿病等病史。否认传染性疾病病史。

个人史： 无吸烟及饮酒史。

家族史： 无家族遗传病史。

查体：体温 36.0 ℃，脉搏 80 次/分，呼吸 20 次/分，血压 112/68 mmHg。自动平卧位，全身浅表淋巴结未扪及肿大，气管居中，无颈静脉怒张。双肺呼吸音清晰，未闻及干湿啰音。心浊音界无扩大，听诊心率 80 次/分，心律齐，各瓣膜听诊区未闻及病理性杂音。腹平软，全腹部无压痛、反跳痛及肌紧张，肝脾肋缘下未扪及，Murphy 征阴性，腹部血管杂音阴性，移动性浊音阴性，双肾区无叩痛。双下肢无水肿，病理征阴性。

辅助检查：

1. 血常规、肝功能、肾功能、凝血功能均提示正常。

2. 心电图：窦性心动过缓，电轴不偏，Ⅱ、Ⅲ、aVF 导联 ST 段斜上型压低（图 22-1）。

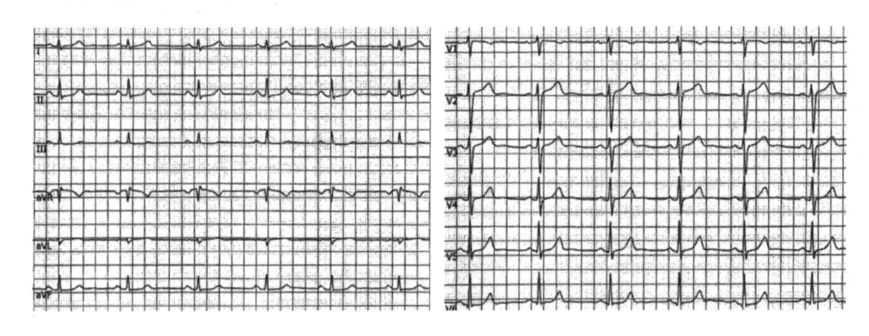

图 22-1　Ⅱ、Ⅲ、aVF 导联 ST 段斜上型压低

3. 胸部 CT：右下肺外基底段支气管扩张、黏液栓塞伴节段性不张、周围炎症，与 2017 年胸部 CT 比较基本相似；右下肺门淋巴结肿大，考虑炎性淋巴结（图 22-2）。

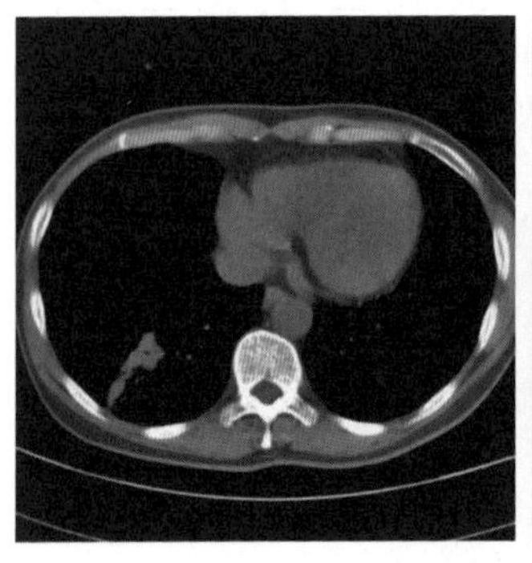
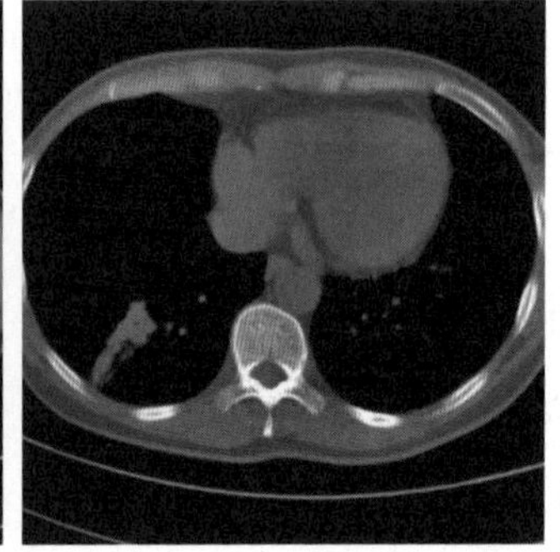

图 22-2　右下肺外侧基底段见条片状软组织密度影，为支气管阻塞后所致的肺膨胀不全

4. 下肢动脉彩超：（1）双下肢股动脉、腘动脉、胫前动脉、胫后动脉内膜毛糙；（2）双下肢股静脉、腘静脉、胫前静脉、胫后静脉未见明显异常。

腹部彩超：（1）餐后胆囊，胆囊息肉样变；（2）肝脏、胰腺、脾脏、肾脏未见明显异常。

5. 超声心电图：（1）心脏各房室腔形态大小正常；（2）二尖瓣、三尖瓣轻度反流；（3）肺动脉瓣局限性反流。

6. 肺功能：基本正常。全身骨显像：未见骨转移。

7. 血常规：WBC 13.94×10^9/L，N 87.9%，RBC 3.34×10^{12}/L，Hb 106 g/L，PLT 213×10^9/L。血生化：K^+ 3.48 mmol/L，Na^+ 136.7 mmol/L，Cl^-104.7 mmol/L。血气分析：pH 7.373，PCO_2 37.2 mmHg，PO_2 141.9 mmHg，SaO_2 99%。

入院诊断：

1. 右肺下叶肿块：炎性病变？肺癌？

2. 支气管扩张伴感染？

诊疗过程：

1. 完善术前准备，在胸腔镜下行右肺下叶切除术。术中探查发现：胸腔内无粘连，无积液；肺裂发育良好；病变位于右肺下叶基底段，病变呈一扇形，半径约 5 cm，质地较硬；未累及右肺上叶及中叶；第 11 组淋巴结肿大，直径约 2 cm。术中大体标本及冰冻检查提示：右肺下叶基底段支气管异物（辣椒）（图 22-3、图 22-4、图 22-5）；右肺下叶

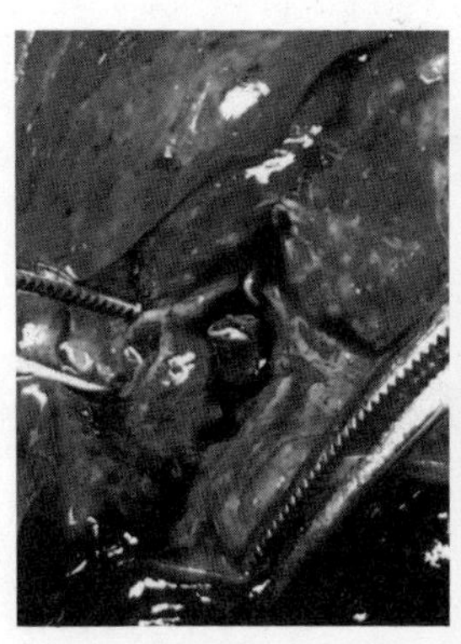
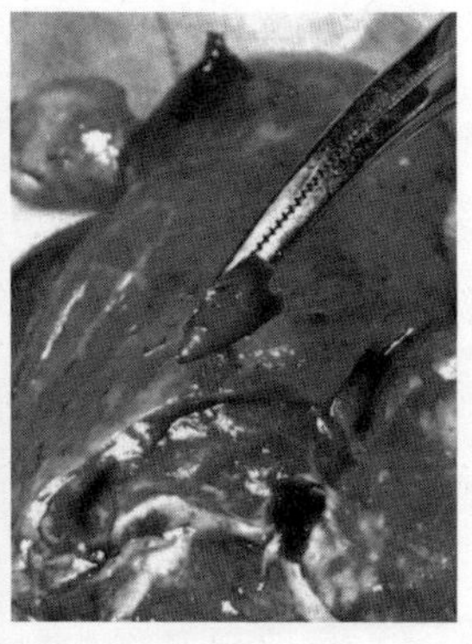

图 22-3　支气管内见大量脓性分泌物及异物（辣椒），局部肺组织实变

炎性病变。术后给予呼吸机辅助呼吸、预防感染、祛痰等治疗。

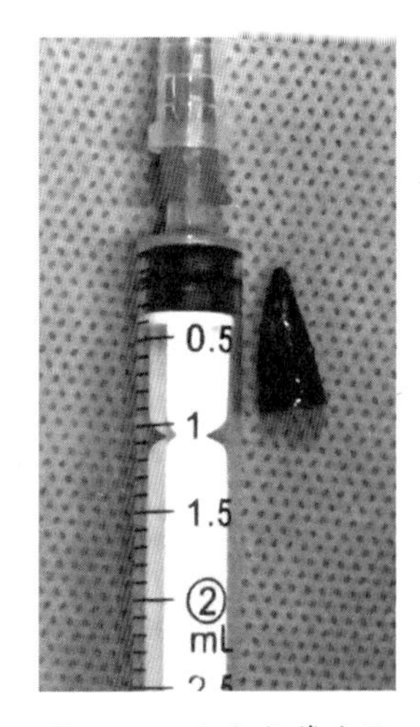

图 22-4 从支气管内取出的辣椒

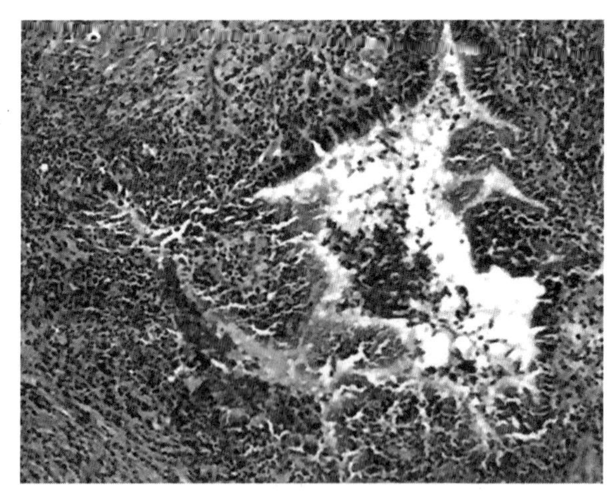

图 22-5 细小支气管扩张,内有大量炎性渗出物及坏死组织,支气管周围大量炎症细胞浸润

2. 术后第 3 天复查血常规、肝功能、肾功能、PCT 基本正常，胸片提示少量胸腔积液。拔出胸腔引流管。

3. 术后第 5 天复查胸片：右侧胸腔及叶间裂少量积液，节段性肺膨胀不全，继续加强呼吸功能锻炼。

4. 术后第 7 天，患者未诉胸闷胸痛，无呼吸困难，无咳嗽、咳痰，无畏寒发热，病情稳定，好转出院。嘱戒烟酒，加强呼吸功能锻炼，改善呼吸功能，1 个月后复查胸片或胸部 CT。

出院诊断：支气管异物伴感染。

析评：成人气管、支气管异物的发生机制可能包括以下两个方面：(1) 进食习惯因素，与进食时速度过快、进食时大声说话，及食入过辣、过热食物时突然出现刺激性咳嗽有关。(2) 年龄因素，年龄较大的患者因口腔黏膜明显萎缩，导致神经末梢感受器反射功能逐渐迟钝，咽喉反射敏感性降低，会厌闭合不良，声门运动协调性差，加之年龄较大患者安装义齿的居多，义齿松动未及时发现时容易误入气管。该患者为中年女性，术后发现异物为辣椒，既往有进食呛咳史，认为是进食习惯所致。

气管、支气管异物的诊断主要依据异物坠积相关病史、胸部X线或CT、支气管镜等检查。对于异物坠积时间较长、局部炎症较重的患者，可能需要通过外科手术进行诊断及治疗。临床上气管、支气管异物常被误诊为肺炎、肺不张、支气管哮喘、急性喉炎、气管炎、支气管炎、肺门淋巴结结核、肺结核、肺脓肿及脓胸等呼吸系统疾病。

该病误诊、漏诊的原因大致包括以下几方面：(1) 无法获得明确异物坠积史。首先，因异物吸入多发生在一瞬间，患者短暂咳嗽后常无典型症状表现，后期临床表现出现时多间隔时间较长，故多数患者容易忽视可疑异物坠积史。其次，既往认为健康成人中气管、支气管异物的发生率低，接诊医生往往未能主动追问有无异物坠积史。(2) 临床症状不典型。成人气管、支气管管径较大，异物往往不会堵塞大气管造成窒息症状，多数患者有轻微咳嗽，少数患者可以发生剧烈呛咳。(3) 部分患者就诊时局部炎症较重，异物肉芽肿形成，导致支气管堵塞，容易被误诊为肺炎或肺癌等疾病。

气管、支气管异物一经诊断，均应积极清除异物，气管镜下异物取出术是首选。对于年龄较大、基础疾病较多、异物坠积时间长、异物与周围组织广泛粘连及异物肉芽肿形成较多的患者，可考虑在全身麻醉下进行取出术。对于异物坠积时间较长致局部肺实变的患者，可能需要行肺段或肺叶切除术。

参考文献

[1]周足力，杨锋，李运，等. 成人支气管内异物的诊断与治疗[J]. 中国微创外科杂志，2018, 18(6): 491-493,500.

[2]中华医学会耳鼻咽喉头颈外科学分会小儿学组. 中国儿童气管支气管异物诊断与

治疗专家共识[J]. 中华耳鼻咽喉头颈外科杂志, 2018, 53(5): 325-338.

[3]张渝华, 石浩, 赵维彬, 等. MSCT对于鉴别诊断小儿气道异物的特征及价值[J]. 中国CT和MRI杂志, 2018, 16(10): 65-67.

[4]Bajaj D, Sachdeva A, Deepak D. Foreign body aspiration[J]. *J Thorac Dis*, 2021, 13(8): 5159-5175.

[5]Ng J, Kim S, Chang B, et al. Clinical features and treatment outcomes of airway foreign body aspiration in adults[J]. *J Thorac Dis*, 2019, 11(3): 1056-1064.

[6]Blanco Ramos M, Botana-Rial M, García-Fontán E, et al. Update in the extraction of airway foreign bodies in adults[J]. *J Thorac Dis*, 2016, 8(11): 3452-3456.

[7]Hinchcliff M, Kao M, Johnson K. The importance of technical skills assessment during an airway foreign body removal course[J]. *Int J Pediatr Otorhinolaryngol*, 2019, 117: 1-5.

(孔令文　谢　明)

病例23

胃食管反流致胸腹痛1例

要点：胃食管反流性疾病是因胃内容物反流入食管引起不适症状，伴或不伴并发症的一类病症。内科药物治疗首选质子泵抑制剂（PPI）或钾离子竞争性酸阻滞剂（P-CAB），单剂量治疗无效可改用双倍剂量，一种抑酸剂无效可尝试换用另一种，疗程4~8周。胃食管反流性疾病的内镜治疗包括内镜下射频消融术、经口无切口胃底折叠术、抗反流黏膜切除术等。胃底折叠术对胃食管反流性疾病患者疗效明确。

唐某某，男，54岁，2021年5月11日入院。

主诉：反复胸部及中上腹疼痛半年，加重1周。

现病史：入院前半年，患者无明显诱因出现胸骨后及中上腹疼痛，以剑突下及胸骨后为主，性质为阵发性刺痛，无放射及转移痛，以白天疼痛为主，进食后疼痛可缓解，偶有呃逆、恶心不适，无反酸、嗳气、烧心，无呕吐，无腹泻、黑便、血便，不伴厌油、乏力，疼痛反复发作。自行到当地医院就诊，完善胃镜检查（未见报告），考虑诊断“胃炎”，予以口服药物（具体不详）后疼痛稍缓解。1周前，患者再发胸腹痛，性质同前，即到我院门诊就诊，胃镜检查提示“慢性非萎缩性胃炎，反流性食管炎”，门诊以“反流性食管炎”收入院。

既往史：否认高血压、糖尿病、冠心病等病史。

个人史：吸烟30年，20支/天。偶有饮酒史。

家族史：家族中无类似病史。

查体：体温 36.0 ℃，脉搏 92 次/分，呼吸 20 次/分，血压 129/83 mmHg。自动体位，口唇无紫绀，无颈静脉怒张，双肺呼吸音清晰，未闻及明显干湿性啰音。心浊音界无扩大，心率 92 次/分，律齐，各瓣膜听诊区未闻及病理性杂音。腹平软，全腹部无压痛、反跳痛及肌紧张，肝脾肋缘下未扪及，Murphy 征阴性，腹部血管杂音阴性，移动性浊音阴性，双肾区无叩痛。双下肢无水肿，病理征阴性。

辅助检查：

1. 血糖、心肌酶谱、肌钙蛋白Ⅰ、肝功能、血脂、电解质、肾功能、凝血功能、D–二聚体、hsCRP、血常规未见明显异常。

2. 心电图：窦性心律，V_1、V_2呈 QS 型，V_1 ~ V_4导联 ST 段抬高，T 波直立（图 23–1）。

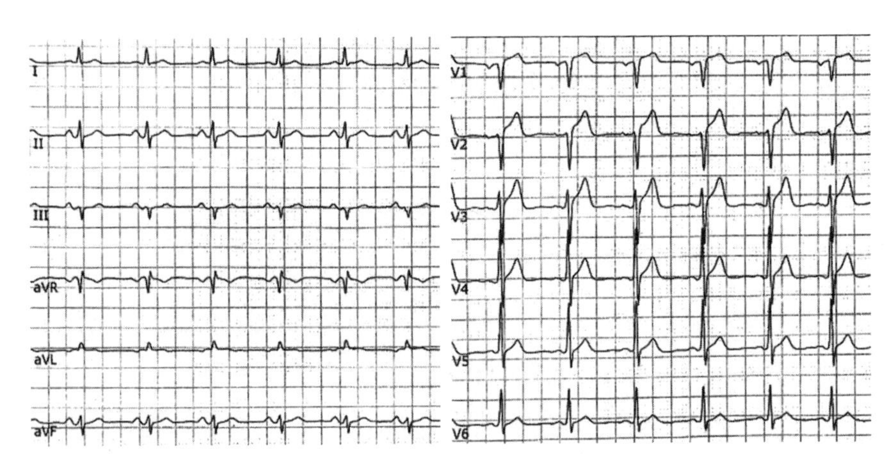

图 23–1　窦性心律，V_1、V_2呈 QS 型，V_1 ~ V_4导联 ST 段抬高，T 波直立

3. 超声心电图：（1）主动脉瓣硬化伴轻度反流；（2）二尖瓣、三尖瓣轻度反流；（3）左室舒张功能减退。

4. 胸片：未见明显异常。

5. 胃镜：慢性非萎缩性胃炎，反流性食管炎（LAA）（图 23–2）。

6. 胸部 CT：右肺上叶前段实性小结节，考虑炎性结节（图 23–3）。

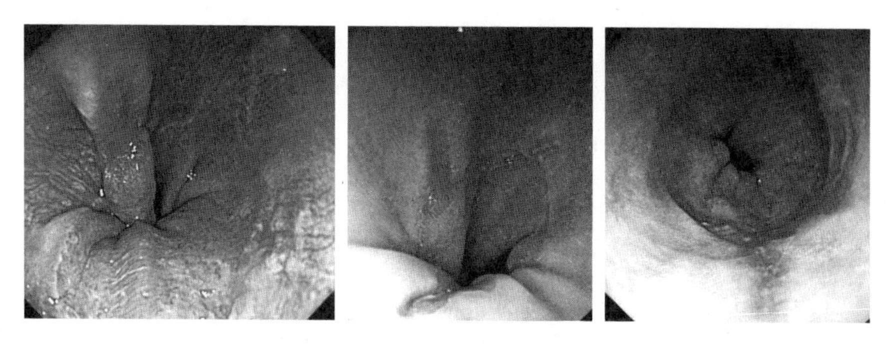

图 23-2　齿状线见黏膜条索状糜烂

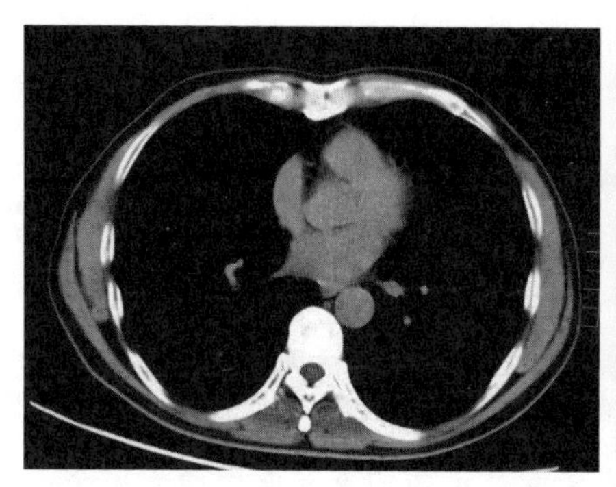

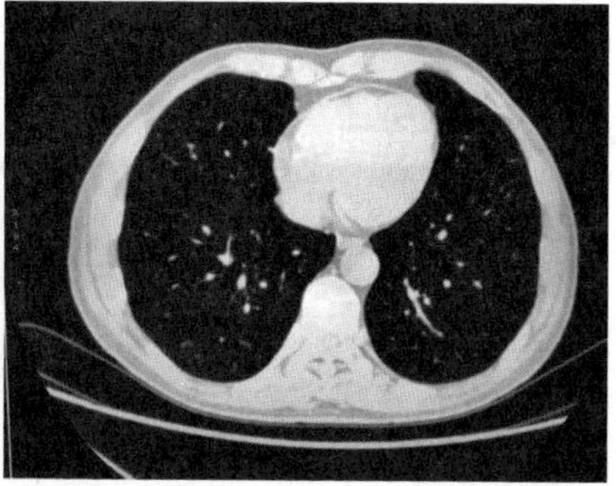

图 23-3　右肺上叶前段实性小结节

7. 上、下腹部 CT：（1）肝右前叶下段结节，考虑血管瘤，请随诊及必要时 MRI 增强检查；（2）肝右前叶下段钙化灶；（3）胃窦部胃壁稍增厚。

8. 肿瘤标记物：CA724<0.20 U/mL，CA19-9 34.08 U/mL，CEA 2.78 ng/mL，AFP 3.39 ng/mL，CA153 15.52 U/mL。

入院诊断：

1. 慢性非萎缩性胃炎。

2. 反流性食管炎（LAA）。

诊疗过程：患者因胸腹痛入院，病因不明，胸部 CT、上下腹部 CT 均未见明显异常，暂不除外消化道肿瘤可能。胃镜检查提示胃食管反流明显，给予胃动力药促进胃肠动力、促进胃黏膜修复、抑酸等对症治疗后，患者诉腹痛较前明显缓解，好转出院。嘱院外继续促进胃肠蠕动、抑酸、护胃等治疗，清淡饮食，定期复查胃镜。

出院诊断：

1. 慢性非萎缩性胃炎。

2. 反流性食管炎（LAA）。

析评： 胃食管反流病是指胃十二指肠内容物反流入食管引起的一类疾病，包括反流性食管炎以及咽喉、气管等食管以外的组织损伤。胃食管反流病的典型症状是烧心和反流，烧心指胸骨后烧灼感，反流指胃内容物向咽部或口腔方向流动的感觉。胃食管反流病的不典型症状有胸痛、上腹痛、上腹部烧灼感、嗳气等。胃食管反流病还伴随食管外症状，包括咳嗽、咽喉症状、鼻窦炎、复发性中耳炎、哮喘和牙蚀症等。

胃食管反流病是临床常见病，患病率在不同国家或地区差异较大。我国基于人群的流行病学调查显示，每周至少发作 1 次烧心症状的患者为 1.9% ~7.0%。目前胃食管反流病的发病原因尚未完全明确，其症状与多种生理和心理因素有一定的相关性，如不良的生活习惯、肥胖、年龄、睡眠紊乱或情绪障碍等。不良的生活习惯可能会增加反流症状发生的可能性。进食过快使食物未能充分研磨，粗糙的食物残渣易对食道黏膜造成机械性损伤，同时胃内压力负荷过重，胃排空延迟，刺激胃酸大量分泌，在生理性和机械性双重因素的刺激下，就容易导致胃内容物反流。胃食管反流病的诊断标准包括：(1) 有反酸、烧心、胸骨后疼痛等典型症状；(2) 质子泵抑制剂实验阳性；(3) 内镜检查提示 RE 阳性；(4) 24 小时食管 pH 监测阳性。

胃食管反流病的治疗目标包括有效缓解症状、治愈食管炎、提高生命质量和预防并发症。生活方式的改变为治疗胃食管反流病的基础治疗手段，如减肥、戒烟、抬高床头、左侧卧位等，此时，患者还应避免睡前进食，避免食用可能导致反流的食物，如咖啡、巧克力，辛辣、酸性以及高脂食物。内科药物治疗首选 PPI 或 P-CAB，单剂量治疗无效可改用双倍剂量，一种抑酸剂无效可尝试换用另一种，疗程 4～8 周。心理调节药物通过调节中枢认知功能，可改善胃肠道动力，减轻患者的反流症状。胃食管反流病的内镜治疗包括内镜下射频消融术、经口无切口胃底折叠术、抗反流黏膜切除术。胃底折叠术对胃食管反流病患者疗效明确。

参考文献

[1]中华医学会，中华医学会杂志社，中华医学会消化病学分会，中华医学会全科医学分会，中华医学会《中华全科医师杂志》编辑委员会，消化系统疾病基层诊疗指南编写专家组.胃食管反流病基层诊疗指南(2019年)[J].中华全科医师杂志，2019，18(7): 635-641.

[2]中国医师协会外科医师分会胃食管反流病专业委员.成人胃食管反流病外科诊疗共识(2020版)[J].中华胃食管反流病电子杂志，2021，8(1): 1-8.

[3]Richter JE, Rubenstein JH. Presentation and Epidemiology of Gastroesophageal Reflux Disease[J]. *Gastroenterology*, 2018, 154(2): 267-276.

[4]Zimmermann CJ, Lidor A. Endoscopic and Surgical Management of Gastroesophageal Reflux Disease[J]. *Gastroenterol Clin North Am*, 2021, 50(4): 809-823.

[5]Roark R, Sydor M, Chatila AT, et al. Management of gastroesophageal reflux disease [J]. *Dis Mon*, 2020, 66(1): 100849.

[6]Jiang Y, Mittal RK. Low esophageal mucosal blood flow in patients with nutcracker esophagus[J]. *Am J PhysiolGastrointest Liver Physiol*, 2016, 310(6): G410-6.

（万晓强　邓　磊）

病例 24

食管溃疡致胸痛 1 例

要点： 食管溃疡是由各种病因引起的发生于食管各段的坏死性病变，治疗主要是针对病因治疗，出现并发症的患者以及肿瘤患者须要根据具体类型进行内镜治疗、手术治疗、放射治疗等。

韦某某，女，73岁，2021年6月15日入院。

主诉： 胸骨后隐痛 2 月，加重 1 天。

现病史： 入院前 2 月，患者无明显诱因出现胸骨后隐痛，伴反酸，偶伴烧心，呈间歇性，持续时间不等，无明显恶心、呕吐、纳差，无腹痛、腹泻、便秘、呕血、黑便，无咳嗽、咳痰、呼吸困难，无左侧肩背部放射性疼痛，症状反复发作。入院前 1 天，因自觉症状较前明显加重到我院就诊。门诊以“胸痛待查”收治入院。

既往史： 高血压病史 10 年余，最高血压为 170/100 mmHg，予苯磺酸氨氯地平降压治疗，平素规律服用降压药物，未监测血压。10 年余前在当地医院行胃镜检查，提示胃息肉，予以内镜下息肉切除治疗，后未复查胃镜。否认糖尿病、冠心病病史。

个人史： 间断吸烟 30 年，5 ~ 10 支/天。无饮酒史。

家族史： 家族中无类似病史。

查体： 体温 36.5 ℃，脉搏 60 次/分，呼吸 18 次/分，血压 122/80 mmHg。口唇无紫绀，无颈静脉怒张，双肺呼吸音清，未闻及干湿啰音。心浊音界无扩大，心率60次/分，律齐，各瓣膜听诊区未闻及病理性杂音。腹平软，全腹部无压痛、反跳痛及肌紧张，肝脾肋缘下未扪及，Murphy征阴性，腹部血管杂音阴性，移动性浊音阴性，双肾区无叩痛。双下肢无水肿，病理征阴性。

辅助检查：

1. 血脂：ApoA 1320 mg/L。肝功能：A/G 1.16，α-HBD 211 U/L，（NSE）18.01 ng/mL。肾功能：Cr 84 μmol/L，UA 566 μmol/L。

2. 胸部CT：（1）双肺部分小叶间隔及小叶内间隔增厚，以下叶胸膜下分布为著，考虑间质病变；（2）右肺上叶多个实性小结节；（3）右肺少许小囊状透亮影，考虑小叶中心型肺气肿；（4）心脏增大，主动脉及冠状动脉硬化；（5）右胸多根肋骨陈旧性骨折（图24-1）。

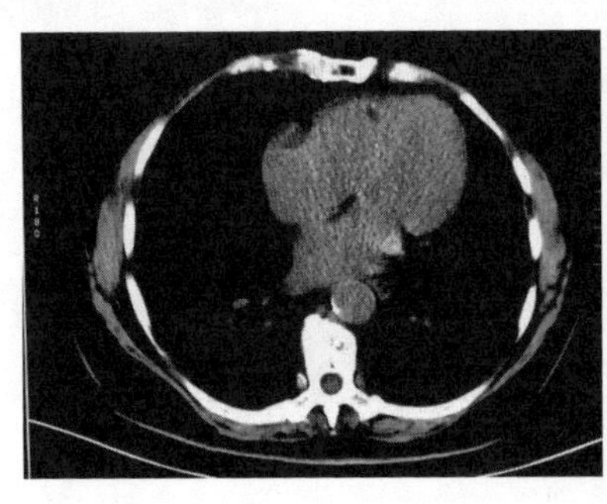
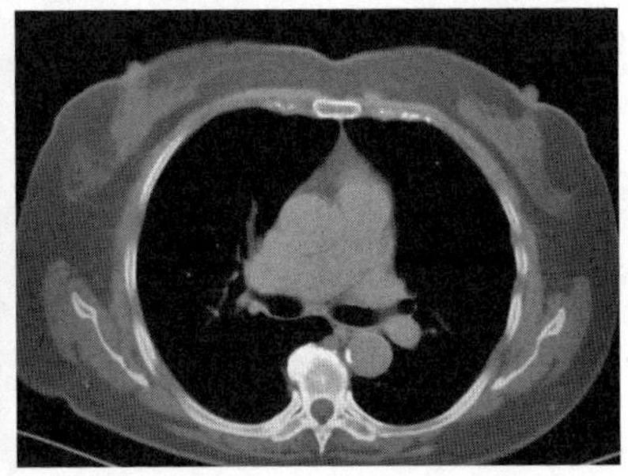

图24-1　双肺未见明显异常

3. 上、下腹部CT：（1）肝内多发囊肿；（2）双肾多发囊肿（部分复杂囊肿）。

4. 心电图：窦性心律，正常心电图（图24-2）。

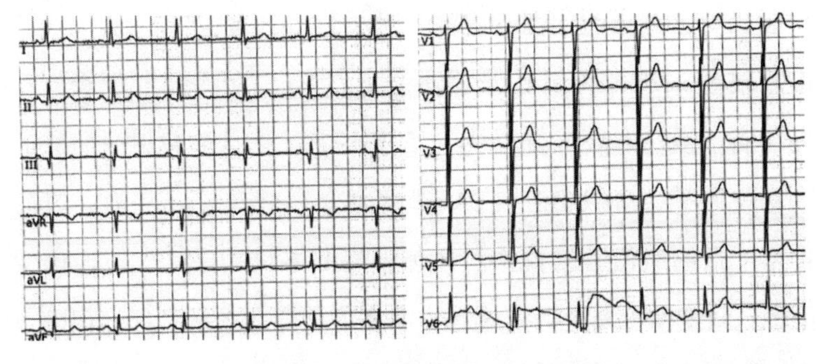

图24-2　窦性心律，正常心电图

5. 超声心电图：主动脉瓣钙化伴轻度反流，主动脉硬化，二尖瓣轻度反流，静息下未见室壁节段运动异常，左室顺应性稍下降。

双侧颈动脉彩超：双侧颈动脉粥样硬化斑块形成（无狭窄）。

6. 动态心电图：（1）窦性心律，平均心率 68 次/分，最小心率 56 次/分，最大心率 98 次/分；（2）罕见多源室性早搏；（3）偶发室上性早搏，有 7 次室上性心动过速和 153 次成对室上性早搏；（4）部分导联可见 T 波改变。

7. 胃镜检查：食管溃疡，反流性食管炎（LAC）；食管裂孔疝，慢性非萎缩性胃炎（图 24-3）；碳 13 尿素呼气试验：阴性。

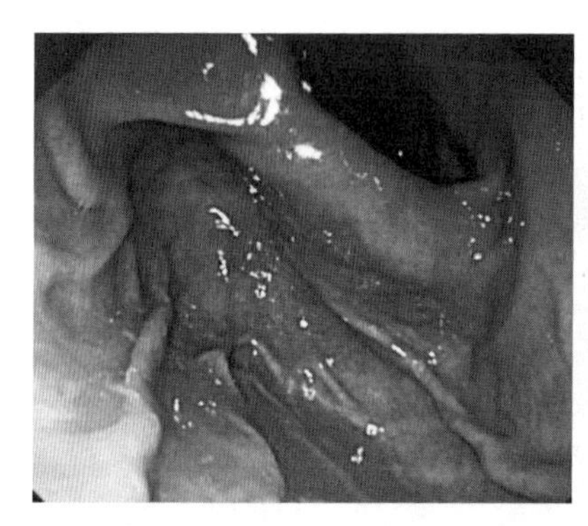
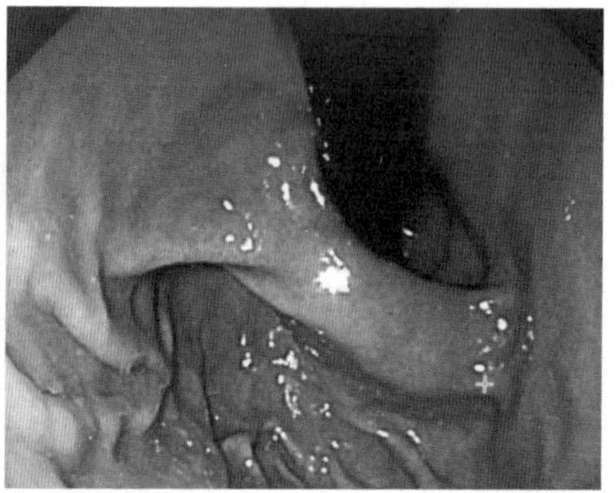

图 24-3　贲门部松弛，疝囊形成

入院诊断：

1. 胃食管反流病？

2. 慢性胃炎？

3. 高血压病 2 级，中危。

4. 冠状动脉粥样硬化性心脏病，劳力性心绞痛？

诊疗过程：患者胃镜检查提示食管溃疡，反流性食管炎（LAC），食管裂孔疝，慢性非萎缩性胃炎。治疗上予以质子泵抑制剂抑酸、铝剂护胃，避免油腻、辛辣刺激食物，避免浓茶、咖啡、巧克力、薄荷等易导致食管下括约肌松弛的食物。嘱患者控制体重，保持大便通畅，避免增加负压，调整饮食及生活方式等。患者症状明显缓解，好转出院，嘱院外继续口服 PPI 及黏膜保护剂，治疗 2 个月后复查胃镜了解溃疡愈合情况。

出院诊断：

1. 食管溃疡。

2. 反流性食管炎（LAC）。

3. 高血压病2级，中危。

析评：食管溃疡是指不同病因所致的以食管黏膜层、黏膜下层甚至肌层破坏缺损为主要表现的炎性病变。有研究显示，良性食管溃疡在中国的内镜检出率约为0.16%，其病因以反流性食管炎最为多见。此外，食管异物损伤和食管癌也是其常见的病因。但除去这些常见的病因后，还有许多其他的因素可以引起食管溃疡，如食管结核、食管克罗恩病、食管白塞病等，这些病因引起的食管溃疡，诊断难度大，常规治疗疗效欠佳。

食管溃疡多表现为胸骨后不适，食管中上段疼痛，性质多为隐痛或钝痛，在进食后或体位变动时发生，可伴反酸、烧心、食管异物感、口咽部不适、进食时有明显哽噎感、吞咽困难等，并且它还伴有原发病的相应症状和体征，如食管结核的肺、肠结核表现，免疫相关性类疾病食管贝赫切特病的口腔溃疡、外生殖器溃疡以及眼部病变表现等。出血、穿孔、梗阻和癌变为其主要的并发症。出血往往是食管溃疡的首发症状，因病变部位接近口腔，新鲜出血尚未与胃酸混合，多为呕吐鲜血；食管穿孔多为慢性食管溃疡经久不愈，如放射性照射或食管癌晚期破溃所致，常常形成瘘道，包括食管气管瘘、食管胸膜瘘等；溃疡会造成管腔狭窄或瘢痕挛缩，常常导致食管梗阻；对于反复发作、规范治疗后仍无法愈合的溃疡，应警惕肿瘤可能，须定期复查胃镜及食管病变处病理，并且往往须要多次多点活检。

食管溃疡患者须节制饮食，即避免进食辛辣刺激性食物，切忌食物过烫、过凉，进食过快及服用坚硬食物；忌烟酒，避免饭后过早平卧；主张劳逸结合，放松情绪，避免过度紧张。对于良性食管溃疡，改善黏膜周围的酸性环境至关重要，通过抑制胃酸分泌，中和胃酸，促进胃肠道动力、给予食道黏膜保护剂、调节肠道菌群等治疗，可以有效促进溃疡愈合。针对恶性食管溃疡，如异型增生或肿瘤等，应行内镜下或手术完整切除病变。临床上治疗食管癌的手术方式以微创手术为主，可对患者食管癌变部位予以有效切除及进行消化道重建。食管溃疡的并发症主要为出血、狭窄、穿孔等，可内镜下给予去甲肾上腺素、血凝酶注射或以探针止血等。对于食管狭窄，多采用内镜下扩张术和支架植入术，包括探条扩张和球囊扩张。食管穿孔如经保守治疗效果不佳时可酌情选择外科手术治疗，或内镜下覆膜支架植入等。

该患者胃镜诊断食管溃疡明确，予以抑酸、护胃，调整饮食及生活方式等治疗，症状明显缓解。临床上，食管良性溃疡一般预后较好，但对溃疡反复发作、迁延不愈、进行性加重的患者，要高度警惕食管溃疡癌变的可能，须密切随访，定期监测内镜及病理，避免漏诊、误诊。

参考文献

[1]中国医师协会急诊医师分会.急性上消化道出血急诊诊治专家共识[J].中国急救医学, 2010, 30(4): 289-293.

[2]邹涛, 韩文静, 周旭春. 食管良性溃疡的内镜诊断与鉴别诊断[J].安徽医学, 2019, 40(8): 953-955.

[3] Costable NJ, Greenwald DA. Upper Gastrointestinal Bleeding [J]. *Clin Geriatr Med*, 2021, 37(1): 155-172.

[4] Stanley AJ, Laine L. Management of acute upper gastrointestinal bleeding [J]. *BMJ*, 2019, 364: l536.

[5] Tominaga K, Tsuchiya A, Sato H, et al. Esophageal Ulcers Associated with Ulcerative Colitis: A Case Series and Literature Review [J]. *Intern Med*, 2020, 59(16): 1983-1989.

（万晓强　邓　磊）

病例25

贲门失弛缓症致胸痛1例

要点： 贲门失弛缓症又称贲门痉挛、巨食管，是由于食管贲门部的神经肌肉功能障碍所致的食管动力障碍性疾病，可引起食管下端括约肌弛缓不全，食物无法顺利通过而滞留，从而逐渐使食管张力、蠕动减低及食管扩张的一种疾病。其病理特征是食管缺乏蠕动，食管下端括约肌高压和对吞咽动作的松弛反应减弱。其主要临床表现为吞咽困难、胸骨后疼痛、食物反流，以及因食物反流误吸入气管所致咳嗽、肺部感染等症状。贲门失弛缓症所致胸痛可向下颌、颈部、上肢或背部放射，与心绞痛表现类似，临床上易误诊。

文某某，男，40岁，2019年11月21日入院。

主诉： 突发胸痛、上腹不适3小时。

现病史： 入院前3小时，患者无明显诱因出现胸痛，伴上腹部不适，呈胀痛，伴吞咽梗阻感，恶心，呕吐胃内容物，无呕血及咖啡色呕吐物，肛门有排气排便，无黑便、便血、黏液脓血便，无里急后重，无畏寒发热、喷射性呕吐、腹泻，无头昏乏力、心前区压榨感、晕厥等，无咳嗽、咯痰。患者自行禁食后再次恶心呕吐数次，以胃内容物为主，遂到我院就诊。

患者1个月前出现吞咽困难症状，开始为进食硬质食物时明显，后逐渐出现进食流质饮食后有梗阻感，伴胸骨后疼痛，进食后呕吐，吐出物为胃内容物，于当地医院行胃镜检查未见明显器质性病变，X线钡餐提示：贲门失弛缓症，未给予治疗。

既往史：否认冠心病、高血压、糖尿病等慢性病史。

个人史：无吸烟史，少量饮酒。

家族史：无家族遗传病史。

查体：体温 36.5 ℃，脉搏 67 次/分，呼吸 20 次/分，血压 131/82 mmHg。急性痛苦病容，双肺呼吸音清晰，未闻及干湿啰音，心浊音界无扩大，心率 67 次/分，心律齐，各瓣膜听诊区未闻及病理性杂音。腹平软，剑突下压痛，无反跳痛及肌紧张，肝肋缘下未扪及，Murphy 征阴性，肠鸣音正常。双肾区无叩痛。双下肢无水肿，病理征阴性。

辅助检查：

1. 心电图：窦性心律，正常心电图（图 25-1）。

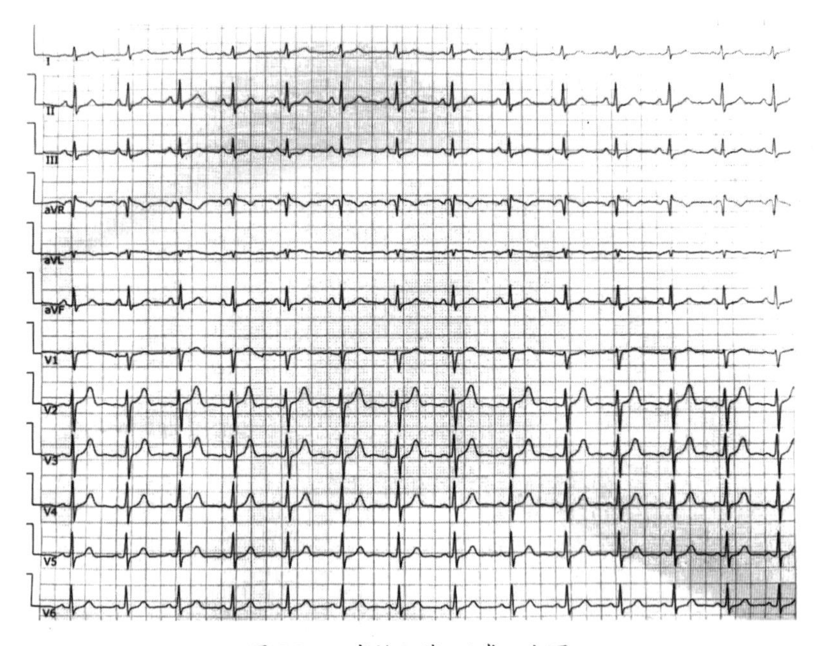

图 25-1 窦性心律，正常心电图

2. 血常规、凝血功能和 D-二聚体未见明显异常。

3. 上、下腹部 CT 平扫未见异常。胸部 CT 提示右肺下叶外基底段实性小结节。

入院诊断： 贲门失弛缓症。

诊疗过程： 患者在入院前1个月被诊断为贲门失弛缓症，吞咽时有梗阻感、胸痛症状明显，进食流质饮食也受限，反复出现恶心呕吐，药物治疗后症状缓解不明显，入院予以禁食及静脉补液营养支持治疗4天后行经口内镜下食管环形肌切开术（POEM）（图25-2、图25-3）。

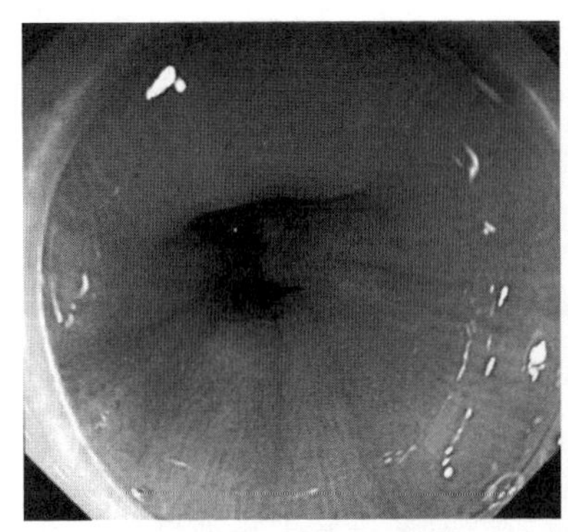
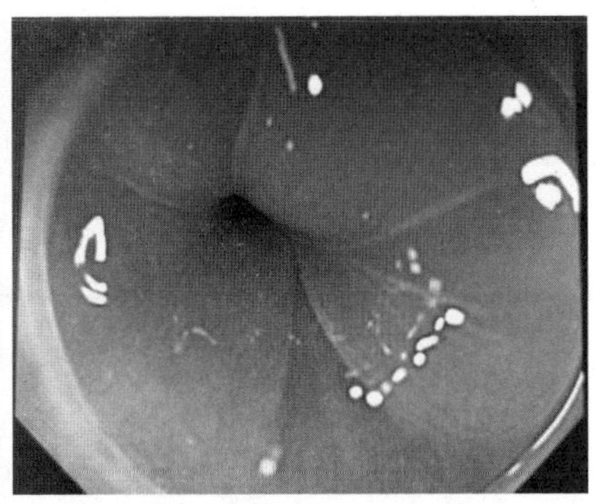

图25-2 术前贲门痉挛、狭窄，镜身通过阻力明显

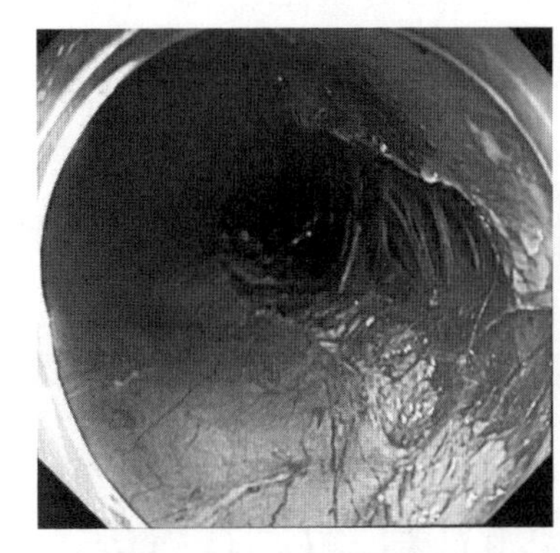
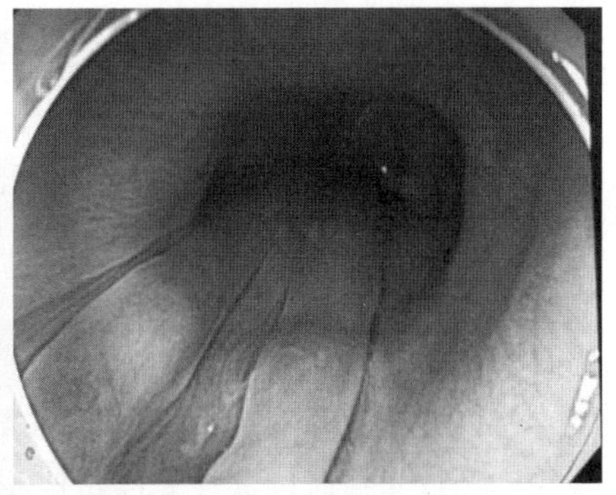

图25-3 术后环形肌纵行切开后贲门松弛，镜身通过无明显阻力

术后予以心电监护监测生命体征，予以抑酸止血、静脉补液营养支持治疗，患者病情稳定好转出院，嘱患者院外：（1）第1周流质饮食，第2周至1个月半流质饮食；（2）继续服用抑酸护胃等治疗；（3）1个月后复查胃镜；（4）若出现胸痛、呼吸困难、畏寒发热、出血等不适，及时就诊。

出院诊断： 贲门失弛缓症。

析评：贲门失弛缓症是一种食管神经肌肉功能障碍性疾病，是由于食管贲门部的神经肌肉功能障碍所致的食管功能障碍，可引起食管下端括约肌弛缓不全，食物无法顺利通过而滞留于食管，从而逐渐使得食管张力、蠕动减低及食管扩张。贲门失弛缓症是一种病因尚未完全阐明的原发性食管动力障碍性疾病，一般认为是神经肌肉调节功能障碍所致，其发病与食管肌层内神经节细胞变性、减少、缺乏，以及副交感神经分布缺陷有关。神经节细胞退变的同时常伴有淋巴细胞浸润的炎症表现，可能与感染、免疫因素有关。

贲门失弛缓症主要表现为吞咽困难、胸骨后疼痛、食物反流以及因食物反流误吸入气管所致咳嗽、肺部感染等。其胸痛主要表现为胸骨后或剑突下挤压性绞痛或烧灼样疼痛，也可为钝痛。疼痛可向下颌、颈部、上肢或背部放射，部分患者疼痛发作与进食、体力活动和体位（如卧位和弯腰）有关，部分患者口服抗酸剂或硝酸甘油后疼痛可缓解。疼痛可能与食管平滑肌强烈收缩或食物潴留性食管炎有关。本病例患者为中年男性，以胸痛、上腹部不适为主要表现，须考虑心绞痛可能，但患者无心绞痛高危因素，心电图未见异常，结合既往病史，故考虑贲门失弛缓症。

疑诊贲门失弛缓症时，可通过 X 线钡剂造影进行筛查。诊断标准：(1) 临床表现（见间歇性食物停滞、受阻感，非进行性吞咽困难，部分患者进食液体食物比固体食物困难，有反食，为刚咽下的食物，可有胸部钝痛及夜间食物反流所致呼吸道症状，营养尚可）；(2) 钡餐检查 [钡剂排空延迟和（或）胃食管交界处出现鸟嘴样改变]；(3) 食管内窥镜检查（发现扭曲扩张的食管或大量的食物残渣等）；(4) 食管压力测定指标异常。具备以上各项或 (1)、(2)、(4) 者可确诊。仅具备 (2)、(4) 但可排除硬皮病、食管贲门癌及淀粉样变等情况者亦可确诊。

贲门失弛缓症的治疗旨在降低食管下端括约肌高压，改善食管下端括约肌松弛，加速食管排空，减轻食管的扩张程度，达到缓解和解除症状的目的。治疗方法包括药物治疗、内镜治疗、括约肌内毒素注射和环形肌切开术等。近年来随着微创技术的发展，新的医疗技术及设备不断涌现，内镜下治疗贲门失弛缓症得到广泛应用。POEM 治疗贲门失弛缓症，取得了良好的效果。POEM 无皮肤切口，通过内镜下贲门环形肌切开，最大限度地恢复食管的生理功能并减少手术的并发症，患者术后早期即可进食，95%的患者术后吞咽困难得到缓解，且反流性食管炎发生率低。由于 POEM 时间短、创伤小、恢复特别快、疗效可靠，目前已成为治疗贲门失弛缓症的最佳选择。该患者行 POEM 治疗后症状缓解。

贲门失弛缓症是由多种因素引起，病理生理机制复杂，至今尚未完全阐明。日常养成良好的饮食习惯，保持乐观心情，对预防该疾病的发生或避免疾病进一步加重有益处。

参考文献

[1] Pomenti S, Blackett JW, Jodorkovsky D. Achalasia: Diagnosis, Management and Surveillance[J]. *Gastroenterol Clin North Am*, 2021, 50(4): 721-736.

[2] Panza A, Fontana A, Palmieri O, et al. Circulating levels of cytokines, chemokines and growth factors in patients with achalasia[J]. *Biomed Rep*, 2021, 15(5): 92.

[3] Khan A, Yadlapati R, Gonlachanvit S, et al. Chicago Classification update (version 4.0): Technical review on diagnostic criteria for achalasia[J]. *NeurogastroenterolMotil*, 2021, 33(7): e14182.

[4] Cho YK. Pharmacological Treatments of Esophageal Dysphagia[J]. *Korean J Gastroenterol*, 2021, 77(2): 71-76.

[5] Lottrup C, Khan A, Rangan V, et al. Esophageal physiology—an overview of esophageal disorders from a pathophysiological point of view[J]. *Ann N Y Acad Sci*, 2020, 1481(1): 182-197.

[6] Vaezi MF, Pandolfino JE, Yadlapati RH, et al. ACG Clinical Guidelines: Diagnosis and Management of Achalasia[J]. *Am J Gastroenterol*, 2020, 115(9): 1393-1411.

[7] Oude Nijhuis RAB, Prins LI, Mostafavi N, et al. Factors Associated with Achalasia

Treatment Outcomes: Systematic Review and Meta-Analysis [J]. *Clin Gastroenterol Hepatol*, 2020, 18(7): 1442-1453.

[8] Tsuboi K, Omura N, Yano F, et al. Therapeutic efficacy of laparoscopic Heller-Dor surgery for chest pain in patients with achalasia: a single institutional experience [J]. *Esophagus*, 2020, 17(2): 197-207.

（万晓强　邓　磊）

病例 26

早期食管癌致胸痛 1 例

要点：早期食管癌是指病灶局限于黏膜层和黏膜下层，不伴有淋巴结转移的食管癌。早期食管癌症状常不明显，但在吞咽粗硬物体时有“三感一痛”，即咽下食物有哽咽感、食物通过有停滞感、食管内有异物感，胸骨后灼烧样、针刺样或牵拉摩擦样疼痛。早期症状时轻时重，进展缓慢。内镜下非切除治疗方法包括射频消融术、氩离子凝固术、激光疗法、热探头治疗和冷冻疗法等。切除术后第 3、第 6 和第 12 个月各复查 1 次内镜，若无残留复发，此后每年进行 1 次内镜复查。非切除治疗不能获得组织标本进行病理学评估者，无法明确肿瘤是否根除，因此治疗后须要密切随访，长期疗效还有待于进一步探索。

程某某，男，63 岁，2021 年 3 月 8 日入院。

主诉：胸部、上腹痛 1 月。

现病史：入院前 1 个月，患者间断出现胸骨后和中上腹部阵发性隐痛，偶有反酸及嗳气，无纳差及乏力，无恶心、呕吐，无脓血便，无里急后重感。上述症状持续存在无明显缓解，为求进一步诊治，门诊以“胸腹痛待查”收入消化科住院治疗。

既往史：高血压病史 9 年余，长期服用施慧达（2.5 mg，1 日 1 次），最高血压达 180/100 mmHg。糖尿病病史 2 年余，长期规律口服降糖药物治疗。1 年前行直肠癌根治术。

个人史：无吸烟史，偶少量饮酒。

家族史：无家族遗传病史。

查体：体温 36.5 ℃，脉搏 94 次/分，呼吸 21 次/分，血压 167/87 mmHg。无颈静脉怒张，双肺呼吸音清晰，未闻及干湿啰音。心浊音界无扩大，心率 94 次/分，律齐，各瓣膜听诊区未闻及病理性杂音。腹平软，全腹部无压痛、反跳痛及肌紧张，肝脾肋缘下未扪及，Murphy 征阴性，腹部血管杂音阴性，移动性浊音阴性，双肾区无叩痛。双下肢无水肿，病理征阴性。

辅助检查：

1. 心电图：窦性心动过速，Ⅱ、Ⅲ、aVF、V_1～V_4导联 T 波正负双向、倒置（图 26-1）。

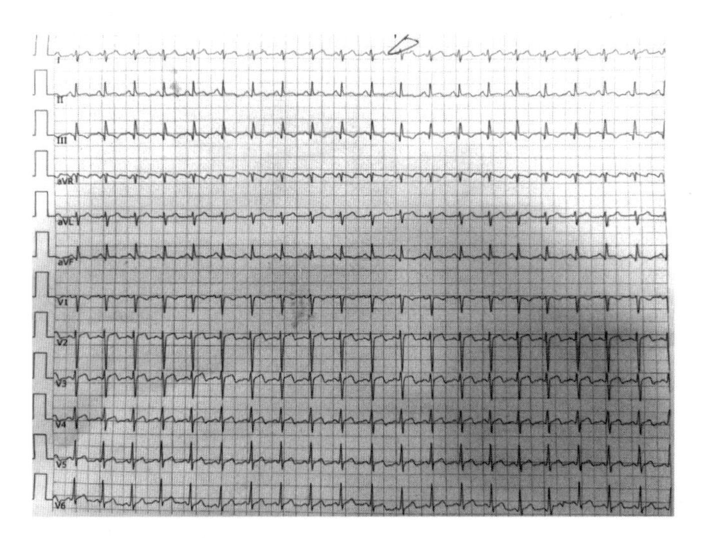

图 26-1　窦性心动过速，Ⅱ、Ⅲ、aVF、V_1～V_4导联 T 波正负双向、倒置

2. 血常规、肝功能、肾功能、血脂均提示正常。

3. 胃镜：（1）距门齿 25 cm 见黏膜凹陷，取活检组织质地可，色素内镜检查呈均匀褐色，ME-NBI IPCL 分型呈 B_1 型，未见糜烂、溃疡、新生物及静脉曲张。（2）贲门：开闭良好，黏膜光滑，其上方见环形齿状线，镜身通过无阻力。（3）胃底：黏膜光滑，色泽呈橘红，黏膜下血管呈树枝状透见。黏液湖胃液清亮，色素内镜检查，RAC 阴性。

(4）胃体：窦体交界可见一大小约 0.6 cm×0.5 cm 溃疡，上覆白苔，活检组织质地可。近胃角见一大小约 0.5 cm×0.5 cm 溃疡，周围黏膜皱襞呈纵形，表面光滑，色泽呈橘红，未见糜烂及溃疡。(5）胃角：弧形，光滑。(6）胃窦：黏膜光滑，色泽红黄相间，以红为主，黏膜斑片状充血，蠕动良好。

4. 十二指肠色素内镜检查（ME-NBI）：DL 阴性，IMVP 阴性，IMSP 阴性；幽门：圆形，开闭良好；十二指肠球部：球部前壁见一条形溃疡，长度约 1.5 cm；十二指肠降段正常。考虑诊断：复合溃疡，食管病变待查活检。碳 13 尿素呼气试验阴性（图 26-2、图 26-3）。

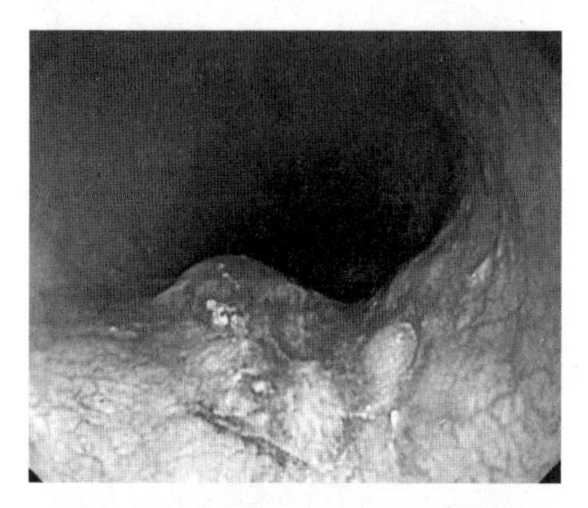

图 26-2　白光见病变发红，表面糜烂，病变边界清晰

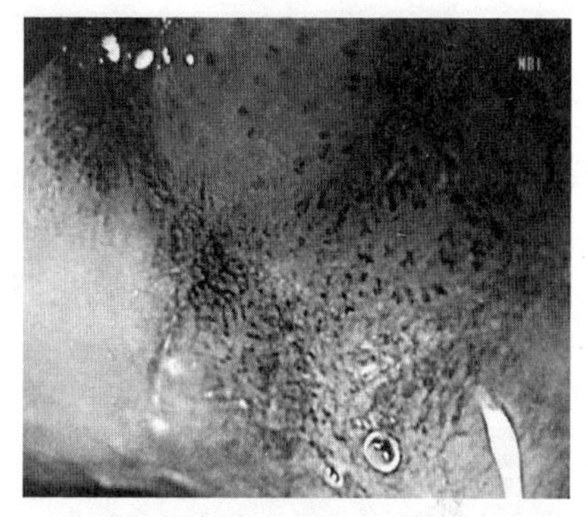

图 26-3　ME-NBI 见病变区呈茶色改变，IPCL 扩张、扭曲呈 B_1 型

5. 胸部 CT：肺气肿伴肺大疱形成。

上、下腹及盆腔增强 CT：(1)直肠癌术后改变，瘘口处腹壁肠管突入，考虑切口疝形成；(2)双侧肾上腺欠均匀增粗；(3)肝内多发低密度影，考虑肝囊肿；(4)双肾多发低密度灶，考虑肾囊肿；(5)前列腺增生。

入院诊断：

1. 食道病变待查?

2. 胃十二指肠复合溃疡。

3. 高血压病。

4. 糖尿病。

5. 直肠癌根治术后。

诊疗过程：入院行医疗相关术前辅助检查后，在全麻下行内镜黏膜下剥离术（ESD）。术中见食管中段黏膜不规则凹陷糜烂，大小约 1.5 cm×1.0 cm。ME-NBI 及复方碘染色后观察（图 26-4），病变区不着色，粉色征阳性；标记周围黏膜后用黄金刀预切开周围黏膜（图 26-5、图 26-6），黏膜下可见丰富血管增生，用啄木鸟刀行黏膜下剥离，剥离完毕，创面用止血钳处理裸露血管。观察胃底，可见黏膜纵行撕裂，给予 7 枚钛夹缝合。切除大小约 3 cm×2 cm 的标本（图 26-7）。

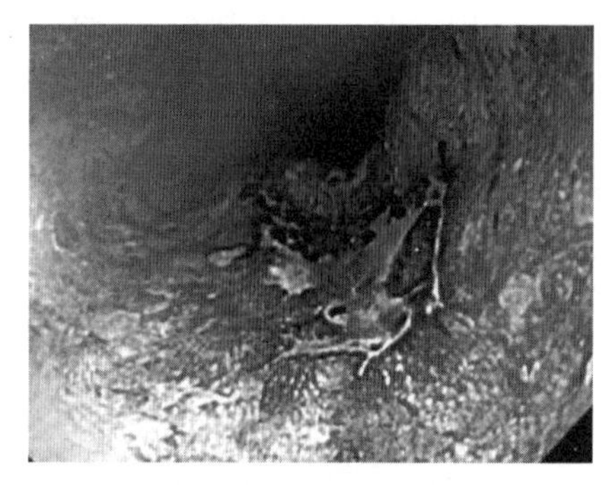

图 26-4　复方碘染色确定癌性病变边界

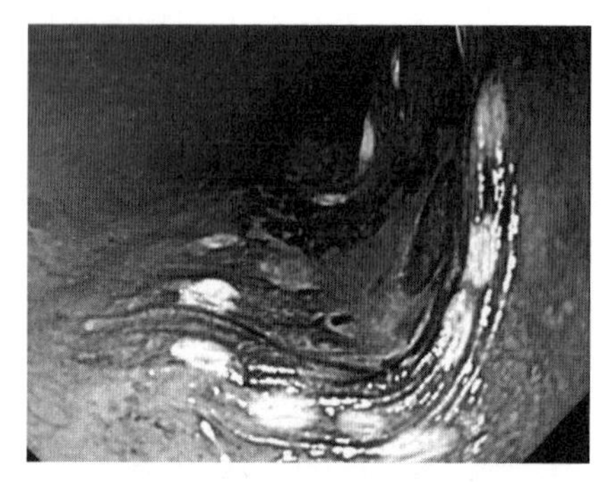

图 26-5　标记病变切除范围

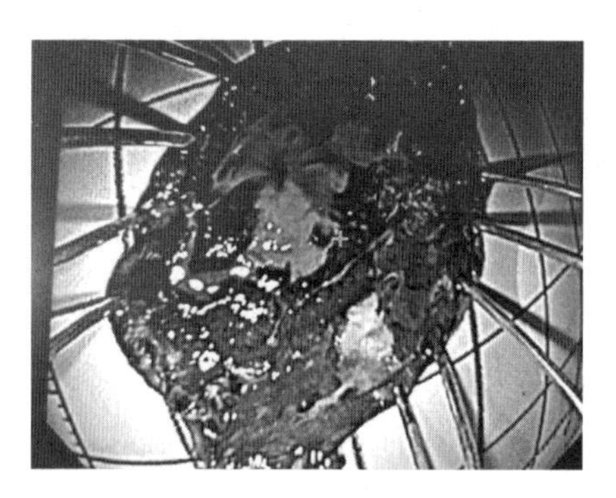

图 26-6　ESD 切除病变后

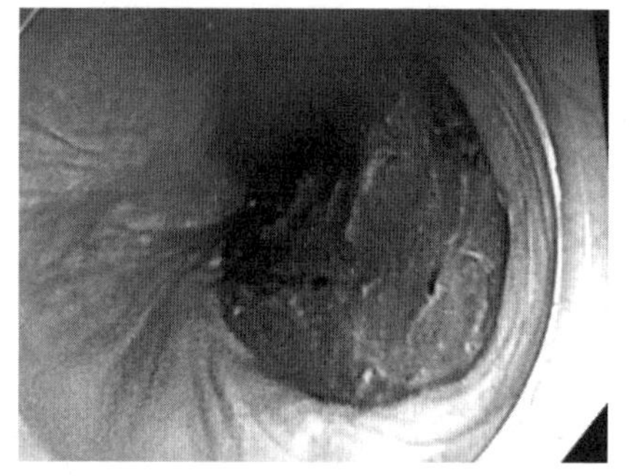

图 26-7　病变切除后创面再次碘染色，观察切缘是否完整

术后病理诊断：食管高级别上皮内瘤变，建议深部活检除外浸润可能。胃窦黏膜重度慢性炎，萎缩。

患者术后无呕血、黑便、发热等不适，予以止血、抑酸、预防感染等治疗，病情稳定，好转出院。出院医嘱：（1）注意休息，避免熬夜、劳累，避免辛辣刺激性食物，忌烟酒、浓茶及咖啡，观察大便颜色情况，清淡、易消化软食；(2) 院外继续抑酸、护胃治疗；(3) 消化内科门诊随访治疗，1个月后复查胃镜评估食管术后情况，根据病情调整治疗方案；(4) 随访胃肠镜、血常规等检查；(5) 如出现呕血、便血、腹痛加重等不适及时就诊。

出院诊断：

1. 食管高级别上皮内瘤变。
2. 胃十二指肠复合溃疡。
3. 高血压病。
4. 糖尿病。
5. 直肠癌根治术后。

析评：食管癌是指原发于食管黏膜上皮的恶性肿瘤，主要为鳞状细胞癌和腺癌。早期食管癌手术切除后具有较高的生存率，患者5年生存率可达90%，而中晚期患者5年生存率仅有6%～15%。由于早期食管癌临床症状不显著，所以大多患者在出现转移性症状后才选择就诊，而这个时期肿瘤往往已经发展至中晚期，由此一来，就增加了临床早期食管癌筛查诊断的难度。

早期食管癌是指病灶局限于黏膜层和黏膜下层，不伴有淋巴结转移的食管癌。早期食管癌症状常不明显，但在吞咽粗硬物体时常有“三感一痛”，即咽下食物有哽咽感、食物通过有停滞感、食管内有异物感，胸骨后灼烧样、针刺样或牵拉摩擦样疼痛。早期症状时轻时重，进展缓慢。

早期食管癌的诊断主要依靠内镜检查，内镜检查技术包括：普通白光内镜、色素内镜、电子染色内镜放大内镜、共聚焦激光显微内镜、自发荧光内镜，早期食管癌的内镜检查应以普通白光内镜检查为基础，有条件的医疗机构可结合其他染色剂内镜技术进一步突显内镜下表现，了解病变范围和层次等，以指导治疗方案的选择。

黏膜内癌通常表现为0-Ⅱa型、0-Ⅱb型及0-Ⅱc型，病灶表面光滑或呈规则的小颗粒状；而黏膜下癌通常为0-Ⅰ型及0-Ⅲ型，病灶表面呈不规则粗颗粒状或凹凸不平的小结节状。

在治疗原则上，无淋巴结转移或淋巴结转移风险极低、残留和复发风险低的病变均适合行内镜下切除。早期食管癌常用的内镜下切除术包括内镜下黏膜切除术、多环套扎黏膜切除术、内镜黏膜下剥离术，切除术后的并发症主要包括出血、穿孔、狭窄、感染等。内镜下非切除治疗方法包括射频消融术、氩离子凝固术、激光疗法、热探头治疗和冷冻疗法等；切除术后第3、第6和第12个月各复查1次内镜，若无残留复发，此后每年进行1次内镜复查。非切除治疗不能获得组织标本进行病理学评估，无法明确肿瘤是否根除，因此治疗后须要密切随访，长期疗效还有待进一步探索。

食管癌仍旧是我国主要的恶性肿瘤之一，在食管癌的诊治方面仍有许多挑战：如何筛选出具有高准确性及特异性的肿瘤标记物，以提高食管癌的诊断水平；如何对病灶精准定位及分期，以提高患者远期生活质量；如何多学科联合诊治，以提高治疗的有效性。虽然随着内镜治疗方式的不断进步，内镜治疗的安全性及可靠性逐渐被人认可，但最佳治疗方式仍为个体化治疗方式，要在结合患者的个人身体状况和肿瘤特征的基础上，保证治疗的有效性，同时还须兼顾患者的生活质量。

参考文献

[1]国家消化内镜专业质控中心，国家消化系疾病临床医学研究中心（上海），国家消化道早癌防治中心联盟，等. 中国早期食管癌及癌前病变筛查专家共识意见（2019年，新乡）[J]. 中华消化内镜杂志，2019，36（11）：793-801.

[2]纪晨光. 早期食管癌的内镜下诊治进展[J]. 河北医科大学学报，2021，42（6）：735-739.

[3]国家消化系统疾病临床医学研究中心（上海），中华医学会消化内镜学分会，中国

医师协会内镜医师分会消化内镜专业委员会, 等. 中国食管鳞癌癌前状态及癌前病变诊治策略专家共识[J]. 中华消化内镜杂志, 2020, 37(12): 853-867.

[4]Sihag S, De La Torre S, et al. Defining low-risk lesions in early-stage esophageal adenocarcinoma[J]. *J Thorac Cardiovasc Surg*, 2021, 162(4): 1272-1279.

[5]Iriarte F, Su S, Petrov RV, et al. Surgical Management of Early Esophageal Cancer[J]. *Surg Clin North Am*, 2021, 101(3): 427-441.

[6]DiSiena M, Perelman A, Birk J, et al. Esophageal Cancer: An Updated Review[J]. *South Med J*, 2021, 114(3): 161-168.

[7]Chen TT, Lin CC. Chest pain in a patient with esophageal cancer[J]. *Clin Gastroenterol Hepatol*, 2013, 11(1): A34.

[8]Hasan Y, Murali AR, Gerke H. Endoscopic mucosal resection for early esophageal carcinoma is effective and safe but necessitates continued surveillance[J]. *Indian J Gastroenterol*, 2020, 39(5): 487-494.

[9]Zhang R, Lau LHS, Wu PIC, et al. Endoscopic Diagnosis and Treatment of Esophageal Squamous Cell Carcinoma[J]. *Methods Mol Biol*, 2020, 2129: 47-62.

（万晓强　邓　磊）

病例 27

胃癌伴上消化道出血致晕厥 1 例

要点：晕厥是指一过性全脑血液低灌注导致的短暂意识丧失，特点为发生迅速、一过性、自限性并能够完全恢复。疾病发作时，患者因肌张力降低、不能维持正常体位而跌倒。晕厥为临床工作中常见的急症。晕厥常见病因为反射性晕厥、直立性低血压、心源性晕厥等。部分晕厥患者由消化道出血引起，由于该类患者发病急性期的临床表现不典型，常规检查未能及时明确病因，故发病早期对病因的诊断较为困难。

黄某某，女性，67 岁，2020 年 4 月 5 日入院。

主诉：突发晕厥 1 小时。

现病史：入院前 1 小时，患者排便起身后出现头昏、乏力，随后出现晕厥，跌倒在地，致门牙缺失，持续约 1 分钟后被家属唤醒，拨打“120”后急诊送入我院。

既往史：既往体健，否认高血压、冠心病、糖尿病、脑梗死等基础疾病病史。

个人史：无吸烟、饮酒史。

家族史：无家族遗传病史及类似病史。

查体：体温 36.9 ℃，脉搏 76 次/分，呼吸 18 次/分，血压 110/60 mmHg。神志清楚，精神萎靡，睑结膜无苍白。颈静脉无充盈。双肺呼吸音清晰，未闻及干湿啰音。心界叩诊无扩大，心率 76 次/分，律齐，各瓣膜区未闻及病理性杂音。全腹软，无压痛、反跳痛，肝脾肋缘下未扪及，肠鸣音无活跃。双下肢无水肿。

辅助检查：

1. 血常规：WBC 8.9×10^9/L，HGB 115 g/L。肝功能、肾功能、电解质、心肌酶谱、肌钙蛋白等均未见明显异常。

2. 急诊头颅 CT、胸部 CT 未见明显异常；超声心电图、心电图均未见明显异常（图 27-1）。

入院诊断：晕厥原因待查：（1）神经介导的反射性晕厥？（2）直立性低血压晕厥？（3）心源性晕厥？

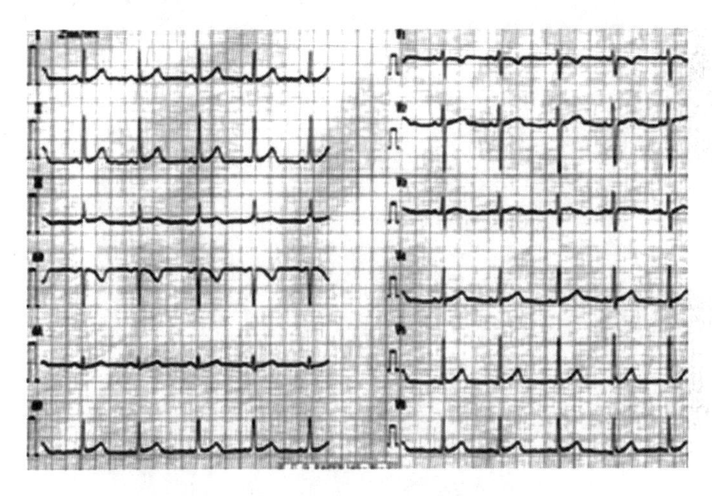

图 27-1　窦性心律，正常心电图

诊疗过程：入院给予抑酸护胃、止痛、维持电解质平衡等对症支持治疗。入院第 2 天清晨 7 时 46 分，患者下床解便后再次出现晕厥，即时心率 92 次/分、血压 101/59 mmHg，面色苍白，双眼结膜苍白，肠鸣音活跃，随机血糖 10.6 mmol/L，急查血常规：HGB 66 g/L，考虑消化道出血，立即给予禁食、补液、止血、交叉配血、预约输血等处理。上午 11 时，患者出现呕血，为暗红色血性液体，量约 250 mL，立即急诊行胃镜检查：胃角巨大占位，考虑胃癌（图 27-2）。经普外科急会诊后转入普外科。继之行胃大部切除术+毕Ⅱ氏吻合术+腹壁包块活检术（图 27-3）。术后病情平稳，好转出院。

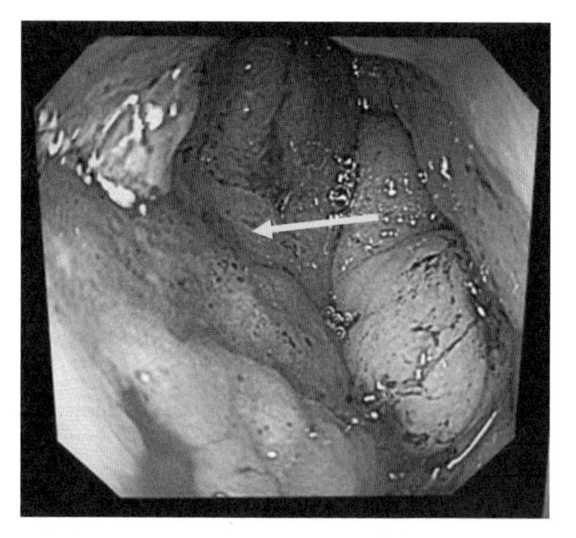

图 27-2　胃角巨大占位

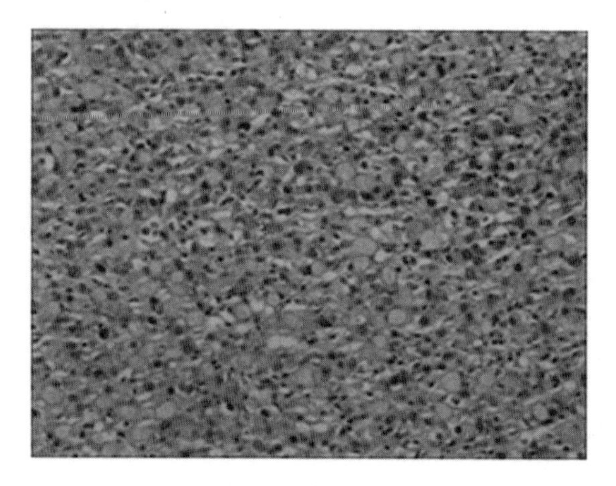

图 27-3　病理活检：胃窦印戒细胞癌侵及全层

出院诊断：胃癌伴消化道出血。

析评：晕厥是指一过性全脑血液低灌注导致的短暂意识丧失，特点为发生迅速、一过性、自限性并能够完全恢复。发作时因肌张力降低、不能维持正常体位而跌倒。有资料显示，晕厥占急诊就诊患者的3%～5%，占住院患者的1%～3%，是临床常见的急症。晕厥发生的基本机制是由于大脑的低灌注，因此任何引起心排量下降或外周血管阻力增加的原因都可以引起晕厥。晕厥常分为3类：(1)神经介导的反射性晕厥；(2)直立性低血压晕厥；(3)心源性晕厥。晕厥的病理生理改变的核心是血压下降，导致全脑灌注降低。意识丧失发生在脑血流中断后6~8秒，动脉收缩压在心脏水平下降至50~60 mmHg或直立状态下大脑水平下降至30~45 mmHg。外周血管阻力降低和心输出量减少均可导致血压降低。外周血管阻力降低见于交感缩血管反射活动降低引起的血管舒张、药物的作用及自主神经功能障碍。心输出量减少见于反射性心动过缓、心律失常和器质性疾病（包括肺栓塞/肺动脉高压）、血容量减少或静脉血淤滞导致静脉回流减少、自主神经功能障碍引起的心脏变时性和变力性功能障碍。

急性非静脉曲张性上消化道出血是指屈氏韧带以上消化道非静脉曲张性疾病引起的出血，也包括胰管或胆管的出血和胃空肠吻合术后吻合口附近疾病引起的出血。上消化道出血常见于消化道肿瘤、消化性溃疡、门脉高压等疾病，在全身其他系统疾病或多个系统疾病的共同影响下也可出现上消化道出血。上消化道出血是内科常见的急症之一，当出血量大于1200 mL时，患者会出现晕厥症状。目前大多数学者认为：反射性晕厥是导致晕厥的最主要原因，心源性晕厥是导致晕厥的第二位原因。由于消化道出血患者往往没有确切的呕血及黑便史，临床表现不典型，均有面色苍白、冷汗等低血容量表现。因失血总量往往未达循环血量的20%，故多无心率上升、血压下降等休克表现，仅在失血急性期可发生血容量不足的表现，短时间内机体即可代偿。首诊医师易产生思维定势，故很少直接考虑为消化道出血。如果既往患心脑血管疾病的患者，因急性失血，循环血量骤减可诱发或加重心脑血管疾病，出现相应症状，给鉴别诊断带来困难。

在以晕厥为临床表现的患者中消化道出血虽然占少数，但因早期诊断困难，出血常为隐匿性、间歇性发生，若造成漏诊、误诊后果较严重。为避免不良后果的发生，应注意详细而全面的病史询问，避免重要症状的遗漏，同时须完成系统且完整的体格检查。要注重不典型临床表现的早期识别，出血早期血红蛋白是一个不敏感的指标，因为只有数小时后才形成血液的稀释。急性期血红蛋白低者很可能既往就有慢性消化道失血。针对病因未明的晕厥患者，若高度怀疑消化道出血，要予以足够长时间的留观，观察患者症状、面色、睑结膜及生命体征变化，尽早行相关检查，以便及时确诊或排除隐匿性消化道出血。

参考文献

[1]中华心血管病杂志编辑委员会，中国生物医学工程学会心律分会，中国老年学和老年医学学会心血管病专业委员会，等. 晕厥诊断与治疗中国专家共识(2018)[J]. 中华心血管病杂志，2019，47(2)：96-107.

[2]中国医师协会内镜医师分会消化内镜专业委员会.急性非静脉曲张性上消化道出血诊治指南(2018年,杭州)[J].中华医学杂志，2019，99(8)：571-578.

[3]中华医学会儿科学分会心血管学组，《中华儿科杂志》编辑委员会，北京医学会儿科学分会心血管学组，等. 儿童晕厥诊断指南(2016年修订版)[J]. 中华儿科杂志，2016，54(4)：246-250.

[4]Goldberger ZD, Petek BJ, Brignole M, et al. ACC/AHA/HRS Versus ESC Guidelines for the Diagnosis and Management of Syncope: JACC Guideline Comparison[J]. *J Am Coll Cardiol*, 2019, 74(19): 2410-2423.

[5]Brignole M, Moya A, de Lange FJ, et al. 2018 ESC Guidelines for the diagnosis and management of syncope[J]. *Eur Heart J*, 2018, 39(21): 1883-1948.

[6]Shen WK, Sheldon RS, Benditt DG, et al. 2017 ACC/AHA/HRS Guideline for the Evaluation and Management of Patients with Syncope: Executive Summary: A Report of the American College of Cardiology/American Heart Association Task Force on Clinical Practice Guidelines and the Heart Rhythm Society[J]. *Circulation*, 2017, 136(5): e25-e59.

（李　均　李　俊）

病例28

自发性食管破裂致胸腹痛1例

要点：食管破裂是指由于各种原因导致的食管壁全层破裂，大体分为机械性和自发性两类。自发性食管破裂初期症状表现为呼吸不畅、胸闷、胸痛、腹部压痛等症状，易与心肌梗死、肺栓塞、自发性气胸等疾病混淆，而且此病发生率低，出现误诊、漏诊的概率非常大。治疗主要是尽早闭合食管裂口，清除并防止胸腔或纵隔进一步污染，使用有效的抗生素控制感染，恢复消化道的完整性和延续性，根治或姑息治疗食管原发病及营养支持。

冯某某，男，54岁，2017年4月17日入院。

主诉：吞咽不适感1周，胸腹痛5天、加重1天。

现病史：入院前1周，患者无明显诱因出现吞咽不适感，无畏寒、发热，无咳嗽、咳痰，无呼吸困难。患者于当地医院诊断为“亚急性甲状腺炎”，予激素（泼尼松）治疗。入院前5天，患者出现胸部及上腹部疼痛不适，为持续性胀痛，阵发性加重，无肩背部放射痛，无反酸、嗳气，无恶心、呕吐，无腹胀、腹泻，无血便、黑便，无头昏、头痛，无咳嗽、咳痰，无畏寒、发热，无胸闷、气促，间断服用“雷贝拉唑、铝碳酸镁片”后症状无明显缓解。入院前1天，患者胸腹痛加重，性质同前，伴反酸、嗳气、恶心不适，并出现耳后、颌下疼痛，吞咽、咀嚼时咽部、颈部疼痛加重，无呕吐、呕血、黑便。即到我院就诊，门诊以

"胸腹痛待查"收入住院治疗。

既往史：否认高血压、糖尿病、冠心病等病史。

个人史：否认重大外伤、手术、输血史，否认酗酒史，吸烟30年，20支/天。

家族史：无家族遗传病史。

查体：体温36.6 ℃，脉搏109次/分，呼吸20次/分，血压127/86 mmHg。无颈静脉怒张。双肺呼吸音清晰，未闻及明显干湿啰音。叩诊心界无扩大，听诊心率109次/分，律齐，各瓣膜听诊区未闻及病理性杂音。腹平软，全腹部无压痛、反跳痛及肌紧张，肝脾肋缘下未扪及，Murphy征阴性，腹部血管杂音阴性，移动性浊音阴性，双肾区无叩痛。双下肢无水肿，病理征阴性。

辅助检查：

1. 超声心电图：（1）各心腔大小正常；（2）左心室舒张松弛度功能减低。

2. 胸片：未见明显异常。

3. 心电图：窦性心律，正常心电图（图28-1）。

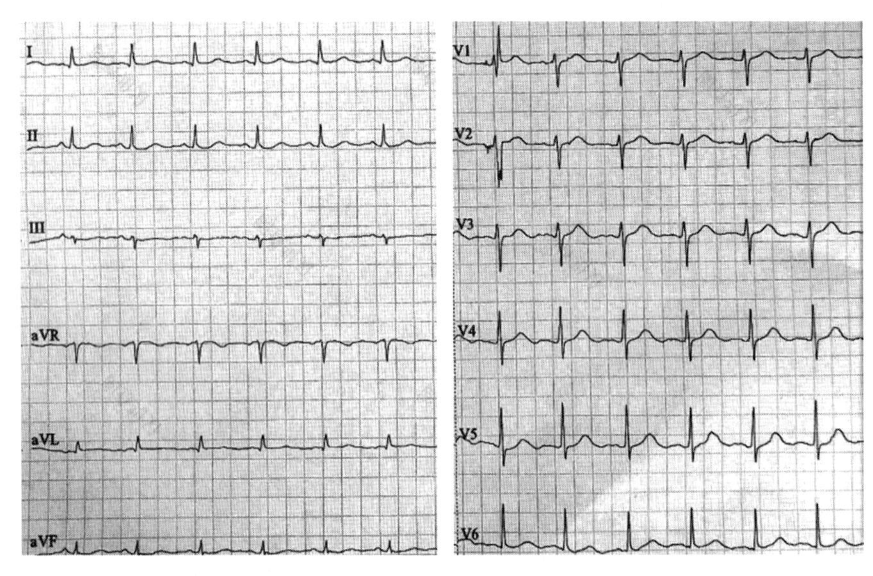

图28-1　窦性心律，正常心电图

4. 血常规：WBC 8.5×10^9/L，N 75.3%，Hb 125 g/L，PLT 105×10^9/L。肝功能：TP 60.7 g/L，ALB 34.6 g/L，TB 31.4 μmol/L，DB 16.7 μmol/L，IB 14.7 μmol/L，ALT 347 U/L，AST 316 U/L，GGT 72 U/L，hs-CRP 105.2 mg/L。糖化血红蛋白、心肌酶谱、肌钙蛋白、血脂、血生化、胃蛋白酶未见明显异常。

5. 胃镜：（1）食管气管瘘；（2）慢性非萎缩性胃炎（图 28-2）。

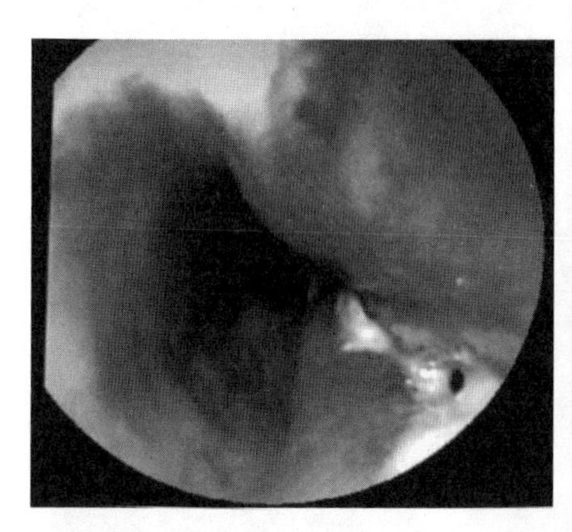
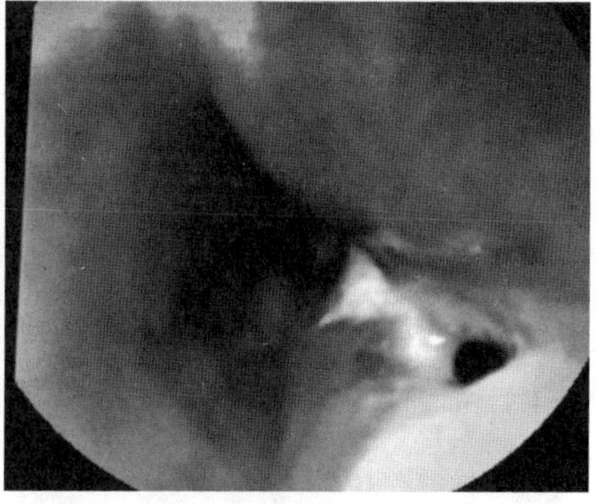

图 28-2 食管上段见纵形溃疡，底部瘘口形成

入院诊断：

1. 食管破裂（距门齿 20 cm）。

2. 纵隔感染。

3. 纵隔气肿。

诊疗过程：入院予以抑酸护胃、保护胃黏膜、促进胃动力、止痛、补液等治疗。结合胃镜、胸部 CT 结果，诊断为"食管破裂（距门齿 20 cm），纵隔感染"，在胃镜引导下安置十二指肠营养管、食管瘘口引流管，瘘口引流管胃肠减压，引流出暗红色脓性液体。胸部增强 CT：（1）考虑食管黏膜广泛撕裂并黏膜下脓肿形成（引流管位于黏膜下，远端位于胸 7 水平），食管壁水肿、周围间隙炎症，纵隔淋巴结肿大；（2）颈段食管右前方点状气体，提示食管破裂可能（图 28-3）。

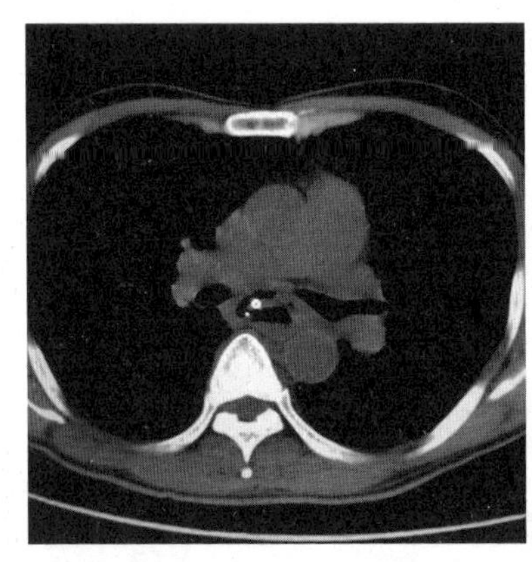
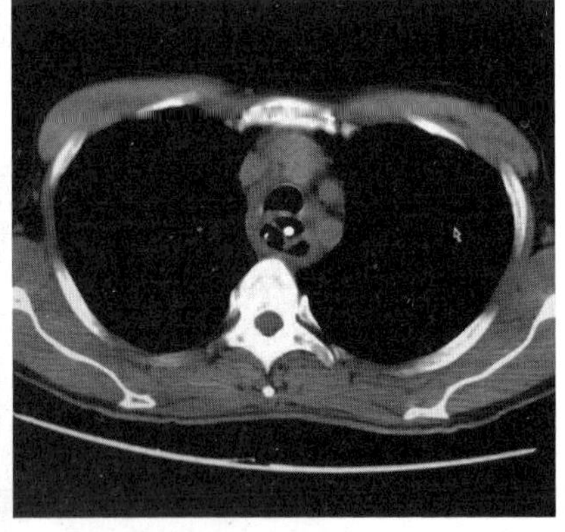

图 28-3　纵隔内食管周围见散在气体影，食道内可见插管影

给予抗感染、补液、营养支持等治疗，患者病情稳定，复查胃镜提示食管扩张程度及胃壁水肿较前减轻（图 28-4）。患者未再出现咽喉不适感，无腹痛、腹泻、恶心呕吐，病情稳定，好转出院。嘱院外随访胸部 CT 和胃镜。

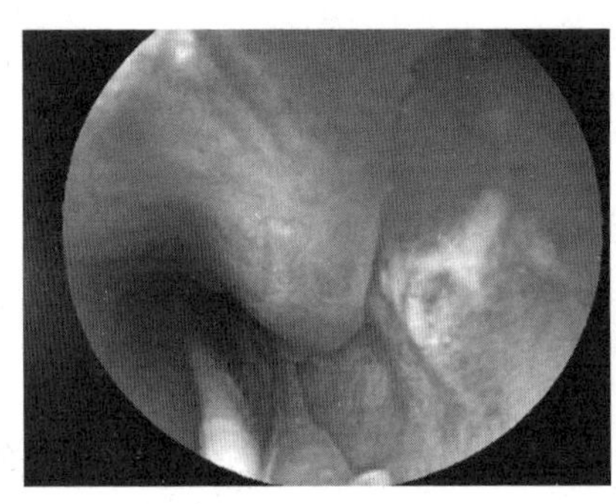
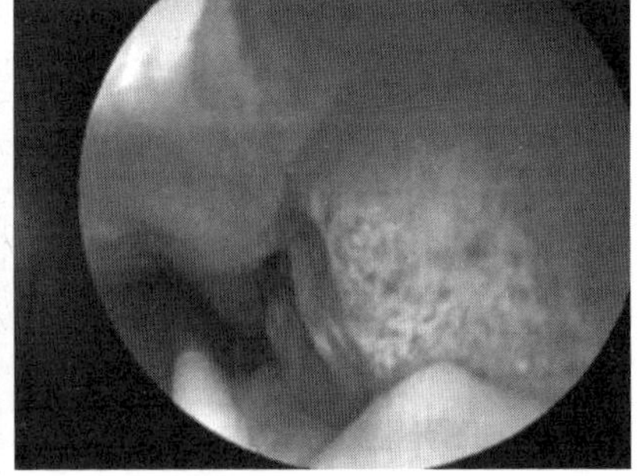

图 28-4　食管上段溃疡黏膜呈愈合状态，未见瘘口

出院诊断：

1. 食管破裂（距门齿 20 cm）。
2. 纵隔感染。
3. 纵隔气肿。

析评：食管破裂是指由于各种原因导致的颈部、胸部及腹部食管黏膜或者全层破裂，大体分为机械性和自发性两类，多因外伤、

异物或腹内压骤然增高（如剧烈呕吐或分娩等）引起，亦可因医源性损伤如食管镜、胃镜检查操作不当所致。

研究发现，老人与小孩发生食管破裂的主要原因是误食枣核、鸡鸭骨头、假牙等异物，未能及时就诊，而采用喝醋、吃馒头、吃蔬菜、呕吐等错误的“土方法”治疗。外伤和自残是青壮年食管破裂的重要诱因，往往病情较重，伴有复合伤，治疗棘手。此外，呕吐也是青壮年发生食管破裂的重要原因，特别是喝酒后呕吐，此种情况下常常破口较大，污染严重，甚至会发生全食管破裂，导致愈合不良。

食管破裂早期症状不典型，症状与病因、食管破口的大小和位置等相关，颈段食管破裂主要表现为颈部疼痛，胸段食管破裂主要表现为胸背部疼痛，腹段食管破裂主要表现为腹痛和呕吐等。

诊断依据：有外伤、吞咽尖锐异物、内镜检查或剧烈呕吐病史；有典型的胸痛、呕吐、皮下气肿或纵隔气肿三联征；X线提示胸腔积液或气胸，通常为液气胸，多为单侧，个别为双侧；CT可明确诊断；内镜检查可明确食管破裂的具体部位、大小及发现并存的食管病变，但有扩大损伤的可能。

治疗原则是清除污染源，封闭裂口，恢复食管完整性，充分引流，控制感染，加强营养支持，改善身体状况，促进伤口愈合。传统的外科手术治疗方法是一期缝合修补纵隔和食管破裂口以及充分引流。也有文献报道24小时内在内镜下行钛夹夹闭，创伤小且感染可能性较小。食管破裂超过24小时，患者会发生严重的胸腔积液和纵隔内感染，此时一般不作一期修补，而采用闭式引流、胸腔灌洗，同时给予抗感染、营养支持等治疗。

食管破裂是非常严重的食管创伤，可引起严重的纵隔感染，如治疗不及时，病情发展迅速，可导致严重的并发症，甚至死亡，病死率高达25%。因此，早期诊断，采取合适的手术方式，可以有效地降低患者发生并发症和死亡的风险。

参考文献

[1]Chew FY, Yang ST. Boerhaave syndrome[J]. *CMAJ*, 2021, 193(38): E1499.

[2]Sdralis EIK, Petousis S, Rashid F, et al. Epidemiology, diagnosis, and management of esophageal perforations: systematic review[J]. *Dis Esophagus*, 2017, 30(8): 1-6.

[3]Díaz-Antonio T, Mirón Fernández I, Rodríguez Molina A. Spontaneous esophageal perforation (Boerhaave syndrome)[J]. *Cir Esp (Engl Ed)*, 2021, 99(4): 308.

[4]Sancheti MS, Fernandez FG. Surgical management of esophageal perforation[J]. *Oper Tech Thorac Cardiovasc Surg*, 2016, 20: 234-250.

[5]Pezzetta E, Kokudo T, Uldry E, et al. The surgical management of spontaneous esophageal perforation (Boerhaave's syndrome)—20 years of experience[J]. *Biosci Trends*, 2016, 10(2): 120-124.

[6]ValdivielsoCortázar E, Couto Wörner I, Alonso Aguirre P. Endoscopic management of Boerhaave's syndrome[J]. *Rev EspEnferm Dig*, 2019, 111(6): 493.

[7]Ferreiro-Iglesias R, Blanco Freire MN, Paz Novo M, et al. Boerhaave's syndrome: diagnostic gastroscopy[J]. *Rev EspEnferm Dig*, 2017, 109(1): 65-66.

[8]Allaway MGR, Morris PD, B Sinclair JL, et al. Management of Boerhaave syndrome in Australasia: a retrospective case series and systematic review of the Australasian literature[J]. *ANZ J Surg*, 2021, 91(7-8): 1376-1384.

（孔令文　谢　明）

病例 29

创伤性膈肌破裂膈疝形成致胸腹痛 1 例

要点： 创伤性膈疝主要是指胸腹部遭受严重损伤引起膈肌破裂，包括直接暴力或间接暴力导致腹腔脏器移位进入胸膜腔形成膈疝。在整个创伤性膈疝的发生中，以左侧膈疝多见。除合并伤表现外，患者主要表现为心血管系统、呼吸系统和消化系统的症状，即胸痛、胸闷、气促、呼吸困难等。在临床诊治创伤性膈疝时，要做到早诊断、早治疗，细心观察病情，提高对该病的认识和警惕，同时注重查体和辅助检查。胸腹部 X 线、胸部 CT 和上腹部 CT 不仅能明确膈疝诊断，而且对临床手术具有重要的指导意义。

杨某某，男，64 岁，2018 年 3 月 17 日入院。

主诉： 高处坠落致胸部、腹部疼痛 3 小时。

现病史： 入院前 3 小时，患者在修筑房屋时不慎从 3 米高处坠落致伤，臀部着地，地面为水泥地，具体受伤不详。胸部、腹部、肢体多处外伤，胸部、腹部疼痛，不能站立，无昏迷、呕吐，无耳鼻溢血溢液，无大小便失禁，急诊入当地医院行影像学检查：“骨盆骨折伴左侧股骨头中心性脱位，左侧多发肋骨骨折，腹腔积血，急诊转入我院治疗。

既往史： 否认高血压、糖尿病、冠心病等病史。

个人史： 吸烟 40 年，无饮酒史。

家族史： 无家族遗传病史。

查体：体温 36.5 ℃，脉搏 100 次/分，呼吸 20 次/分，血压 93/66 mmHg。平车推入，神志清楚，查体欠合作，面色苍白。颈静脉无怒张，双肺未闻及干湿啰音。心浊音界无扩大，心率 102 次/分，心律齐，各瓣膜听诊区未闻及病理性杂音。腹平软，腹部压痛，无反跳痛及肌紧张，肝脾肋缘下未扪及，Murphy 征阴性，腹部血管杂音阴性，移动性浊音阴性，双肾区无叩痛。双下肢无水肿，病理征阴性。

辅助检查：

1. 外院影像学检查：骨盆骨折，腹腔积血。

2. 心电图：窦性心动过速（图 29-1）。

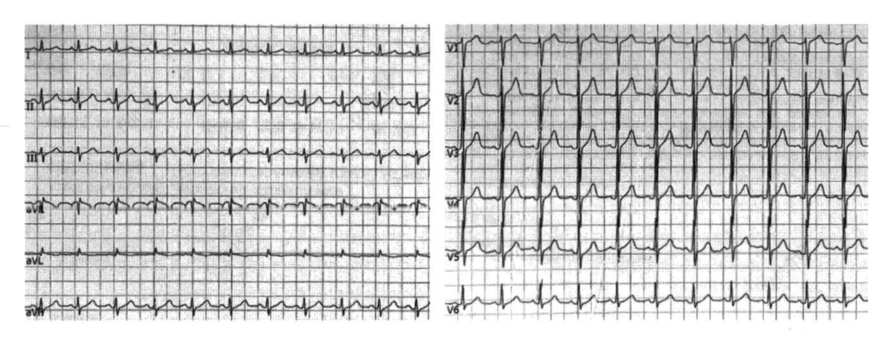

图 29-1　心电图：窦性心动过速

3. 胸部 CT 平扫：（1）双肺弥漫性粟粒结节影及斑点状钙化影，纵隔及双肺门淋巴结增多增大、钙化；（2）右下肺团片影；（3）双肺间质性改变；（4）左胸多根肋骨骨折，左侧胸腔少量积液（血）；（5）左侧膈肌破裂，伴左侧膈疝形成（图 29-2）。

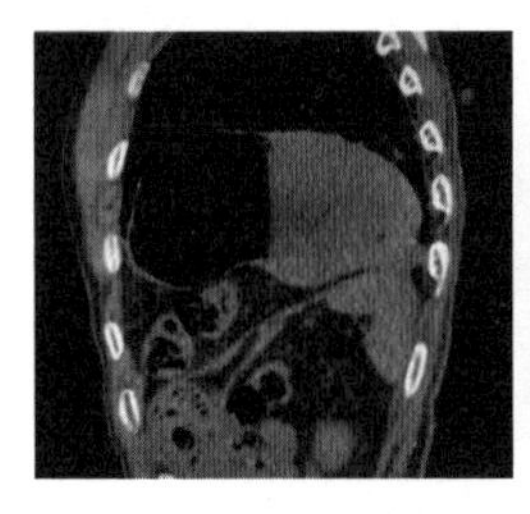 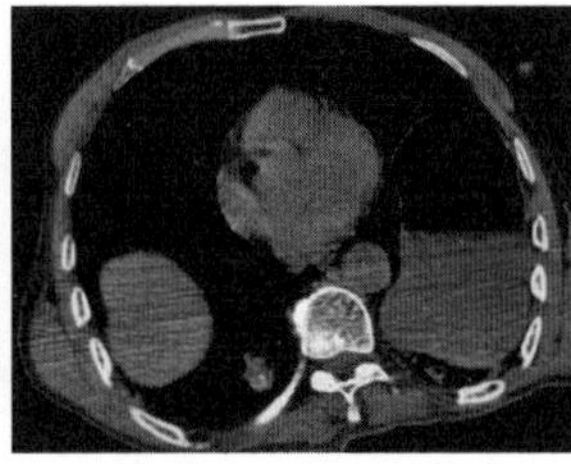 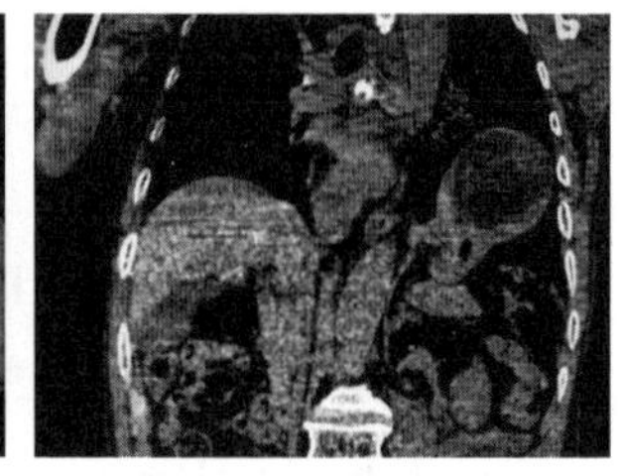

图 29-2　左侧胃底及部分肠系膜组织向上突入胸腔，膈肌中断

4. 全腹部 CT 平扫+盆腔动脉三维成像：（1）腹部实质脏器未见明显外伤性改变；（2）左侧髂骨翼、髋臼、耻骨梳、耻骨上下支及坐骨支

粉碎性骨折，伴周围软组织及腰大肌挫伤，腹膜后、骶前间隙及盆腔积血；（3）盆腔 CTA 未见明显动脉瘤征象；（4）左侧髂骨体骨折断端内侧少许造影剂影。

入院诊断：

1. 严重胸外伤：左侧多发肋骨骨折，左侧血胸（少量），左侧膈肌破裂。

2. 骨盆骨折伴左侧股骨头中心性脱位。

3. 腹膜后血肿。

诊疗过程：入院行左胫骨结节牵引，急诊行左侧腹腔脏器还纳、左侧膈肌修补术，剖腹后探查见腹腔积血约 500 mL，胸腔积血约 150 mL，左侧膈肌巨大撕裂破口，破口自中心腱部向左撕裂至左侧肋膈角附近，撕裂伤口约 13 cm，腹腔内脏器包括肝左叶、胃底、小肠及部分横结肠、大网膜等疝入左侧胸腔，左侧胸腔积血；胃底大弯侧 4 cm×2 cm，局部胃壁挫伤，胃壁无穿孔；盆腔腹膜后血肿，主要位于左侧，左侧盆腔局部腹膜后血肿膨隆，后腹膜尚完整，血肿未扪及搏动，乙状结肠轻度挫伤；部分小肠管壁被粘连带环绕，肠管变窄，松解粘连带后肠管恢复；术中全腹探查肝脏、右侧膈肌、胰腺、其余全肠道及系膜、双肾等未见明显损伤，术中扪及双肾形态完整。

术后给予抗感染、雾化排痰营养支持、维持水电解质平衡等治疗。术后第 2 天复查胸部 CT：（1）右肺上叶支气管闭塞，伴右肺上叶不张；（2）左肺上叶含气囊腔影伴气液平，考虑为新发病灶；（3）右下肺团片影；（4）双肺间质性改变；（5）双胸胸腔中量积液，伴左肺下叶部分膨胀不全；（6）左侧膈肌修补术后，较前腹腔脏器已还纳。全腹部 CT：（1）右肾高密度，考虑挫裂伤、出血可能；（2）左侧膈肌修补术后，左侧肾周、左侧脾周积液。

因胸部 CT 提示右肺不张、左侧胸腔积液（中量），行支气管镜灌洗吸痰治疗及左侧胸腔闭式引流，行右侧纤支镜检查等处理，并继续进行抗感染等治疗。患者病情逐渐稳定，后好转出院。

出院诊断：

1. 严重胸外伤：左侧多发肋骨骨折，左侧血胸（少量），左侧膈肌破裂。

2. 闭合性腹部损伤。

3. 骨盆骨折伴左侧股骨头中心性脱位。

析评：

1. 创伤性膈疝的早期诊断：创伤性膈疝主要是指胸腹部遭受严重损伤引起膈肌破裂，包括直接暴力或间接暴力导致腹腔脏器移位进入胸膜腔形成膈疝。以左侧膈疝多见。除合并的多发伤表现外，该病主要表现为心血管系统、呼吸系统和消化系统的症状，即胸痛、胸闷、气促、呼吸困难，患侧呼吸运动减弱或消失，纵隔向对侧移位，腹痛、恶心呕吐、胸部闻及肠鸣音等。

在临床诊治创伤性膈疝时，要做到早诊断、早治疗，细心观察病情，提高对该病的认识和警惕，同时注重查体和辅助检查。胸腹部X线、胸部和上腹部CT不仅能明确膈疝诊断，而且对临床手术具有重要的指导意义。

2. 严重多发伤合并创伤性膈疝的临床特点及诊疗注意事项：由于临床医师和影像科医师对膈肌损伤的认识不足，以及小的损伤早期不具备典型的临床表现，导致膈肌损伤很难在早期被发现，故误诊、漏诊率较高。膈肌损伤通常发生在多发伤的患者身上，往往这类患者会有一个明确的严重创伤史，例如车祸伤、高处坠落伤、挤压伤等，其他部位的合并伤常会掩盖膈肌损伤的病情。在多发伤患者入院须仔细查体，对胸部、上腹部损伤患者，严密观察生命体征及胸腹部临床体征的变化，如胸廓不对称、一侧胸部饱满、叩诊呈鼓音或浊音、呼吸音减弱，并闻及肠鸣音时即可初步诊断。

对胸腹部多发伤的患者应常规行胸片及腹部超声检查，对胸片及腹部超声结果异常的患者及时行CT检查。通过入院24小时内的常规胸片、CT、床旁B超、消化道造影等检查可以早期明确诊断。胸片出现患侧膈肌升高，膈肌弓形影像，膈肌水平上出现团块影、胃泡影或肠腔液气影者，应高度怀疑膈疝形成。CT对膈肌损伤的诊断价值较高。床旁B超检查具有简单、无创并可重复使用等优点，对多发伤、不易搬动或者搬动风险大的患者尤为适用。

3. 创伤一体化救治对创伤性膈疝患者救治成功率的影响：创伤性膈疝多为高能量损伤所致，死亡率较高，手术是唯一的治疗方法。对胸腹创伤患者手术探查时要有诊断意识，不能遗漏膈肌的探查。争分夺秒地做好术前抢救，迅速完善术前各项检查，争取手术时间，对挽救患者生命至关重要；手术时机是影响抢救效果的重要因素之一；建立以创伤外科为核心的创伤中心体系，在多发伤处理中强调对头、胸、腹、骨等多部位创伤的一体化救治，可以极大地缩短抢救时间。合理运用限制性液体复苏、损伤控制、血管内介入治疗等先进理念及措施，可以提高多发伤患者的救治成功率。

参考文献

[1] McDonald AA, Robinson BRH, Alarcon L, et al. Evaluation and Management of Traumatic Diaphragmatic Injuries: A Practice Management Guideline from the Eastern Association for the Surgery of Trauma[J]. *J Trauma Acute Care Surg*, 2018, 85(1): 198–207.

[2] Theodorou CM, Jackson JE, Beres AL, et al. Blunt Traumatic Diaphragmatic Hernia in Children: A Systematic Review[J]. *J Surg Res*, 2021, 268: 253–262.

[3] Abdellatif W, Chow B, Hamid S, et al. Unravelling the Mysteries of Traumatic Diaphragmatic Injury: An Up-to-Date Review[J]. *Can Assoc Radiol J*, 2020, 71(3): 313–321.

[4] Mancini A, Duramé A, Barbois S, et al. Relevance of early CT scan diagnosis of blunt diaphragmatic injury: A retrospective analysis from the Northern French Alps Emergency Network[J]. *J Visc Surg*, 2019, 156(1): 3–9.

[5] Zhao L, Han Z, Liu H, et al. Delayed traumatic diaphragmatic rupture: diagnosis and surgical treatment[J]. *J Thorac Dis*, 2019, 11(7): 2774–2777.

[6] Deng X, Deng Z, Huang E. Surgical management of traumatic diaphragmatic hernia: a single institutional experience of more than two decades[J]. *BMC Surg*, 2021, 21(1): 142.

[7] Gu P, Lu Y, Li X, et al. Acute and chronic traumatic diaphragmatic hernia: 10 years' experience[J]. *PLoS One*, 2019, 14(12): e0226364.

[8] Kaya S, Altın Ö, Altuntaş YE, et al. Factors affecting mortality in patients with traumatic diaphragmatic injury: An analysis of 92 cases[J]. *Ulus Travma Acil Cerrahi Derg*, 2020, 26(1): 80–85.

[9] Hanna WC, Ferri LE. Acute traumatic diaphragmatic injury[J]. *Thorac Surg Clin*, 2009, 19(4): 485–489.

[10] Diaz JJ. Review of the EAST Practice Management Guideline: Evaluation and Management of Traumatic Diaphragmatic Injuries[J]. *JAMA Surg*, 2019, 154(7): 666–667.

（杨　俊　胡　惠）

病例30

非创伤性脾破裂致胸闷、晕厥1例

要点：自发性脾破裂是指在无明确外伤史情况下出现的脾脏自发破裂现象，也称为非创伤性脾破裂。自发性脾破裂在临床上较为罕见，通常与脾脏的病理性改变或患者的全身性疾病有关，但由于起病隐匿，进展迅速且多数患者合并原发疾病，临床上易被误诊或漏诊，死亡率高。本例患者症状不典型，以突发胸闷、晕厥为主要表现，临床易被误诊为急性冠状动脉综合征，应加强临床医师对该病的认识，提高早期诊断率，减少误诊、漏诊。

任某某，男，51岁，2021年4月7日入院。

主诉：突发胸闷30分钟，晕厥1次。

现病史：入院前30分钟，患者无明显诱因突发胸闷，而后出现晕厥，周围人诉患者意识丧失约1分钟。清醒后患者诉仍有胸闷不适，伴大汗，呕吐1次（呕吐物为胃内容物），呕吐为非喷射性，之后出现四肢发凉、面色苍白及大汗淋漓，无咳嗽、咳痰、呼吸困难，无头痛不适，无胸背部“撕裂样”胸痛，无腹胀、腹痛、呕血、黑便。上述胸闷伴大汗症状持续不缓解，送入我院急诊科。入急诊科时患者为休克状态，急诊心电图示“窦性心动过速，avR导联提示ST段抬高”，CK-MB 1.67 ng/mL，cTnI 0.003 ng/mL，Myo 76.3 ng/mL。急诊行心脏及胸腹部大血管超声排除主动脉夹层，查体未见明显腹部阳性体征，急诊予以口服双联抗血小板和调脂药物治疗（阿司匹林 300 mg、氯比格雷 300 mg、立普妥 40 mg）、深静脉穿刺置管及血管活性药物升压治疗后，急诊科以“急性冠状动脉综合征、心源性休克”收入心内科。

既往史： 2 型糖尿病病史 10 年余，自服降糖药治疗，血糖控制情况不详。高血压病史 5 年，最高血压 160/100 mmHg，长期口服厄贝沙坦和硝苯地平缓释片控制血压（自诉血压控制可）。1 年前患急性胰腺炎，经治疗好转出院。

个人史： 无吸烟、饮酒史。

家族史： 无早发心脏病家族史。

查体： 体温 36.3 ℃，脉搏 144 次/分，呼吸 20 次/分，血压 75/48 mmHg（去甲肾上腺素泵入情况下）。急性痛苦面容，面色苍白，双肺未闻及明显干湿啰音，心浊音界无扩大，心率 144 次/分，律齐，各瓣膜听诊区未闻及病理性杂音。腹软，全腹无确切压痛，无反跳痛及肌紧张，Murphy 征阴性，麦氏点无压痛，未扪及包块，肝区、脾区无明显叩痛，移动性浊音阴性。肠鸣音正常，双下肢无水肿。

辅助检查：

1. 急诊心电图：窦性心动过速，Ⅰ～Ⅲ、aVF、V_2～V_6 导联 ST 段压低，aVR 导联 ST 段抬高（图 30-1）。

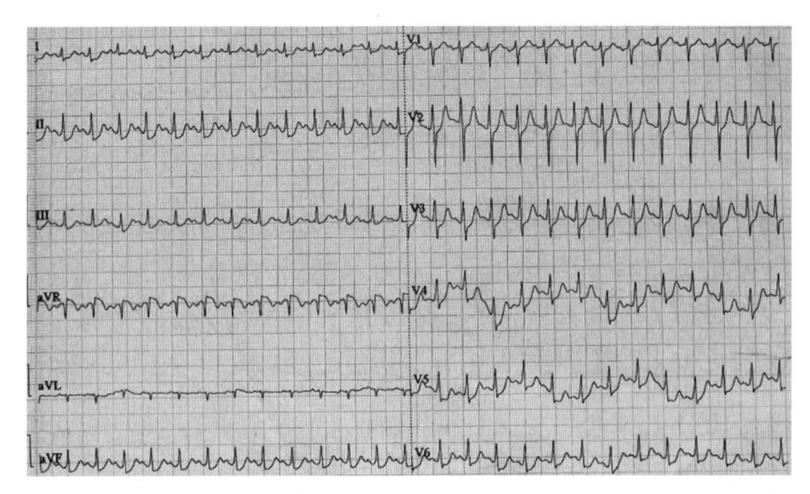

图 30-1 窦性心动过速，Ⅰ～Ⅲ、aVF、V_2～V_6 导联 ST 段压低，aVR 导联 ST 段抬高

2. 急诊心肌酶谱：CK-MB 1.67 ng/mL，cTnI 0.003 ng/mL，Myo 76.3 ng/mL。血气分析：pH7.313，PCO_2 20.4 mmHg，PO_2 120 mmHg，GLU 25.2 mmol/L。

3. 入院前血常规：Hb 89 g/L，入院复查 Hb 67 g/L，入院第 2 天 Hb 83 g/L（输血后），出院前复查 Hb 77 g/L。

4. 入院后血生化：PCT 12.61 ng/mL，IL-64 29.63 pg/mL，AST 502 U/L，ALT 446 U/L，LDH 474 U/L，CK 506 U/L，CK-MB 51 U/L，Myo 979.7 ng/mL，cTnI 1671.74 ng/L，Cr 196.8 μmol/L，Hb 93 g/L，PLT 35×10^9/L。

5. 腹腔动脉 B 超：腹主动脉段内径正常，内膜毛糙，管壁未见斑块。

6. 超声心电图：室间隔及左室壁增厚，室壁运动不协调，侧壁运动幅度减低，左室后壁内见范围约 44 mm×7 mm 低回声，EF 60%。

7. 胸腹主动脉 CTA：胸腹主动脉及主要分支动脉显影可，血管起源未见明显异常。

入院诊断：

1. 胸闷伴晕厥待查：（1）急性冠状动脉综合征？（2）主动脉综合征？

2. 休克原因待查：（1）心源性休克？（2）低容量性休克（失血）？

3. 2 型糖尿病。

4. 高血压病 2 级，很高危。

诊疗过程：

1. 维持生命体征的同时积极完善相关辅助检查以明确诊断。

2. 入院后急诊行冠状动脉造影：左冠状动脉主干管壁光滑，未见明显狭窄，左冠状动脉前降支近段局限性狭窄约 20%，中段可见心肌桥，收缩期压缩约 30%，远段局限性狭窄约 40%，TIMI 血流 3 级；左冠状动脉回旋支管壁光滑，第一钝缘支中段局限性狭窄约 30%，TIMI 血流 3 级；右冠状动脉管壁光滑，未见明显狭窄，TIMI 血流 3 级；冠状动脉分布为左冠优势型（图 30-2）。

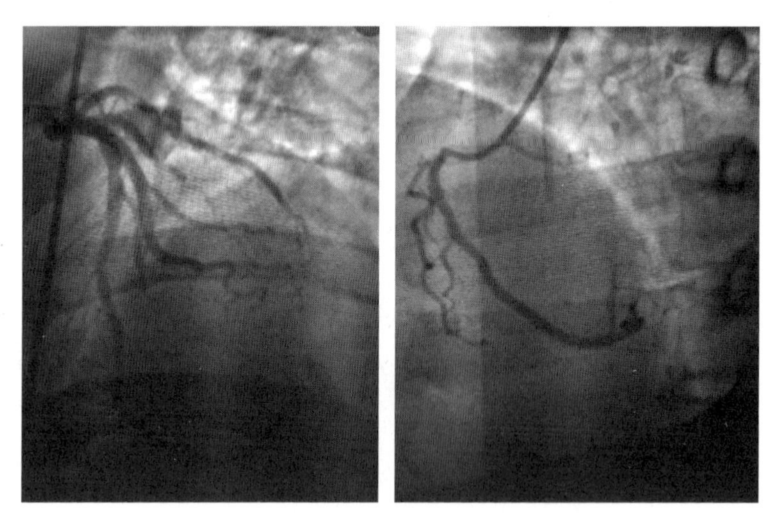

图 30-2　左冠状动脉前降支至近段及远段局限性轻度狭窄，第一钝缘支轻度狭窄，右冠状动脉无明显狭窄

患者休克原因不明，且合并贫血，考虑出血；完善胸腹部主动脉CTA：排除主动脉夹层；腹部CT：脾脏破裂出血（图 30-3）。

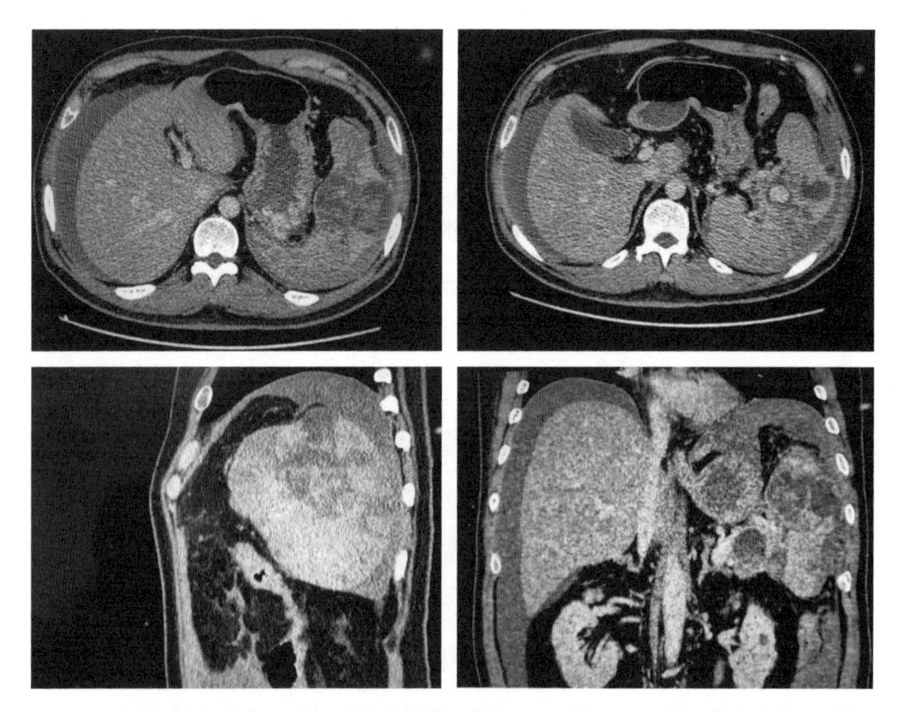

图 30-3　腹腔积血，脾脏明显不规则增大，脾内可见多处不规则低密度影及类圆形高密度影，为多次慢性胰腺炎所致的脾血管瘤样扩张

急诊行剖腹探查术。术中见：腹腔内积血约 3000 mL，血凝块约 1000 g，聚集在脾周及盆腔；脾脏约 18 cm × 14 cm × 6 cm 大小，脾脏上级膈面可见长约 5 cm 破口，脾内见黑色坏死组织溢出，破口渗血，脾门明显增厚，脾脏与周围组织粘连；胰腺尾部发硬、明显增大，呈慢性胰腺炎表现；胃底见静脉曲张，探查肝脏、胃、十二指肠、小肠、结肠、肾、膀胱、膈肌等未及确切外伤。术中行脾切除术。

术后给予输注血浆，护肝营养心肌，扩容补液，维持生命体征等处理，患者病情逐渐稳定，好转出院。

出院诊断：

1. 脾脏破裂伴急性失血性休克，重度失血性贫血。

2. 多器官功能不全（急性肝功能不全、急性肾功能不全、心肌损伤、凝血功能异常）。

3. 冠状动脉粥样硬化。

4. 2 型糖尿病。

5. 高血压病 3 级，很高危。

析评：脾破裂可分为创伤性脾破裂和自发性脾破裂。此例患者为自发性脾破裂，自发性脾破裂非常少见，占脾破裂的 3% ~ 4%。自发性脾破裂多发生于病理性脾脏。传染性疾病、血液系统疾病、肿瘤、慢性炎症刺激等可引起单核巨噬细胞系统被激活，使得脾脏肿大和脆性增加，在较小的外力下，如咳嗽、用力屏气、改变体位等，即可引起自发性脾破裂。没有前驱因素的自发性脾破裂较罕见，该患者是由于慢性胰腺炎炎症刺激所致的自发性脾破裂，在询问病史时应注意相关病理生理变化过程。

自发性脾破裂除无明显外伤史，临床表现与外伤性脾破裂相似。早期出血症状不明显，仅表现为突发上腹及左上腹疼痛，腹痛持续性加重并遍及全腹，有时因血液刺激左侧膈肌而出现左肩放射性疼痛，即 Kehr 征。随腹腔出血增多，可出现腹膜刺激征。出血量大而快可导致早期即出现休克，出血量小而慢则休克出现较晚。

当脾突发性破裂时，血液进入腹腔，导致有效循环血量不足，冠状动脉灌注不足，心电图上可出现心肌缺血、损伤改变，易被误诊为心肌梗死。该患者本次以胸闷症状起病，有高血压、糖尿病病史，肥胖体型，入院时即为休克状态，首先考虑为急性冠状动脉综合征、心源性休克。而冠状动脉造影未见有意义的冠状动脉狭窄，结合之后的剖腹探查结果，考虑急性失血所致 2 型心肌梗死，为心肌供氧和需氧之间失衡所致；脾破裂急性失血使重要脏器灌注不足，出现一系列并发症，如患者转氨酶异常升高，考虑为急性失血后肝细胞缺血缺氧所致；肌酐异常升高，且患者既往有糖尿病病史 10 年余，不除外慢性肾功能不全可能，但本次急性大量失血后肾脏灌注不足，导致肌酐持续上升。

患者既往无贫血病史，此次入院前血常规提示血红蛋白 89 g/L，入院复查血红蛋白 67 g/L，短时间内血红蛋白明显下降，急性冠状动脉综合征不能解释，须明确有无急性出血可能。但患者近期无创伤史，无急腹症体征，极易误诊、漏诊。患者处于休克状态，不能及时准确描述腹部情况。本病例易被误诊的其他原因：（1）脾破裂出血包含在腹腔内，患者平素体胖，外观未见异常；（2）发病早期脾破裂出血量不多，早期评估腹部情况无明显阳性体征，重点评估胸部、心脏情况及纠正休克而忽视动态腹部评估；（3）急诊抗休克治疗，考虑心源性可能性大，未及时完善腹部相关辅助检查如彩超、腹部 CT 等。本例患者既往有慢性胰腺炎病史，术中探查可见胰腺尾部增大质硬、胃底部血管静脉曲张明显，切除的脾脏较正常大很多，考虑为长期慢性胰腺炎致胰腺组织增生硬化，压迫脾动静脉引起脾脏淤血、增大，脾包膜下出血终破裂出血。

在临床工作中，如上腹痛急骤发作，向肩背部放射，伴恶心、呕吐、头晕、大汗、剑突下压痛，心电图提示急性心肌梗死，须紧急行冠状动脉造影检查以明确是否为冠状动脉病变及病变程度。而腹痛加剧，全腹肌紧张，右下腹穿刺抽出不凝血，须警惕腹腔脏器破裂可能，可行紧急剖腹探查术明确。临床医生不要只注意局部症状，要从整体病情分析，仔细询问病史，避免误诊，延误救治时间。

参考文献

[1]孙备，王刚，许军，等.胰腺炎脾脏并发症的研究进展[J].中华肝胆外科杂志，2005，11(6)：430-432.

[2]Nadaraja R, Yahya Z, Mori K, et al. Atraumatic splenic rupture in patient with acute pancreatitis[J]. *BMJ Case Rep*, 2021, 14(3): e238559.

[3]Jain D, Lee B, Rajala M. Atraumatic Splenic Hemorrhage as a Rare Complication of Pancreatitis: Case Report and Literature Review[J]. *Clin Endosc*, 2020, 53(3): 311-320.

[4]Moya Súnchez E, Medina Benítez A. Atraumatic splenic rupture as a complication of acute exacerbation of chronic pancreatitis, an unusual disease[J]. *Rev Esp Enferm Dig*, 2017, 109(6): 477-478.

[5]Ortega Carnicer J. Spontaneous splenic rupture as a complication of acute pancreatitis [J]. *Med Intensiva*, 2006, 30(9): 474-475.

[6]Habib E, Elhadad A, Slama JL. Diagnosis and treatment of spleen rupture during pancreatitis[J]. *Gastroenterol Clin Biol*, 2000, 24(12): 1229-1232.

（杨　俊　胡　惠）

病例31

产单核细胞李斯特菌感染致室速风暴1例

要点：患者为中年男性，反复发热20天，病程中突发晕厥1次，既往有“特发性血小板减少性紫癜”病史，长期口服甲泼尼龙治疗。患者于病程中反复发作室性心动过速，考虑室速风暴发作，快速应用艾司洛尔、胺碘酮和电复律，稳定血流动力学；多次行血培养，结果为G^+杆菌，β溶血试验和CAMP试验阳性，鉴定为李斯特菌。经联合使用青霉素、美罗培南和阿米卡星等敏感抗生素治疗后，患者体温恢复正常，炎症指标下降，多次心电图复查未再发作室速风暴。

朱某某，男，56岁，2021年4月入院。

主诉：反复发热20天，突发晕厥1次。

现病史：20天前，患者受凉后出现发热，自测体温38.6 ℃，伴全身乏力、肌肉酸痛，无流涕、咽痛、鼻塞，无畏寒、寒战，无恶心、呕吐、腹胀、腹泻，无胸闷、心悸、咳嗽、咳痰，无头晕、头痛，无黑蒙、晕厥，患者未予重视，未就诊。此后，患者反复出现低热，晨起时明显，体温波动在38.0 ℃左右，伴头晕，全身乏力较前加重。1天前，患者为明确诊断就诊于当地医院，住院期间突发心悸、黑蒙、晕厥，心电监护显示心率波动在180次/分左右，心电图提示室性心动过速，呈休克血压（具体不详），立即行电复律恢复窦性心律后，转入我院继续治疗。

既往史：糖尿病病史2月，自服降糖药。酒精性肝硬化病史2月。双下肢紫癜病史2月，自服甲泼尼龙治疗（20 mg，每日1次）。否认高血压、冠心病等病史。

个人史：有饮酒史约30年，白酒约250 g/天。有吸烟史约30年，约10支/天。无滥用药物史。

家族史：无心脏病家族史。

查体：体温36.4 ℃，脉搏76次/分，呼吸24次/分，血压99/66 mmHg。神志清楚，对答切题。双侧瞳孔等大等圆，对光反射灵敏。扁桃体未见红肿。颈软，颈静脉未见怒张。胸廓未见畸形，双肺呼吸音清，双肺未闻及干湿性啰音。心率81次/分，律齐，心音正常，各瓣膜区未闻及病理性杂音。腹平软，全腹部无压痛、反跳痛及肌紧张，肝脾肋缘下未扪及，Murphy征阴性，腹部血管杂音阴性，移动性浊音阴性，双肾区无叩痛。双下肢无水肿，病理征阴性。

辅助检查：

1. 我院急诊心电图：窦性心律，Ⅱ、Ⅲ、aVF、V_5、V_6导联ST段压低（图31-1）。

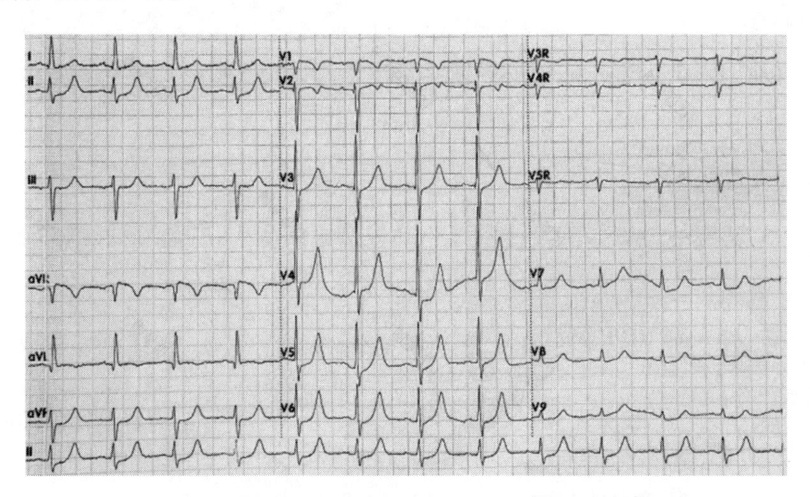

图31-1 窦性心律，Ⅱ、Ⅲ、aVF、V_5、V_6导联ST段压低

2. 入院完善血常规：WBC 6×10^9/L，N 76.8%，Hb 114 g/L，PLT 55×10^9/L，PCT 0.16 ng/mL。超敏肌钙蛋白I 801.4 ng/L，NT-pro BNP

6933 pg / mL，糖化血红蛋白 6.6%。电解质：K^+ 4.05 mmol / L，Na^+ 129.7 mmol/L，Cl^- 97.4 mmol/L。肝功能：白蛋白 28 g/L。凝血项：APTT 44.2 s，PT 15S，INR 1.17，D-二聚体 0.68 μg/mL，纤维蛋白原 6.35 g/L。心肌酶谱、呼吸道九项病毒抗体、肿瘤标志物、甲状腺功能、肾功能、输血前检查、乙肝病毒标志物、血气分析、抗核抗体谱、类风湿因子均未见明显异常。尿培养阴性。

3. 超声心电图：（1）二尖瓣中度反流；（2）心律不齐；（3）左室舒张功能减退。双下肢彩超未见明显异常。

4. 胸部 CT：（1）右肺下叶少许渗出；（2）双侧胸腔少许积液并双肺后份少许膨胀不全；（3）心脏增大；（4）心包少许积液（图 31-2）。

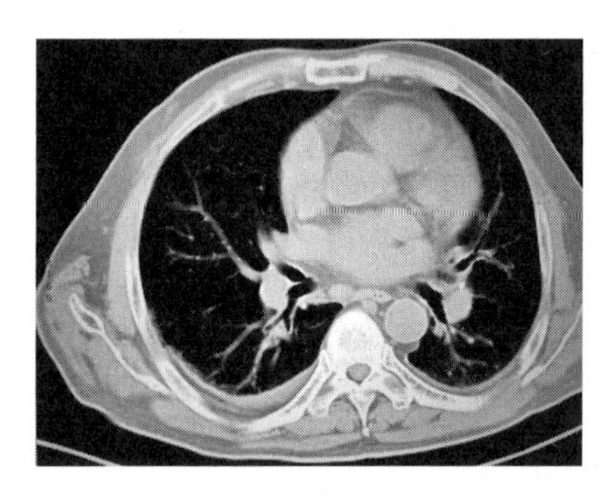
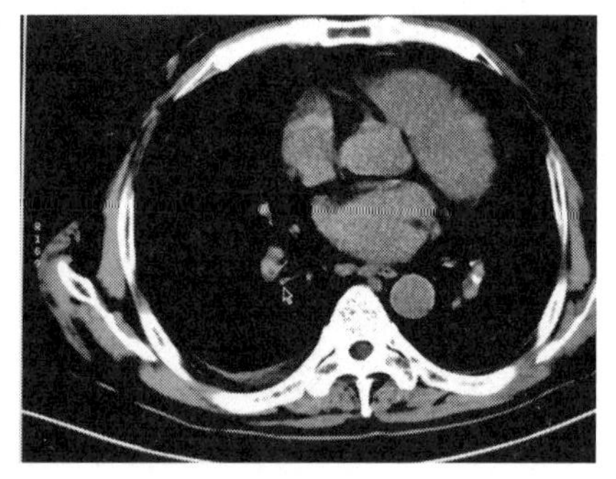

图 31-2 （左：CT 肺窗；右：CT 纵隔窗）右肺下叶少许渗出；双侧胸腔少许积液并双肺后份少许膨胀不全；心脏增大；心包少许积液

入院诊断：

1. 心源性晕厥，阵发性室性心动过速原因待查：冠状动脉粥样硬化性心脏病？

2. 发热原因待查：（1）感染？（2）肿瘤？（3）自身免疫相关性疾病？

3. 2 型糖尿病。

4. 血小板减少性紫癜。

诊疗过程：

1. 入院予以补充血容量、纠正电解质平衡等对症治疗。患者仍有发热，最高体温为 39.5 ℃，立即予以多次多部位抽血培养送检。入院第 2 天两次血培养结果提示 G^{+}性杆菌，立即予以头孢呋辛酯（1.5 g，2 次/日）抗感染治疗，患者仍反复发热。

2. 入院当天反复多次发作室性心动过速（图 31-3），伴心悸、胸闷、意识丧失，考虑室速风暴，紧急予以同步电复律（双相波 150 J）；转窦性心律，以艾司洛尔［0.1 ~ 0.3 mg/（kg · min）］和胺碘酮（0.5~1 mg/min 分别微量泵入维持窦性心律。

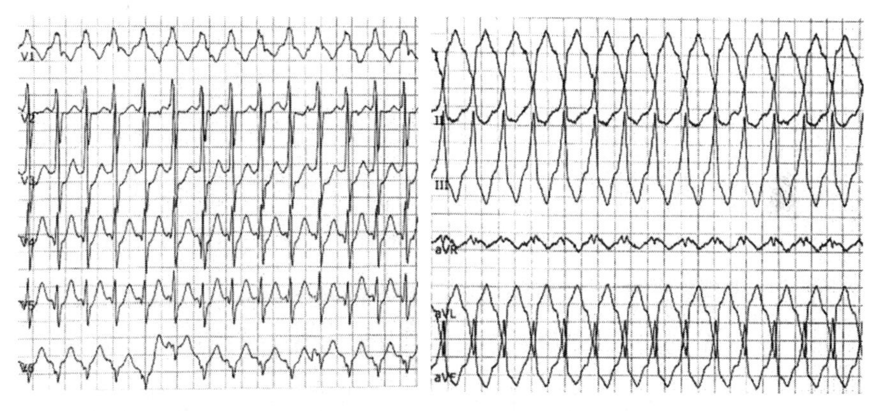

图 31-3 窦性心律，Ⅰ、aVL、V_1 ~ V_5 导联 ST 段压低，阵发性室性心动过速

3. 入院第 4 天血培养结果为“产单核李斯特菌”（图 31-4），诊断为“产单核李斯特菌脓毒血症”，调整抗生素为“青霉素钠 480 万单位/6 小时+美罗培南 1 g/8 小时+阿米卡星 0.8 g/天”静脉注射联合抗感染。患者体温开始下降，未再出现室性心动过速。5 天后停用美罗培南，2 周后停用阿米卡星，3 周后停用青霉素钠。

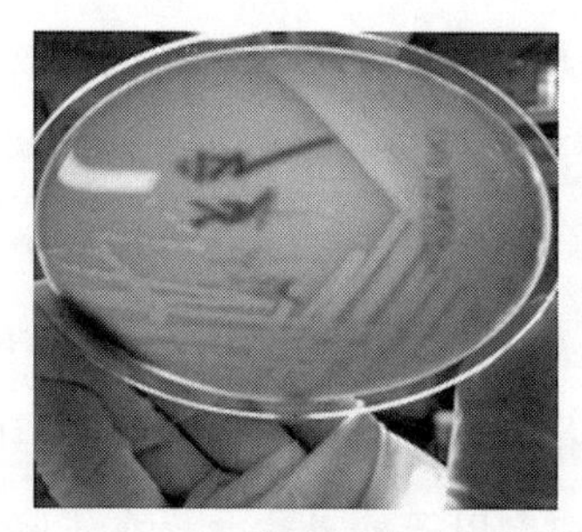
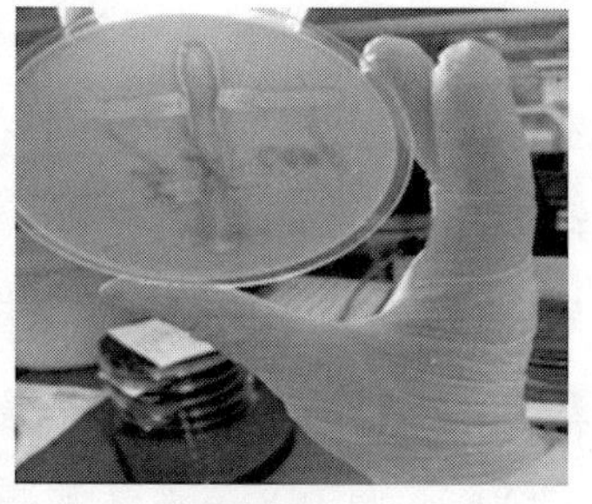

（左：β 溶血小菌落；右：CAMP 试验阳性）

图 31-4 血平板上培养 24 小时后可见 β 溶血小菌落，CAMP 试验阳性

4. 患者经敏感抗生素治疗后体温恢复正常，三次多部位复查血培养阴性。联合使用艾司洛尔和胺碘酮后，多次复查心电图及动态心电图未再记录到室性心动过速及室性早搏，病情好转出院。每月电话随访，患者均诉院外未出现发热、心悸、晕厥等特殊不适。

析评：室速/室颤风暴是指24小时内发作3次及以上室速/室颤的危重状态，又称为交感风暴、儿茶酚胺风暴、电风暴。一项荟萃分析表明，室速风暴导致死亡风险增加了近3倍。室速风暴首先考虑与交感神经过度激活及β-受体反应性增强相关。交感神经极度兴奋后，血浆中儿茶酚胺大量释放，与心肌β肾上腺素能受体结合，刺激性鸟嘌呤核苷酸结合蛋白Gs与腺苷酸环化酶细胞内连接，增加了细胞内cAMP的浓度，大量Ca^{2+}从肌浆网释放到胞浆内，导致钙离子蓄积，触发心肌细胞后除极效应。β受体反应性增强，跨室壁复极离散度增加，导致心肌复极异常，加重反复室性心律失常。室速风暴紧急处理时若血流动力学不稳定，首选电复律。对于抑制过度激活的交感张力，β受体阻滞剂是重要的治疗方法。艾司洛尔注射液是一种短效的β受体阻滞剂，起效迅速，半衰期短，可快速有效地抑制交感神经过度兴奋。一项Meta分析结果显示，艾司洛尔注射液联合胺碘酮、电复律或电除颤等常规治疗，可有效提高室速风暴终止有效率，降低死亡率，安全性较高。本例患者入院反复发作室速风暴，伴血流动力学不稳定，紧急给予电复律后，通过联合使用艾司洛尔和胺碘酮，维持电解质平衡，有效地抑制了室速风暴的发作，减少了患者院内猝死的风险，也将改善患者的远期死亡率。

另外，室速风暴发作也与炎症风暴有关。炎症风暴又称细胞因子风暴或细胞因子释放综合征，是指机体感染病原微生物后，IL-6、IL-1、TNF-α和IFN等多种促炎细胞因子的表达水平在短时间内大量升高，从而导致严重的异常免疫反应。研究发现，多种炎症细胞因子可引起交感神经重构，导致交感神经系统过度激活及儿茶酚胺水平上升；炎症反应可直接诱发心肌抑制，导致心脏功能的恶化和冲动传导的改变；炎症细胞增多，可激活心脏成纤维细胞引起心肌纤维化，造成心肌细胞的排列紊乱，心肌局部传导异常；炎症因子作用于离子通道，导致心脏离子通道功能障碍，致使心肌收缩、舒张时间和幅度下降，从而改变心肌的有效不应期和动作电位时程。上述病理生理改变均可导致心律失常乃至室速风暴的发生。

临床研究发现，多种细菌及病毒感染所致的脓毒症中均可有炎症风暴的出现，从而诱发全身炎症反应。本例患者反复发热，全身炎症反应重，经快速血培养提示李斯特菌感染。李斯特菌又名产单核细胞李斯特菌，是一种革兰氏阳性杆菌，也是兼性厌氧细菌，广泛存在于各种环境中，主要以食物为传播媒介，人群普遍易感，但多发生在免疫功能受损的人群中，其感染可致李斯特菌病。李斯特菌病的人群发病率相对较低，且具有潜伏期较长、临床症状不典型、实验室检出率低等特点，给早期确诊带来一定难度。该例患者长期服用激素治疗致免疫功能低下，为李斯特菌感染的高危人群。入院经血培养快速准确地分离和鉴定出病原菌，为后续抗感染治疗奠定了坚实的基础。李斯特菌对头孢菌素类药物天然耐药，对青霉素、氨苄西林、美罗培南等药物敏感，该例患者根据药敏结果尽早换用联合抗感染治疗后，体温恢复，炎症指标下降，机体内环境稳定，未再发作室速风暴。

参考文献

[1]中华医学会心电生理和起搏分会，中国医师协会心律学专业委员会. 2020室性心律失常中国专家共识(2016共识升级版)[J]. 中国心脏起搏与心电生理杂志，2020, 34(3): 189-253.

[2]陈永龄, 贺承健, 邓立普. 电风暴的机制与治疗[J]. 实用休克杂志(中英文), 2020, 4(5): 298-302.

[3]黄祖越, 姚耿圳, 潘光明, 等. 艾司洛尔注射液治疗交感电风暴的Meta分析[J]. 中西医结合心脑血管病杂志, 2020, 18(24): 4137-4140.

[4]房晓楠, 张荣成, 张健. T细胞免疫调节机制在心力衰竭心肌纤维化中的作用[J]. 中国循环杂志, 2015, 30: 508-510.

[5] Radoshevich L, Cossart P. Listeria monocytogenes: towards a complete picture of its physiology and pathogenesis[J]. *Nat Rev Microbiol*, 2018, 16(1): 32-46.

[6] Gupta KK, Khan MA, Singh SK. Constitutive inflammatory cytokinestorm: a major threat tohuman health[J]. *J Interferon Cytokine Res*, 2020, 40(1): 19-23.

[7]Alkalbani A, Alrawahi N. Management of monomorphic ventricular tachycardia electrical storm in structural heart disease[J]. *J Saudi Heart Assoc*, 2019, 31(3): 135-144.

[8]Lepojärvi ES, Huikuri HV, Piira OP, et al. Biomarkers as predictors of sudden cardiac death in coronary artery disease patients with preserved left ventricular function (ARTEMIS study)[J]. *PLoS One*, 2018, 13: e0203363.

[9]Wu KC, Gerstenblith G, Guallar E, et al. Combined cardiac magnetic resonance imaging and Creactive protein levels identify a cohort at low risk for defibrillator firings and death[J]. *Circ Cardiovasc Imaging*, 2012, 5: 178-186.

[10]Turner KL, Moore LJ, Todd SR, et al. Identification of cardiac dysfunction in sepsis with B-type natriuretic peptide[J]. *J Am Coll Surg*, 2011, 213(1): 139-146.

[11]Lazzerini PE, Capecchi PL, El-Sherif N, et al. Emerging Arrhythmic Risk of Autoimmune and Inflammatory Cardiac Channelopathies [J]. *J Am Heart Assoc*, 2018, 7: e010595.

[12]Lazzerini PE, Laghi-Pasini F, Boutjdir M, et al. Cardioimmunology of arrhythmias: the role of autoimmune and inflammatory cardiac channelopathies[J]. *Nat Rev Immunol*, 2019, 19: 63-64.

[13]Swaminathan B, Gerner-Smidt P. The epidemiology of human listeriosis[J]. *Microbes Infect*, 2007, 9(10): 1236-1243.

(周　柯　景　熙)

病例32

胸壁带状疱疹感染致胸痛1例

要点： 带状疱疹是由带状疱疹病毒感染引起的一种病毒性皮肤病，以沿周围神经分布的群集疱疹和神经痛为特征，该病常侵犯肋间神经，故常以胸痛为首发症状。带状疱疹易发于老年人或免疫功能低下的人群，老年患者本身患有冠心病，或合并高血压、糖尿病等心血管危险因素，因此常会被误诊为急性冠状动脉综合征。近年来的大数据分析发现，带状疱疹显著增加了患者罹患的风险，且发病率有升高趋势，在中青年人群中也很常见。带状疱疹以胸痛为主要症状，应该与心血管源性胸痛相鉴别。

周某某，男，54岁，2021年7月13日入院。

主诉： 胸痛3天，加重12小时。

现病史： 入院前3天，患者于睡眠中出现胸部隐痛不适，为闷痛伴压榨感，持续数秒后自行缓解，间隔几分钟后再次发作，不伴大汗、左肩放射痛、呼吸困难，无恶心、呕吐、呼吸困难，无头昏、头痛、黑蒙、晕厥，未就诊。近3天上述症状反复发作，性质同前，疼痛无进行性加重，无夜间端坐呼吸、双下肢水肿等。12小时前，患者感胸痛仍频发，遂于当地医院就诊，心电图提示窦性心动过缓、心率45次/分，给予静脉输液时（具体不详）出现全身大汗、意识恍惚，无“撕裂样”疼痛，无腹胀、腹痛、呕血、黑便，无咳嗽、咳痰、呼吸困难，无晕厥、黑蒙、头昏、头痛不适；复查心电图提示窦性心律，较前稍有变化，考虑“急性心肌梗死”，予以阿司匹林，氯吡格雷嚼服，胸痛持续不缓解，家属遂急呼“120”送入我院。急诊心电图示：窦性心律，Ⅰ、aVL、V_5、V_6导联T波低平。查cTnI 0.001 ng/mL，CK-MB 1.32 ng/mL，Myo 33.9 ng/mL。血常规：白细胞数18.28×10^9/L，中性粒细胞92%。急诊以“胸痛待查”收入住院治疗。

既往史：高血压病史3年，未正规治疗。

个人史：吸烟30年，20支/天；饮酒30年，100 g/天。

家族史：无家族遗传病史。

查体：体温36.0 ℃，脉搏78次/分，呼吸20次/分，血压122/80 mmHg。口唇无紫绀，无颈静脉怒张，双肺呼吸音清晰，未闻及干湿啰音，心浊音界无扩大，心率78次/分，各瓣膜听诊区未闻及病理性杂音。腹平软，全腹无压痛、反跳痛及肌紧张，肝脾肋缘下未扪及，Murphy征阴性，腹部血管杂音阴性，移动性浊音阴性，双肾区无叩痛。双下肢无水肿，病理征阴性。

辅助检查：

1. 急诊心电图：窦性心律，Ⅰ、aVL、V_5、V_6导联T波低平(图32-1)。

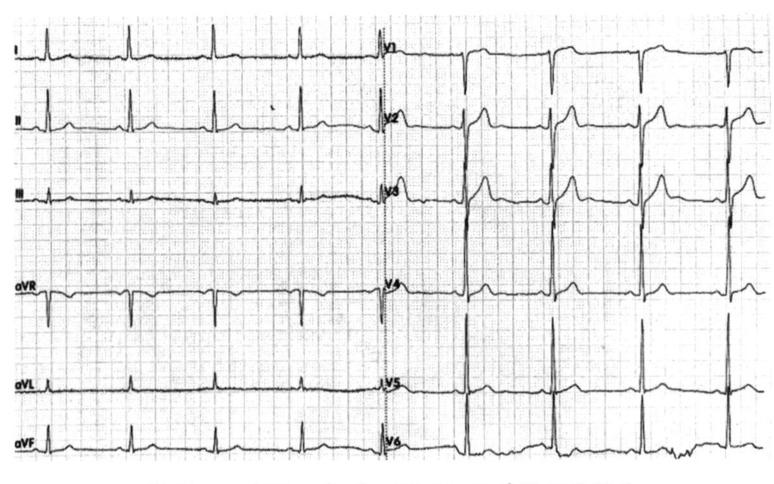

图32-1　窦性心律，Ⅰ、aVL、V_5、V_6导联T波低平

2. 心肌酶谱：cTnI 0.001 ng/mL，CK-MB 1.32 ng/mL，Myo 33.9 ng/mL。

血常规：WBC 18.28×10^9/L，N 92%，HB 120 g/L，PLT 258×10^9/L。甲状腺功能、肝功能、凝血功能正常。

3. 颈动脉彩超：（1）双侧颈动脉内膜毛糙；（2）双侧椎动脉未见明显异常。

超声心电图：（1）心脏各腔室大小、形态正常；（2）左室舒张功能稍减退。

腹部彩超：（1）脂肪肝；（2）餐后胆囊；（3）胰腺、脾脏、肾脏未见明显异常。

4. 胸腹部 CT 及主动脉 CTA：（1）胸、腹主动脉未见确切夹层征象；（2）腹主动脉、左肾动脉起始处、双侧髂总动脉、髂内动脉少量钙化及混合斑块，相应管腔轻微变窄；（3）右肾一支副肾动脉；（4）心脏稍大，冠状动脉钙化；（5）肺气肿，双肺多发肺大疱；（6）双肺下叶后份轻度膨胀不全（图 32-2）。

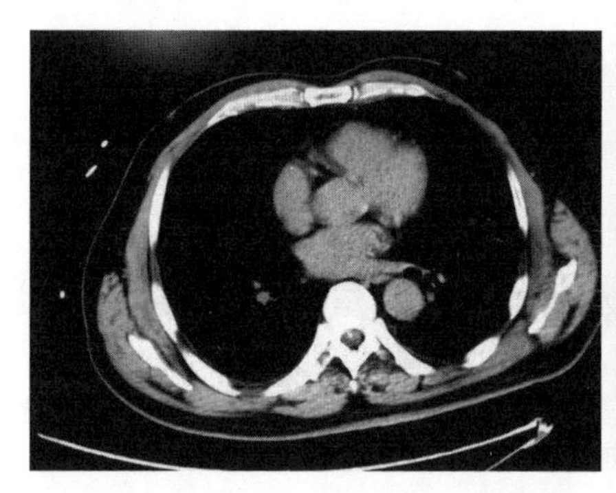

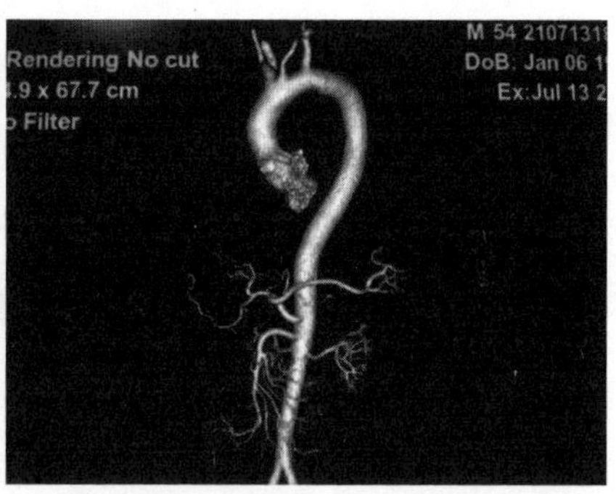

图 32-2　主动脉 CTA 提示未见明显异常

5. 动态心电图：（1）窦性心律；（2）偶发房性早搏，个别伴室内差异性传导；（3）偶见窦性停搏；（4）最大心率时可见 T 波低平。

6. 24 小时动态血压监测：（1）昼夜血压负荷值升高；（2）血压昼夜节律减弱。

入院诊断：

1. 急性冠状动脉综合征？

2. 高血压病 3 级，很高危。

诊疗过程：入院后给予抗凝、双联抗血小板聚集、调脂、稳定斑块、控制心率、改善循环、镇痛等治疗。急诊行冠状动脉造影：左冠状动脉主干管壁光滑，未见明显狭窄，TIMI 血流 3 级；左冠状动脉前降支未见明显狭窄，TIMI 血流 3 级；左冠状动脉回旋支未见明显狭窄，TIMI 血流 3 级；右冠状动脉未见明显狭窄，TIMI 血流 3 级；冠状动脉分布为右冠优势型（图 32–3）。

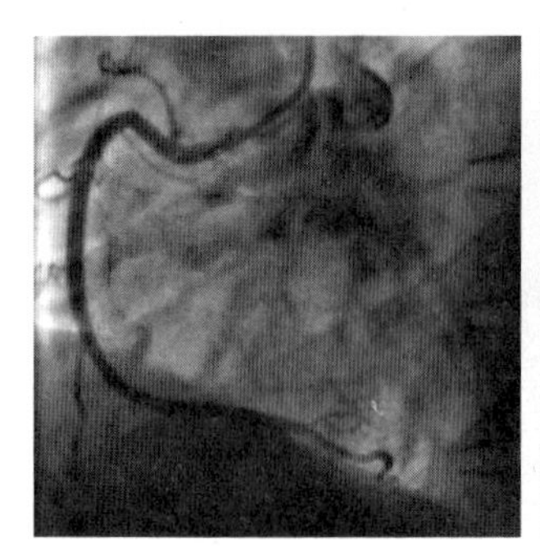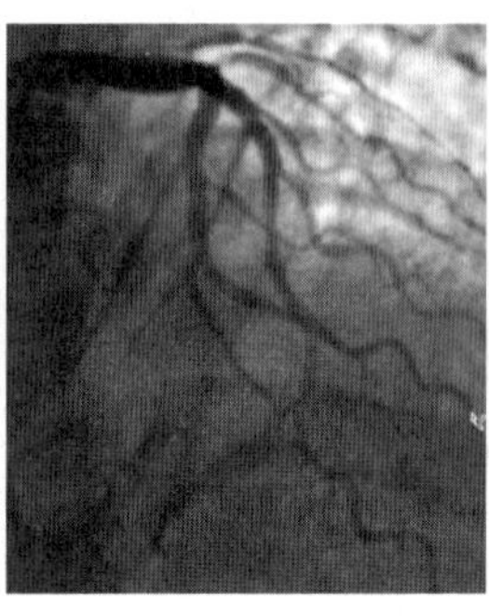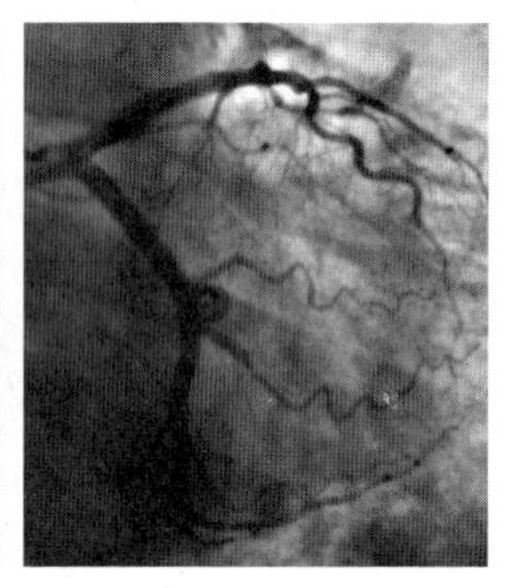

图 32–3 左冠状动脉前降支、左冠状动脉回旋支、右冠状动脉均未见明显狭窄

患者冠状动脉未见明显异常，排除心源性胸痛，但胸痛症状仍反复发作。于入院第 3 天，患者左胸部皮肤可见少许红疹，左前胸及腋下数处簇集成群的暗红色水疱，呈带状排列，凸出皮肤表面，未见渗液，局部按压痛（图 32–4）；后见水疱、脓疱形成（图 32–5）。结合胸痛性质及辅助检查、冠状动脉造影结果，考虑为带状疱疹病毒感染所致胸痛，给予抗病毒、抗炎等治疗后，患者症状明显缓解，好转出院。

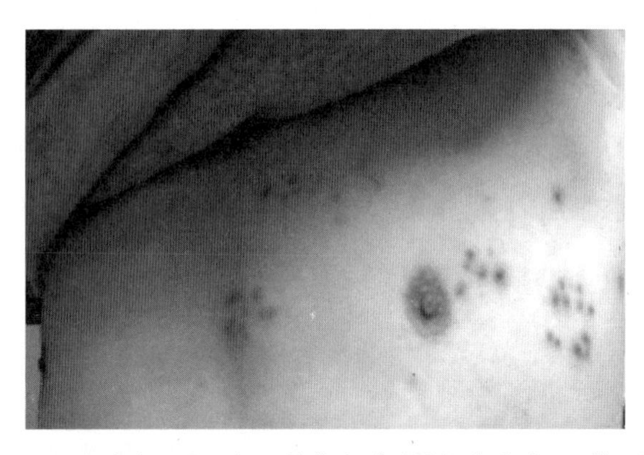

图 32–4 左前胸及腋下数处簇集成群的暗红色水疱，呈带状排列

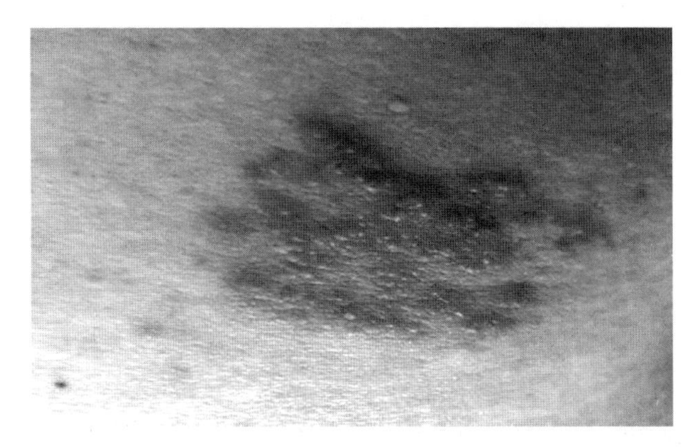

图 32-5 左胸部见芝麻至绿豆大小水疱、脓疱，簇集成群，基底鲜红斑

出院诊断：带状疱疹。

析评：带状疱疹是一种由水痘-带状疱疹病毒（varicella-zoster virus, VzV）再激活、侵犯神经并引起相关皮肤出现红斑、丘疱疹等皮损，并伴有不同程度疼痛或神经相关症状的疾病。其具有病情重、病程长、前期症状不典型、易遗留长期慢性疼痛等临床特点。其中老龄、免疫功能下降、伴有系统性疾病、使用免疫抑制药物如糖皮质激素、创伤等都是罹患带状疱疹的重要危险因素。

患者体表出现沿周围神经分布的红斑、成簇状丘疱疹、水疱，皮损随时间发展可相互融合成片，一般累及单侧，皮损分布不超过体表正中线，多见于老年人，好发于春秋季节。发病前患者有感觉过敏，灼热刺痛，伴全身不适。患者有时皮疹伴随疼痛，有时疼痛发生 1～3 天后或更长时间才出现皮疹；一般先有轻度发热、倦怠、食欲不振以及患部皮肤灼热感或神经痛等前驱症状，但亦有无前驱症状即发疹者，故其误诊率高。突然发作剧烈的前胸痛或左肩、背部疼痛，临床怀疑有不稳定型心绞痛，而其症状、体征不典型，胸痛时心电图无改变者，要想到带状疱疹的可能，并做好鉴别诊断。

带状疱疹除给患者身心健康带来危害外，还给家庭和社会造成一定的经济负担。年龄作为一个独立危险因素贯穿于带状疱疹全程，影响疾病发生、严重程度、并发症以及后遗症。鉴于老年人群免疫功能低下，症状通常较为严重，易出现多种脏器相关的不同并发症，因此提高对带状疱疹特殊临床表现和疾病预防的认识是十分必要的。

该例患者有高血压基础疾病，出现典型的胸痛症状，结合患者的心电图表现，首先考虑心绞痛。但患者的心肌酶谱、心脏彩超及冠状动脉造影均未见明显异常，故最终排除心源性胸痛。随着病程进展，患者左侧胸部出现特异性的红疹，考虑带状疱疹感染所致胸痛，予以抗病毒治疗后好转。

参考文献

[1]Khan U, Robbins MS. Neurological Causes of Chest Pain[J]. *Curr Pain Headache Rep*, 2021, 25(5): 32.

[2]Nguyen A, Bauler L, Hoehn C, et al. Varicella Zoster Virus Meningoencephalitis with an Atypical Presentation of Chest Pain, Impaired Memory, and Seizure[J]. *J Emerg Med*, 2020, 59(5): e175-e178.

[3]Yamanaka T, Fukatsu T, Miyata K, et al. Pericarditis caused by herpes zoster[J]. *J Cardiol Cases*, 2018, 19(3): 77-80.

[4]Lintner S, Welke S, Wiedermann CJ. Elderly Man with Chest Pain. Chest Pain prodrome of Shingles (Cutaneous Herpes Zoster)[J]. *Ann Emerg Med*, 2016, 67(1): 142-150.

[5]Yamasaki T, Fass R. Noncardiac chest pain: diagnosis and management[J]. *Curr Opin Gastroenterol*, 2017, 33(4): 293-300.

[6]Ayloo A, Cvengros T, Marella S. Evaluation and treatment of musculoskeletal chest pain [J]. *Primary Care: Clinics in Office Practice*, 2013, 40(4): 863-887.

[7]Kennedy PG, Gershon AA. Clinical features of varicella-zoster virus infection[J]. *Viruses*, 2018, 10(11): 609.

[8]Saguil A, Kane S, Mercado M, et al. Herpes zoster and postherpetic neuralgia: prevention and management[J]. *Am Fam Physician*, 2017, 96(10): 656-663.

（王均生　晏　萌）

病例33

颈椎病致胸痛1例

要点： 颈椎病，又称颈椎综合征，是颈椎骨关节炎、增生性颈椎炎、颈神经根综合征、颈椎间盘脱出症的总称。颈椎病是由于颈椎长期劳损等，导致颈椎间盘组织（或椎间关节）退行性变及继发病理改变累及其周围组织结构（神经根、脊髓、椎动脉和交感神经等），而出现一系列临床症状和体征的疾病。颈椎病常伴骨质增生，增生的骨质压迫或刺激颈神经根、脊髓或交感神经均可引起患者胸痛和胸闷等不适症状甚至心电图改变，易与心绞痛混淆而误诊。临床中须仔细询问病史及分析病史特点，结合相应辅助检查，避免误诊、漏诊。

秦某某，女，57岁，2020年6月6日入院。

主诉： 反复胸痛3年，加重9小时。

现病史： 入院前3年，患者无明显诱因出现胸痛不适，性质为心前区压榨感，伴左肩放射痛，不伴心悸、大汗、呼吸困难、咳嗽、咳痰、黑蒙、晕厥等，每次持续几分钟，休息后可缓解，未引起重视。病程中，患者反复发作胸痛，性质同前，活动后胸痛明显，疼痛无进行性加重，无夜间端坐呼吸，无双下肢水肿等。9小时前，患者无明显诱因出现胸痛较前加重，性质为心前区压榨感，伴左肩放射痛，伴心悸、出汗，伴恶心、呕吐数次，呕吐物为胃内容物，无呕血及咖啡样物质，不伴呼吸困难、咳嗽、咳痰、黑蒙、晕厥等，自行含化“速效救心丸”后疼痛不缓解，遂于当地医院就诊（具体情况不详）。病情无好转，即到我院就诊，门诊以“胸痛待查”收治入院。

既往史：既往有多发性腔隙性脑梗死、颈椎病、颈椎间盘突出症、冠状动脉粥样硬化性心脏病病史，规律服用拜阿司匹林片、阿托伐他汀治疗。否认高血压、糖尿病、慢性阻塞性肺疾病等病史。

个人史：无吸烟、饮酒史。

家族史：无家族遗传病史。

查体：体温 36.5 ℃，脉搏 78 次/分，呼吸 20 次/分，血压 148/76 mmHg。口唇无紫绀。颈静脉无充盈，双肺呼吸音清晰，未闻及干湿啰音及胸膜摩擦音。心浊音界无扩大，心率 78 次/分，心律齐，各瓣膜听诊区未闻及病理性杂音，无心包摩擦音。腹平软，全腹部无压痛、反跳痛及肌紧张，肝脾肋缘下未扪及，Murphy 征阴性，腹部血管杂音阴性，移动性浊音阴性，双肾区无叩痛。双下肢无水肿，病理征阴性。

辅助检查：

1. 心电图：窦性心律，正常心电图（图 33-1）。

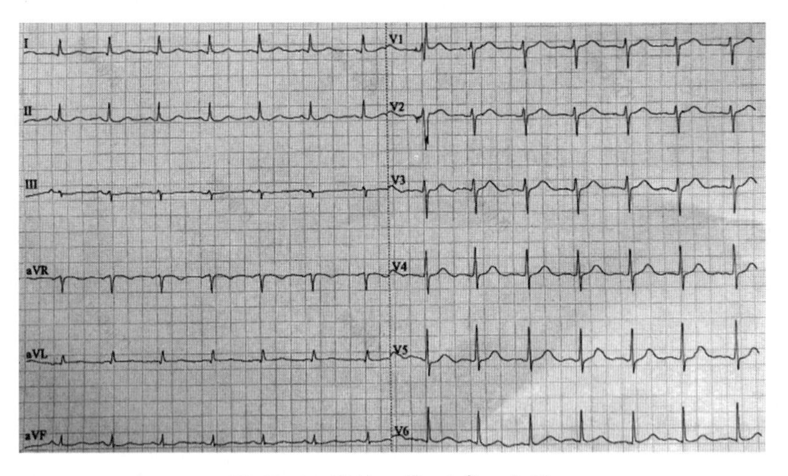

图 33-1　窦性心律，正常心电图

2. 血常规：WBC 6.25×10^9/L，N 81.1%，RBC 4.58×10^{12}/L，Hb 137 g/L，PLT 118×10^9/L。心肌酶谱、血气分析、凝血功能、D-二聚体、电解质、肝功能、肾功能、血脂、NT-pro BNP、甲状腺功能均正常。

3. 急诊胸部 CT：（1）左肺上叶尖后段，下舌段实性结节，考虑炎性结节；（2）双侧胸腔微量积液。

4. 颈部血管超声：左侧颈动脉斑块形成。

腹部彩超：肝囊肿；胆囊、胰腺、脾脏、肾脏未见明显异常。

5. 超声心电图：静息状态下心脏结构及功能未见明显异常。

入院诊断：

1. 冠状动脉粥样硬化性心脏病，心绞痛型，心功能Ⅱ级。

2. 多发性腔隙性脑梗死。

3. 颈椎病，颈椎间盘突出症。

诊疗过程： 入院给予 P_2Y_{12} 受体拮抗剂抗血小板聚集、他汀调脂、前列地尔改善循环等对症治疗，患者胸闷症状缓解不明显。于入院第 3 天行冠状动脉造影：左冠状动脉主干未见明显狭窄；左冠状动脉前降支远段局限性肌桥，未见明显狭窄，TIMI 血流 3 级；左冠状动脉回旋支未见明显狭窄，TIMI 血流 3 级；右冠状动脉未见明显狭窄，TIMI 血流 3 级（图 33–2）。

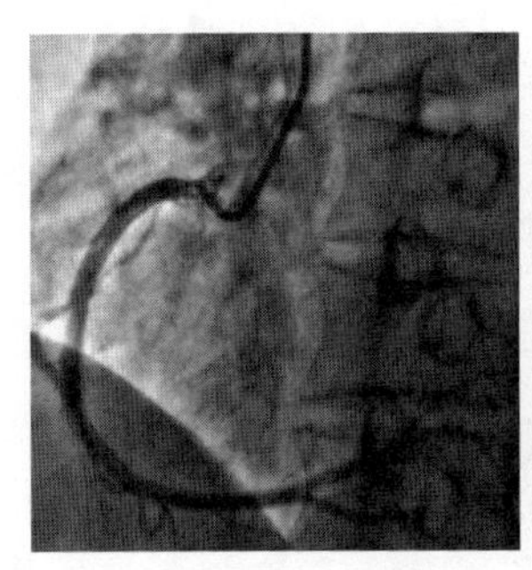
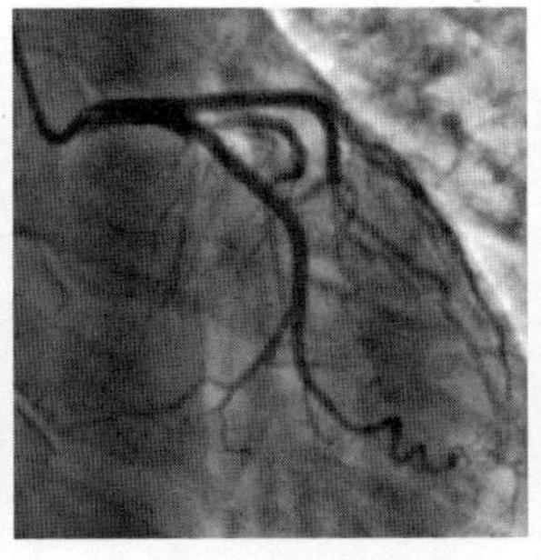
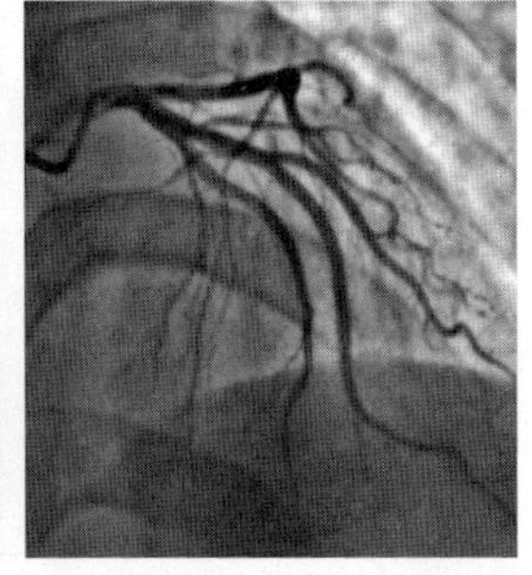

图 33–2　冠状动脉未见明显狭窄

患者胸闷、胸痛仍反复发作，冠状动脉造影提示冠状动脉无明显病变，排除冠心病心绞痛的可能。行颈椎 MRI：（1）颈 6 ~ 7 椎间盘突出，伴椎管轻度狭窄；（2）颈椎体轻度骨质增生；（3）颈段椎管矢径变小，考虑先天性椎管狭窄（图 33–3）。考虑颈性疼痛可能，给予局部对症、抗炎等治疗后，患者胸闷、胸痛发作次数明显减少，程度减轻，好转出院。

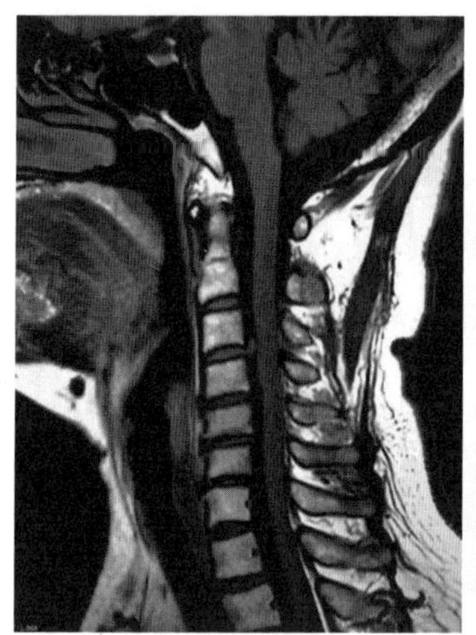
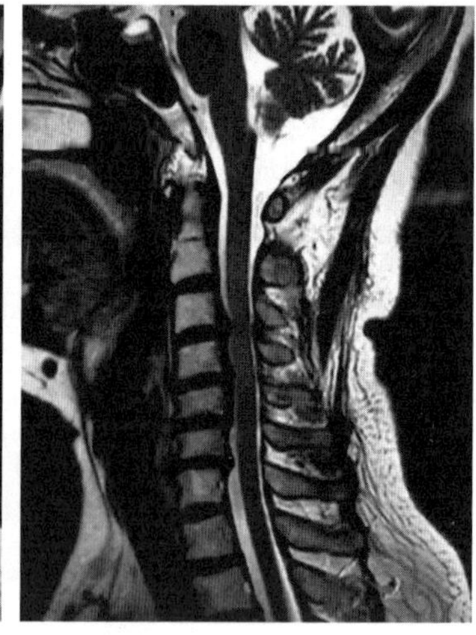

图 33-3　上份颈椎曲度变直，颈 3/4、4/5、5/6、6/7 椎间盘后突，脊髓硬膜囊前份受压，颈 6 相对颈 7 锥体向后移，考虑合并Ⅰ度滑脱

出院诊断：

1. 颈椎间盘突出症。

2. 颈心综合征。

析评：颈椎病又称颈椎综合征，是指由于颈部外伤、慢性劳损、姿势不良导致颈椎正常解剖结构改变的一类疾病。颈椎病可刺激颈交感神经节，造成颈下神经节节间支锁骨以及近颈动脉窦处病变，引起颈动脉窦反射敏感而致心前区疼痛、心律失常、心动过速或过缓、血压升高等症状，即颈源性心脏病。C_7神经有交感神经进入心-动脉丛，也可以直接作用于心脏引起心肌缺血而致心绞痛。此外，C_4～C_6颈神经有灰交通支，直接和心脏相连，颈椎病激惹交感神经，可引起心悸、心慌、心前区麻木及疼痛、胸闷、气短、身倦乏力等症状。

颈源性胸痛多于休息时发作，起病缓慢，并与颈、肩、臂疼痛和活动有关。其临床特点主要表现在：（1）颈源性心绞痛与职业和不良习惯有关，如长期使用电脑、伏案工作、倚床看书和看电视、高枕睡眠等；(2) 有长期肩颈酸痛史；(3) 常因颈部及上肢位置改变而诱发假性心绞痛，而心电图及运动平板试验无明显异常，疼痛时间长，硝酸酯类药物治疗无效；(4) 颈部X线片或CT片见骨质增生、椎间孔变小、椎间盘突出，理疗能缓解疼痛。

按照发病机制及临床表现可将颈椎病分为神经根型颈椎病、脊髓型颈椎病、交感型颈椎病。(1) 神经根型颈椎病：此型由椎间孔处增生骨质压迫颈神经根所致，表现为颈部发僵、颈肩酸痛、上肢沉重感、握力减退，有时前胸和后背部疼痛。颈部活动可使症状加重，晚期可有肌萎缩。(2) 脊髓型颈椎病：此型较少见，多无明显肩、颈疼痛。症状主要表现为脊髓损害和神经根受损两方面，可表现为下肢软弱、麻木或灼痛等，手麻木无力，持物易坠落，常有腹部或胸部束带感。部分患者可伴括约肌功能改变，如排尿困难和便秘。严重者可出现下肢痉挛和瘫痪。(3) 交感型颈椎病：患者症状复杂，颈椎关节增生骨质刺激交感神经，引起交感神经功能紊乱症状，患者可有交感神经兴奋症状或交感神经抑制症状。交感神经兴奋症状：①头痛、头晕或颈后痛；②眼球后痛，视力改变，Horner征阳性；③头颈、躯干或肢体麻木，痛觉减退，区域并不按神经节段分布，肢体发凉，可伴肢端雷诺现象；④心脏表现，心动过速、心前区疼痛，可伴有血压升高；⑤出汗障碍，听力改变等。交感神经抑制症状：头晕眼花、心动过缓、血压偏低、嗳气、腹泻和Horner征阴性等。由于交感型颈椎病多表现为主观症状，易被误认为神经官能症，须引起重视。

对于颈源性心脏病，牵引可使颈椎周围韧带呈牵张状态，扩大椎管及椎间孔，纠正脊柱内侧平衡失调，改变受压神经根的位置，减轻或消除神经根的受压，促进肿胀消退和炎症吸收，缓解肌肉痉挛，从而达到缓解或消除胸痛的目的。

综上所述，医务人员应提高对颈椎病所致胸痛的认识。对于以心绞痛或心律失常为主要特征的颈椎病患者，尤其是类似症状反复发作者，须仔细询问病史，详细体格检查，及时行心电图、心肌酶谱、颈椎X线、MRI等相关检查，综合进行临床分析，以尽早明确诊断，及时治疗。

该病例中患者表现为心绞痛症状，但冠状动脉造影排除心绞痛诊断，之后明确诊断为颈椎病，故考虑颈椎病所致胸痛可能性较大，经对症治疗后症状明显缓解。

参考文献

[1]吕树铮. 注意颈椎病引起的胸痛[J]. 中华心血管病杂志, 2016, 44(7): 563-564.

[2]He L, Zhao W, Yue L, et al. Coblation Discoplasty Alleviates Cervical Chest Pain After Positive Ultrasound-Guided Nerve Root Block: A Retrospective Study[J]. *World Neurosurg*, 2021, 151: e927-e934.

[3]Feng F, Chen X, Shen H. Cervical Angina: A Literature Review on Its Diagnosis, Mechanism, and Management[J]. *Asian Spine J*, 2021, 15(4): 550-556.

[4]Chien JT, Hsieh MH, Yang CC, et al. Anterior Cervical Discectomy and Fusion Versus Conservative Treatment for Cervical Angina Conservative Treatment[J]. *Clin Spine Surg*, 2021, 34(9): E514-E521.

[5]Jammal OMA, Diaz-Aguilar LD, Srinivas S, et al. Cervical Arthroplasty in the Treatment of Cervical Angina: Case Report and Review of the Literature[J]. *Neurospine*, 2020, 17(4): 929-938.

[6]Feng F, Chen XY, Shen L, et al. Different Surgical Strategy for Patients with Cervical Angina: A Potential Role of Luschka's Joint Osteophyte[J]. *Orthop Surg*, 2020, 12(6): 1612-1620.

[7]Sudo H, Goto R. Cervical angina because of ossification of the posterior longitudinal ligament[J]. *Spine J*, 2012, 12(2): 169.

[8]Stochkendahl MJ, Christensen HW. Chest pain in focal musculoskeletal disorders[J]. *Med Clin North Am*, 2010, 94(2): 259-273.

（考国营　罗现敏）